猴 面 包 树

A

Alex Riley

CURE

治愈黑暗

FOR

DARKNESS

［英］亚历克斯·莱利　著　　龙东丽　译

上海文艺出版社
Shanghai Literature & Art Publishing House

目 录

第二部分

"生物学手段似乎见效了" /138

第三部分

获取心理治疗 /306

前言

2019 年 11 月的一个早晨，我来到了南布里斯托尔当地一名医生的办公室，对她说："我想停用抗抑郁药。"两年多以来，我每天都在服用舍曲林，这是一种 SSRI 类 _(选择性血清素再摄取抑制剂) 抗抑郁药。我想试试停药后生活会有怎样的变化。我能摆脱那些已经习以为常的副作用吗？我甚至已经忘了服药之前，未经副作用折磨的生活是何种光景。我的精神状态会发生什么变化吗？我对人际交往会有不同的感受吗？我的性欲会恢复正常吗？ SSRI 类抗抑郁药最常见的副作用之一就是性功能障碍，我希望停药后可以和伴侣重修旧好。

我的医生是一名中年女性，有一头浓密的金发，她坐在办公椅上听我说话时，身体向前倾，询问我是否真的做好停用药物的准备了。我说是的，还补充了一句："我的伴侣露西也支持这个决定。"我的抑郁症已经不怎么发作了，而且就算发作，持续时间也很短，所以我们都希望，我可以不必再依赖这些药物了。尽管我时不时仍会产生自杀的念头，但我相信自己可以控制住这种想法。尽管脑海中依然会浮现曾设想过的自杀计划，但我知道那已经与我无关。除了服用抗抑郁药，我还接受过两轮认知行为疗法 _(CBT)，也咨询过正念冥想与心理动力学领域的心理治疗师。得益于这些治疗，我不再像以前一样沉湎于极端的负面想法，比如，这个世界上如果没有我，其他人会生活得更快乐、健康、顺心。

心理治疗师的咨询周期一般只持续几个星期。可是服用抗抑郁药却需要长年累月的坚持，才能控制好抑郁症。在服用舍曲林之前，我吃过两年的西酞普兰（另一种SSRI类抗抑郁药）。对药物产生依赖之后，戒药的过程对很多人来说都是一场持久战。戒断症状包括头晕、出汗、神志不清、大脑短路。此外，如果近期一些案例报道属实，戒药还有可能加剧自杀倾向。因此，我才来咨询医生，听从她提出的"逐渐减量停药"方案，用几个月的时间来断药，而不是盲目遵循精神病学指导方针推荐的"两周戒断法"。在过去的4年里，我的血清素（一种影响情绪的神经递质）水平依靠药物作用得以提升，我在努力引导大脑适应一种新的平衡状态。

我的医生建议我通过定期冥想和锻炼来缓解戒断症状。到目前为止，我已经花了2年半的时间来着手创作本书，所以我知道这两种措施可以起到很好的抗抑郁效果。冥想引导我们以积极的心态接受当下，极力消除抑郁症患者常有的对过去和未来的消极想法。有证据表明，冥想能够激活免疫反应。由于轻度慢性炎症不仅会引起抑郁症状，还会引起类风湿性关节炎和克罗恩病，所以冥想的静默思考甚至可以被视为一种通过心灵摄取的"药物"。只要抑郁症患者的消极想法仍然可以通过冥想来控制，不会进一步恶化或者滋长，那就可以将冥想当作一种零副作用的抗抑郁"药物"。如若排除受伤、肌肉酸痛的风险，锻炼也能起到同样的抗抑郁疗效。慢跑、瑜伽以及举重之类的运动还能为你带来一种掌控感。体育锻炼可以有效地调节身心，促进心理健康。最新研究表明，每周跑步3次对于缓解抑郁症状的效果，不逊于服用SSRI类抗抑郁药或接受认知行为疗法等一线疗法。

对这些研究结论了然于心后，我督促自己穿上跑鞋，一路慢跑到我们位于南布里斯托尔的家附近的林区或公园。我家的狗狗伯尼也随我一起，有时钻进灌木丛里欢快地追逐松鼠，有时则乖乖地围着我打转。我多跑一英里（1英里约合1.6千米），平日的忧虑就少一分。我的呼吸逐渐放缓，感觉身体越来越轻盈。当我的肌肉有节奏地收缩时，我开始了冥思遐想，进入冥想状态的思绪如清泉般流淌。跑步时，我不带手机，也没有智能手表，因此我不知道自己跑了多远。可回到家后，一根香蕉的味道都变得无比香甜，一杯茶水也成了纯粹的享受。我感到全身泛起一股暖意，这种状态可以持续一整天。不跑步的日子里，我会专门腾出时间，盘腿坐下，通过腹式呼吸调息，允许思绪自由发散，如同中微子轻盈地穿过地球。我最喜欢坐在树下冥想，听着风拂树叶的沙沙声，树枝摇曳的嘎吱声，这一切会让我意识到，这世上有除我以外其他生命的存在。它们是进化机制的奇妙之作。它们还会通过互相缠绕的树根向相邻的树木输送营养成分，正如我们人类会在彼此需要之时伸出援手一样。

我用了3个月时间，将用药量减到了零。2020年3月6日这一天，我咽下最后一片舍曲林。根据舍曲林的半衰期[1]来推算，我知道药物作用完全从我的体内代谢掉需要几天时间。我已经做好了最坏的打算。果不其然，停药的第二天，我就感到疲惫不堪，背部一阵阵地发冷。下午我累得不行，只能蜷缩在床上睡去。大概过了1个小时，也可能不止，我醒了过来，依然没有任何好转，看来睡眠并不能帮助我恢复精力。我在日记本上写下："今天（周一），晕乎乎的，思绪像被糖浆搅拌过一样混沌。脑袋昏昏沉沉。浑身起鸡皮疙瘩，打冷战，好像与流感的症状一样。精神恍惚，想吐。"于是，我决定出去散步。伯尼跟在我身旁，沿途到处闻来闻去。我经过城市的街道、沼泽密布的公园与林区，穿过布里斯托尔吊桥。吊桥点亮了夜空，就像一排悬浮在半空中挂满小彩灯的书架。空气中飘浮着细雨。转悠了1个小时左右，我全身都淋湿了，可头脑却清醒多了。接下来的日子，我过上了闭门不出的生活。

全世界都处于隔离状态，人们的交流都转移到了线上，我始终警惕着任何可能预示情绪崩溃的症状或迹象，这种情况已经发生过很多次了。

如同我天生浓密的卷发，精神疾病也在我的家族里代代相传。精神疾病的两个主要分类——精神错乱和情绪障碍，都能从我家族最近三代人中找到病例。遗传性精神疾病已经成为我母亲的家族中无可避讳的话题，以及代代轮回的无解诅咒。母亲仍然清晰地记得我的外婆蕾妮突然被强制送去精神病院的那一天，就在20世纪70年代。"那是一段虐心的回忆，"2017年8月，母亲在电话中对我这样说道，"我们甚至不知道她还能不能回来。"那家所谓的精神病院的院名是高罗伊兹，距离母亲家所在的桑顿村只有一小段车程，这个小村子位于英格兰西北部的布拉德福德郊外。但母亲的这段记忆已经有些模糊了，其中的一些细节未必准确。那时她还很小，恐怖的记忆会像噩梦一样浮现出来。可以肯定的是，当时蕾妮饱受抑郁症的折磨，尤其是在她的丈夫，也就是我的外公艾瑞克于1975年因为肺癌去世之后。那时，舍曲林等SSRI类抗抑郁药物尚未被列入处方药，医生给她开了地西泮（安定，一种镇静安眠药）来缓解焦虑和悲伤。状态最糟糕时，据她所描述，精神上的极端痛苦就像"墙纸被剥离"一样。可家族里的其他人都不记得蕾妮什么时候被强制送进过精神病院。虽然高罗伊兹精神病院的病患报告缺失了好几年的记录，但毕竟还算有据可查，其中并没有出现蕾妮的住院记录。

我从未见过外公艾瑞克和外婆蕾妮。1987年4月，肺癌夺走了蕾妮的生命。她还没来得及迎接母亲的第一个孩子，也就是我的哥哥的降临。哥哥出生前几个月，外婆就去世了。蕾妮生前为母亲腹中的胎儿取名鲁伯特，在她去世之后，大家都默认了我的哥哥只能叫这个名字，他的中间名是艾瑞克。往后余生，我的母亲一直都活在双亲离世的阴影之中，这是一份永远无法痊愈的伤痛。为人母之后，她对自己双亲的思念愈来愈深。她一直认为，我和外婆注定无法相见，这是一个莫大的悲剧。母亲总说我很像外婆，从我对自然的热爱以及对科学和文学的钻研中，都可以窥见外婆的影子。时至今日，我还在想我们是否也经历着相似的痛苦。

无论我和外婆蕾妮的人生经历是相似还是相异，但我们之间最大的差别在于，我们可以利用的治疗方法截然不同。医生只给她开了一种温和的镇静剂，而我有一系列的SSRI类抗抑郁药物可供选择，我还接受了有科学依据的谈话治疗，比如，认知行为疗法和人际关系疗法 (interpersonal therapy）。近几十年来，服用抗抑郁药的生物疗法和依据心理学的谈话疗法，一直是抑郁症治疗的核心方法。

因为有外婆蕾妮被强制带走的童年经历，我的母亲一直很抵触精神治疗。深受精神疾病困扰时，她从未寻求过专业人士的帮助。我的童年的底色，有一部分就是由她的抑郁症构成的。她常常失眠，凌晨3点还在楼梯上踱来踱去，还借酒消愁，萌生过"不如死了算了"的想法。透过家庭旧照，成年以后的我可以清晰地看到家族在我身上刻下的烙印。在少数几张出现母亲身影的照片中，她的深色长卷发很像前卫摇滚乐队暴龙乐队（T. Rex）的主唱马克·波兰（Mark Bolan），他是母亲少女时代的暗恋对象。她似乎远在天边，仿佛和抱在腿上的孩子有什么隔阂一般。她那副厚厚的眼镜片让她看上去有些神情呆滞。我小时候总觉得我们之间隔着一道无法逾越的鸿沟。直到现在，我才明白我们之间原来有那么多共同点。我真希望重回孩提时代，告诉她，放任自己在痛苦中挣扎也无妨，对一个遭受过如此沉痛创伤的人来说，有时感受不到和孩子之间的连结也情有可原。这么多年来，我们都鲜少交谈，但我们现在可以正常地在电话里交流了，我会想起她教过我的一切，尽管她当时饱受折磨，但她教会了我做饭、说"北方英语"以及满足于当下的自我调节。我无比珍视这一切，因为这些都是她传给我的宝贵财富。

对抗抑郁症的亲身经历为我提供了新的视角去看待母亲的过去。在我出生之前，她从位于大城市布拉德福德的公寓搬到约克郡山谷乡下的旧农舍，我在想她是不是希望告别过去，换个地方重新开始。她是和我的父亲一起搬过去的。我的父亲身材瘦削，喜欢跑半程马拉松。他还是一个留着鲻鱼头发型、爱穿白色紧身裤的皇后乐队粉丝。他们二人合力将一所破败的房子改造成了一个温馨的家。当时，家里的地板都已经腐坏了，餐厅里长满了青苔，只有一个生火取暖、做饭的地方——他们清贫的生活由此开始。父亲尝试饲养山羊、挤羊奶去卖，持续了两年结果以亏损告终。于是，他干回了建筑的老本行。母亲做起了上门理发的生意，她会开车穿过蜿蜒的乡间小路，到客户家中提供服务。（与此同时，还有一辆贩卖炸鱼和薯条的摊位车，像她一样将城里的生活习惯带到了偏远的村落。）母亲还会熟练地使用缝纫机，我和哥哥穿的时髦裤子都是她用一些零碎的布料和旧窗帘缝制出来的。家族里有人办婚礼时，她会做一些马甲和漂亮的裤子，虽然剪裁精致，却不太合身。

尽管我们兄弟俩处在一个健康的成长环境中，但那时候始终有一道阴影萦绕在我们周围。尽管抑郁症并不会像病毒一样传染别人，但它一直在我们身边野蛮生长，寄生在我们的家族谱系之中，特别是通过母亲遗传给孩子。最新研究显示，但凡父母一方患有抑郁症，孩子患上抑郁症的风险将会增加3倍。然而，这种倾向不是固定不变的。就抑郁症而言，先天因素总是受到后天环境的影响，只有特定的环境诱因才会激活这种潜在风险。

　　经历了多年的猜忌、争吵及冷战之后，我的父母在2015年结束了30年的婚姻。我对此并不感到意外，但我以往熟悉的生活均变成了幻影。家里的房子，我唯一的家，被挂牌出售了。从此，我只能到各处一方的陌生出租房去分别看望我的父母。与此同时，我正处于换工作的过渡期。从谢菲尔德大学拿到博士学位后，我在伦敦自然历史博物馆当研究员。我用当时最先进的电子计算机断层扫描技术研究鲨鱼和鳐鱼的牙齿和骨骼，包括现存和灭绝的物种。其中有一种鲨鱼被形象贴切地命名为"饼干切割鲨"（牙齿尖利如同切饼干的工具），还有鞭状尾巴的鳐鱼，以及深海怪鱼"奇美拉"（希腊神话中狮头、羊身、蛇尾的怪物），其又因皮肤呈半透明状而被称为"幽灵鲨"。对从小在剪贴簿里贴满各种各样来自不同大陆和地质时代的恐龙和其他巨型动物标本的我来说，这就是梦寐以求的工作。到了休息时间，我会在博物馆迷宫般的走廊里逛来逛去，看到标本，就像见到了老友一样。整面墙挂满了大型海洋爬行动物的标本，狮子、熊猫标本的皮毛随着时间的推移逐渐褪色，还有一些在我还不会看时间和骑自行车的年纪就已经记住名字的恐龙骨架。我所在的地球科学部入口处立着一只巨大的树懒标本。

在博物馆工作7个月后，我与他人合作的第一篇，也是唯一一篇论文发表了，题目是《在鳐鱼化石中观察到的吻突锯状齿的早期发展验证了脊椎动物齿列进化的经典理论》，很拗口吧？通过同行评审是进军科学界的必由之路，可是我并没有太过重视这方面。尽管我工作非常努力，执笔写了多个章节，分析数据，绘制理论示意图，可我并不认为自己的名字有资格出现在这篇论文上。任何开心的事情都从未彻底地打动过我，我认为自己配不上这些好事。我脆弱得就像我曾经钻研过的那些化石一样，仿佛稍微碰一下就会破碎。

几个月后，我坐在我的导师位于一楼的办公室里，她的工作台上摆满了古代鱼类化石、硬纸箱和古生物学杂志。她是一名高产的作家，在古生物学领域颇负盛名。我告诉她自己过得很痛苦，已经坚持不下去了。我哭了起来，觉得自己就是一个彻头彻尾的失败者。最后我们一致认为，我应该休息一段时间。之后我再也没有回到学术界。

失业之后，我试图作为一名自由撰稿人（这是我从2012年开始的爱好）来谋生。我意志消沉，丧失了对生活和爱情的兴趣。女朋友跟我说我抑郁了，应该去找医生或者治疗师谈谈，她不能再继续陪我了。我们很快就分手了，尽管我在几个月之前就预见了这个结局，但当时仍然伤心欲绝。没过多久，农场的房子也卖出去了。我觉得没有人需要我，也没有人爱我，我就像一叶无依的孤舟一般，漂泊在随时会将我吞噬的无边黑暗之中。

从那以后，我一直都想要更深入地了解自己的抑郁症。我们为什么如此执着于抗抑郁药物和认知行为疗法？有没有什么更适用于我的症状的替代方案？与其通过反复试错来配给抗抑郁药物，我们能否在开处方之前就判断出谁会对某种治疗产生什么反应？抑郁症可以预防吗？未来是否会出现有效的新疗法？

据我目前所掌握的情况来看，我个人的经历并不能代表所有的抑郁症患者。正如我研究过动物王国的多样性，我很快也发现了抑郁症的多样性——抑郁症的表现和形式是多样化的，一些我认为早已淘汰、销声匿迹的治疗方法摇身一变，成了现代医学奇迹。而且，我发现从全球的角度来看，"抑郁症"这个词其实毫无意义。还有其他更适合的地方性词汇来描述这种特殊形式的精神折磨。到底是用"心痛"还是用"忧思过度"，在开始谈话疗法之前，医者还应当考虑一个人的语言和文化背景，这样才能获得有效的治疗结果。当我寄希望于一些更有效的疗法问世，从中寻求慰藉的时候，我发现当今精神病学最重要的一项任务应该是扩大现有的精神治疗师的救治范围，让那些无法接触到精神卫生护理的人获得专业救助。无论是开创新疗法，还是治疗现有患者，一切都取决于投资。

一次诊断无法捕捉抑郁症的真相，这不足为奇。抑郁症结合了抚养方式、创伤、不稳定的财务状况、孤独、饮食习惯、行为方式、久坐的生活习惯、神经递质以及遗传，无法一言以概之。抑郁可以是轻度的或者重度的，也可以是复发性的或者慢性的，既有可能出现一次之后就销声匿迹，也有可能在整个成年生活中挥之不去。有人嗜睡，有人失眠，有人暴饮暴食，也有人因厌食而骨瘦如柴。伴随抑郁症而来的，还有癌症、心脏病、肥胖症和糖尿病等疾病，抑郁症加速了这些疾病的夺命进程，可以说是死亡的催化剂。

但抑郁症的治愈率也很高，无论是通过服用抗抑郁药、谈话疗法、电休克治疗（ECT），还是一些新型疗法，如体育锻炼、控制饮食以及服用致幻物质。有这么多的治疗方法可供选择，大部分患者都通过治疗恢复了健康的心理状态。尽管目前的各种治疗方法还不够完善，有些疗法尚未验证可行性，但出人意料的是，面对抑郁症这种如此变化多端的情绪障碍，我们居然拥有这么多疗效显著的医学干预手段。"我们应致力于彻底治愈一切抑郁症患者，"哈佛医学院全球心理健康教授维克拉姆·帕特尔（Vikram Patel）说道，"问题在于，人们认为这些治疗方法之间存在竞争关系，可事实并非如此。"不同的治疗方法适用于不同程度或症状的抑郁症。即使是最为严重的抑郁症——伴随着高自杀风险和强烈自责妄想型精神障碍，也能在几周的治疗之下有所好转。一些人尝试过每一种治疗方法，都不管用，但是一些实验性的手段，比如脑深部电刺激，却可能在短短几秒的时间内消除他们长达几十年的痛苦。

另一个问题是，现有的治疗方法并未被医疗人士妥善地使用。谈话疗法一般控制在4~5次，但这在面对更为复杂的病例时可能是远远不够的。医生开抗抑郁药时，可能药量不准确或者疗程不够长。健康饮食、体育锻炼的效果等同于抗抑郁药物和认知行为疗法等一线疗法，但医生却无法将其呈现在处方上。许多医疗机构已经不再培训精神病科医生如何使用电休克治疗，尽管这一可能挽救人性命的疗法已经应用了几十年。历史教会我们从错误中吸取教训，同时也提醒我们不要舍弃过往的成就。

尽管我很坦然地讲述着自己的抑郁经历，可依然有许多行之有效的治疗方法被污名化，被世人误解。例如，如果你去找心理咨询师，那就说明你太懦弱，无法应付日常生活的压力和紧张情绪；如果你吃抗抑郁药，那你就是一台零件破损的机器。由于害怕别人的指指点点，你永远都难以启齿，不敢说自己的抑郁症是怎么被治好的，也不能想着为劫后余生庆祝一番。所有治疗方法都可能弊大于利，但每一种疗法的利弊都必然存在一种平衡。与抑郁症的痛苦和自杀的风险相比，某些副作用是否相对而言不再那么重要？同时，我们要将治疗方案放在一定的历史背景中来看待：它们最初为何能够发展起来？当时还有哪些选择？它们是如何随着时间的推移进一步发展的？透过历史的三棱镜，有些疗法终将被还以清白，世人误以为野蛮荒诞的疗法也可以转化为重大革新手段。

2017年的夏天，我开始着手写这本书时，我苦苦思索，不知道从哪里开始说起。我应该如何展开这段历史呢？从医学的起源，沿着从古至今的纪年顺序，一直写到现代吗？如果这么写，那么逻辑框架将十分清晰，但我觉得这样无法聚焦我想叙述的这个故事的本质。不如换个方式，在回溯古希腊时期和美索不达米亚的繁荣文明之前，从两名现代精神病学的奠基人写起似乎更为合适。出生于1856年，生日仅相隔3个月的埃米尔·克雷佩林（Emil Kraepelin）与西格蒙德·弗洛伊德（Sigmund Freud），是抑郁症治疗领域的两个对立派系的代表人物。抑郁症是一种需要物理治疗（如手术、电刺激和药物）的生理疾病？还是一种由后天环境（如成长、创伤和社会关系）造成，需要心理治疗的精神疾病？从抗抑郁药物到认知行为疗法，从电休克治疗到精神分析，这两名精神病学鼻祖人物的研究成果在历史长河中奔涌向前，如同两条河流汇入同一片海洋，彼此独立，却也时而交错。当我第一次走进我的医生位于伦敦南部的办公室时，他为我安排的就是这样一套生理与心理相结合的疗法。那是2015年。还要再等4年，我才会决定停药，不再服用舍曲林。

1　药物半衰期：药物在体内的血药浓度从最高值下降一半所需要的时间。医师一般根据药物的半衰期来制定服药的剂量和间隔时间，以维持药物在体内发挥作用的有效浓度。——译者注

第一部分

开辟天地

尽管我们并不知晓何时何地才能实现，

但总有一天，

一点一滴的知识会汇聚成力量，汇聚成疗愈的力量。

——西格蒙德·弗洛伊德

如果长期陷于恐惧或沮丧之中，那就是得了忧郁症。

——希波克拉底（Hippocrates）

不开心的疯子可能会被送进管理不善的医院，

甚至还常被扔进监狱或破旧的房子里，

他们被绑在阴沉萧索牢房的墙上，

在肮脏的稻草堆里腐烂……

那样的时代已经过去了……

不过，虽然情况大为改善，

但这项事业任重道远，

还有更多、更多的工作需要人们去完成。

——多萝西娅·迪克斯（Dorothea Dix）

解剖学家

　　19岁的西格蒙德·弗洛伊德正漫步于港口城市的里雅斯特港。沿途擦肩而过的女士身着优雅的英式裙子，怀里抱着白色的小狗，浑身散发着广藿香味。这些富商妻子的华冠丽服与芬芳馥郁，与他在动物学实验室里的研究对象形成了鲜明对比。从这家研究机构走几步路，就能到达海边。作为地中海一部分的亚德里亚海形似拇指，位于意大利西海岸与巴尔干半岛之间。就在这片幽深水域不远处，年轻的弗洛伊德花费了大量时间，解剖了成百上千条黏糊腥臭的鳗鱼。它们的嘴巴张得大大的，眼睛已经泛白，因死亡而目空无物，身上没有鱼类特有的鳞片。解剖鳗鱼就像在切一根长长的、令人毫无食欲的香肠。虽然弗洛伊德还是维也纳大学的一名新生，但他有幸加入了一个实验项目，研究一个自亚里士多德以来，令诸多伟大的解剖学家束手无策的问题：鳗鱼有睾丸吗？

　　时间回退几年。1874年，研究员西蒙·塞尔斯基（Simon Syrski）也曾在的里雅斯特港工作，声称自己发现了研究界的"香饽饽"——精巢，并将其命名为"叶状器官"。弗洛伊德这个自信满满且天赋异禀的研究员认为西蒙的这番说辞纯属无稽之谈。弗洛伊德在给童年挚友的一封信中写道："最近，有个在的里雅斯特港的动物学家，那家伙声称他发现了睾丸，也就是说，他发现了雄性鳗鱼，可他似乎连

显微镜都没碰过，连睾丸是什么样子都说不出来。"弗洛
伊德自己当然知道显微镜是什么东西，毕竟，在亚得里亚
海岸做研究的那段时间，他解剖了共400条鳗鱼的尸体，
每条都被他那锐利的目光里里外外探视过一遍。他的手上
沾满了海洋生物的肉渣与鲜血，解剖手法也愈发炉火纯
青。后来，他让人最难以忘怀之处，也正是这道洞悉世人
的锐利目光——当然还有他的圆眼镜、雪茄以及铺着毯子
的躺椅。

他坐在工作台前，静静地眺望着眼前的海湾，苦恼于
自己始终无法揭开鳗鱼睾丸的谜底。鳗鱼的一生，比他想
象的，也比其他任何一名科学家想象的都更加神秘、变幻
莫测。尽管在欧洲各地的河流与小溪内，人们都能发现鳗
鱼的生活痕迹，但欧洲鳗会选择游往3000英里之外的马
尾藻海集体繁殖[1]。在此过程中，欧洲鳗会离开淡水区，游
入海洋，到达地中海，之后穿过大西洋中脊。只有在前往
繁殖海域的途中，雄性鳗鱼的精巢才会开始发育。就像梅
花鹿和麋鹿在发情季到来前，为了决斗才会长角一样。在
生命中的其余时光，它们根本就不需要，也不会发育出这
个器官。鳗鱼睾丸，弗洛伊德费尽心思找寻的东西，只存
在于特定时间和特定地点。尽管没能完成任务，弗洛伊德
也不该苛责自己。即使现代科学已经发展到能够"看到"

原子的内部成分（如希格斯玻色子），或探测到数十亿光年外的太空中黑洞碰撞产生的细微震动的地步，但有关鳗鱼的繁殖季节的细节，仍然有待探索。虽然科学家们已在马尾藻海中发现了鳗鱼的幼鱼，但却一直没有观察到鳗鱼的求偶行为。自数百万年前鳗鱼这个物种出现以来，其交配过程中一些最为隐秘的细节依然是未解之谜。

项目失败后，弗洛伊德满腹怨言，失望透顶，甚至开始质疑起自己作为解剖学家的前途。于是，他回到了"医学圣地"维也纳。他再也无法直视鳗鱼了。对某些人来说，鳗鱼是一道美味佳肴，放在馅饼里烤过之后，肉质更是鲜美可口。可对他来说，鳗鱼只会时时刻刻提醒着他的失败。弗洛伊德向来在学业上表现出色，从初高中到大学一直名列前茅。除了母语德语，他还会7门外语，从8岁就开始阅读莎士比亚的作品。这样的失败，对他而言无疑是一记重创。不过，他在亚得里亚海做研究的这段日子也不算完全白费。弗洛伊德的观察能力和科研能力都有所进步，他深入探索未知的领域，并一心想要带回新的研究成果。

维也纳这座国际大都市，对一名青年科学家来说，无疑有着巨大的吸引力，其中最令人向往的，便是恩斯特·布吕克（Ernst Brücke）的生理学院实验室。在被清理出来当教室之前，这些实验室的桌面上摆满了做物理和化学实验的设备。"研究机构里一套常见的设备包括波形记录仪、眼动仪、指南针、检眼计、天平、气泵、感应器、肺活量计和气量计，而人们在所有实验室里做实验时都会遵循伽利略提出的一条原则——称一切可称之重，量所有可量之物。"维也纳医学史家娥娜·莱斯基 (Erna Lesky) 在《19世纪的维也纳医学院》(*The Vienna Medical School of the 19th Century*) 一书中写下了这段话。此外，她还在书中提到："即使这份工作的条件如此之艰苦，世界各国的学生还是慕名而来。"德国人、匈牙利人、俄罗斯人、罗马尼亚人、斯洛伐克人、捷克人、希腊人，甚至连美国人也远渡重洋，前来此地学习。他们说着不同的语言，口音各式各样，但仍然能克服一切障碍，彼此交流自己在科学上的最新发现。

不过，实验室外面的世界，就没有那么令人心驰神往了。19世纪的大部分时间里，维也纳这座城市都显得非常拥挤，人口过载，住房紧张，污水横流。一到涨潮期，维也纳河里的脏水便涌入街道，而这条多瑙河的支流还要流经匈牙利、塞尔维亚和罗马尼亚的主要城市。肺结核等传染性强、传播速度快的传染病，也随着污水肆意蔓延。虽然在弗洛伊德的大学时期，维也纳就修建好了一条渡槽，但是这座城市仍然需要彻底清理一番。与此同时，维也纳的马车和有轨电车络绎不绝，车轮碾过碎石子路面，如同石磨机碾碎麦子一般，溅起的花岗岩微尘飘散在空气中，一呼一吸间渗入居民的肺部。维也纳大学的一名研究员有如下记录："街头、广场、公共建筑，不管置身何处，我们都能闻到粉尘、垃圾以及废气的味道，大量污染物随着呼吸进入人们体内。"英国早在1846年就推出了《污染物清除法》(*Nuisances Disposal Act*)，而维也纳却没有如此先进的公共卫生法案。

除了水源和空气遭到污染，反犹太主义也为这座拥挤的城市笼罩上了一层阴霾。据后来一名作家描述，当时维也纳对犹太人的歧视"如同一股散发着恶臭的藤蔓缠绕着整个维也纳社会，扼杀了许多希望的萌芽"。弗洛伊德绝不允许任何人侮辱他的犹太血统，而这场没有硝烟的战争似乎没有尽头，他甚至想收拾行囊一走了之。他那时非常向往英国，因为他同父异母的哥哥在弗洛伊德年幼之时就已经去那儿定居了。在他的印象中，英国不会像德国、奥地利那么普遍地歧视犹太人。在英国，犹太人可以堂堂正正地走在大街上，不用担心有人会把他的帽子扔进水沟里。

还要再等很久，弗洛伊德才会开创精神分析学派。此时，他使用的观察工具是台式显微镜。他最爱的是一台黄铜与钢铁镜体、马蹄形镜台的显微镜，由埃德蒙·哈特那克（Edmund Hartnack）在巴黎手工打造。像弗洛伊德这样的解剖学家会用反光镜反射太阳光，转动几个调节螺旋，将光线聚焦在载物台的样本上，等样本映入视野之后，透过最重要的曲面透镜（目镜）观察样本，如同透过望远镜观察天上的星星，放大了前所未见的神秘世界。19世纪末期的科学探索、精神病学的长足发展离不开显微镜这一硬件基础。除了吃饭、睡觉，弗洛伊德将几乎所有时间都投入到工作中，观察那些放大了300~500倍的生命碎片。离开的里雅斯德之后，他在维也纳郊区的布吕克生理实验室工作。这间实验室十分局促，所在的大楼以前是生产步枪的厂房，更早之前则是一个马厩。在这里，弗洛伊德不再关注鳗鱼的睾丸，他的目光转向了鱼类、甲壳类动物以及人类的神经系统。

有时候他的研究像是在回溯自然界的进化史。这些动物纤细的神经交织成了我们探究远古祖先奥秘的脉络图。不管他的显微镜之下的染色神经细胞是来自小龙虾和七鳃鳗，还是来自人类尸体的大脑，它们的形态都呈现出惊人的一致性。弗洛伊德在记录鱼类样本的观察结果时，只简单总结道："除了脊神经节细胞，别无他物。"尽管这些神经细胞大小形态各异，但只要放大到足够清晰，就总是能呈现出同样的古老的结构脉络。

他的显微镜旁摆放着几张纸和一支削尖的铅笔。在显微摄影技术尚未问世的年代，实验者只能手绘解剖图来展现显微镜下观察到的实况，从而与同行、同事进行学术交流。弗洛伊德尤其擅长绘制解剖图。一名作家在看了他对小龙虾的研究之后，不禁赞叹他的技法："细胞体的阴影描得那么细致，整个细胞看起来很有立体感，生动极了，就像在太空中快速摆动的外星人眼球。"艺术、科学与对生命的敬畏之心在他面前的纸上合而为一。

在跌宕起伏的漫长职业生涯中，弗洛伊德一直保持着敏锐的观察力、精妙的表达力、超乎寻常的耐心。非但如此，他还能揭秘未知，化无形为有形。

神经元是神经系统的基本单位，纤细脆弱，通常无法以人的肉眼直接观察到。大部分神经元不仅体积微小，而且还是透明的。为解决这一问题，弗洛伊德首创了一种神经组织染色技术——"黄金染色法"，这种技法因他使用含金氯化物而非将神经组织染成了金色而得名。这一方法不仅可以保持神经元的完整性，还便于人们在显微镜下观察神经组织。"按照这个方法，"弗洛伊德写道，"得到的纤维呈粉色、深紫色、蓝色甚至是黑色，在显微镜下清晰可见……大家都相信这个方法将有力地推动神经束的研究。"布吕克教授苍白的脸颊挂着一绺绺的络腮胡，头上却光秃秃的，他在透过显微镜观察由弗洛伊德染色的组织切片之后，不禁汗颜地说："光是发明这个方法，就足以使你成名了。"

尽管弗洛伊德盼望着他的黄金染色法能广为流传，让他功成名就，但事与愿违，这个技术最终止步于维也纳的实验室之内。早在10年前，意大利解剖学家、未来的诺贝尔奖得主卡米洛·高尔基 (Camillo Golgi) 就已经发明了更易于操作，因此更受欢迎的硝酸银染色法 (高尔基染色法)。这一次，弗洛伊德距离科学创举已经很近了，几乎触手可及。不幸的是，他之后还会遇到这种与成功失之交臂的情况。虽然每次的情节略有差别，但一次次阴差阳错就是弗洛伊德职业生涯早期的主旋律。例如，在1884年，他几乎快要得出"人体内的神经不是一张互相联结的大型神经网络，而是以微小空隙隔开的独立结构"这一结论，甚至都写下了"神经细胞成为所有在结构上与之相连的神经纤维的起点""神经作为一个传导兴奋的单位……"。然而，几年后，巴塞罗那的神经组织学家圣地亚哥·拉蒙－卡哈尔 (Santiago Ramón y Cajal) 发表了他的基础理论，主张每个神经细胞都是独立的单位，也就是每个神经元相互独立，被一种称为"突触"的空隙隔开。这一理论开创了神经科学领域的新纪元。卡米洛·高尔基和拉蒙－卡哈尔于1906年共享了诺贝尔奖，作为"对他们在神经系统结构方面的研究成果的认可"。值得一提的是，卡哈尔在学术发表中引用了弗洛伊德的研究成果。

财富总是随着名望而来，而此时的弗洛伊德相当缺钱。他小时候生活在维也纳东北部的利波奥德广场，那里吸引了来自欧洲各地的犹太人移民，所以他早已习惯了穷困潦倒的生活。成年后的弗洛伊德还要为父母与7个兄弟姐妹的生计发愁。手头宽裕时，他就会往家里寄些现金，一有闲钱，他就挥霍在人生的两大"奢侈品"——书籍和雪茄上。弗洛伊德常向他的同事也是好友、维也纳贵族公子约瑟夫·布罗伊尔 (Joseph Breuer) 借钱，还好布罗伊尔一直愿意尽其所能帮助他。每多花一吉尔德 (维也纳货币)，弗洛伊德的债务危机就加深一分。有一次，他以独具个人特色的讽刺口吻写道："借钱能增强我的自尊心，帮助我认清自己在别人眼里的价值。"就算得到了好友布罗伊尔的慷慨救济，弗洛伊德仍然一如往常穿着带有污渍的西装，而他的饮食也是一成不变的咸牛肉、奶酪和面包。弗洛伊德一直在科研方面苦苦寻求突破，不仅是出于一名科学家的好奇心，还为了功成名就后的丰厚经济回报。

1882年，刚满26岁的弗洛伊德爱上了玛莎·贝尔奈斯。玛莎是他几个妹妹的挚友，距离初次在弗洛伊德的大家庭见面才过去2个月，他们便订婚了，然而弗洛伊德却拿不出钱来举办婚礼。他早已负债累累。他窘迫到什么程度呢？玛莎那时搬到德国汉堡的万茨贝克镇，和母亲一起生活，可弗洛伊德就连从维也纳开往万茨贝克镇的两天一夜的火车票都买不起。在一起的最初4年里，他们只能靠一封封书信互诉衷肠。当时电话还没有普及，这对年轻的情侣几乎每天都给对方写信。一张张零碎的纸片、从实验笔记本上撕下的纸张以及旧信封都承载着弗洛伊德的缱绻情思，他多么想陪在挚爱身边，拥抱亲吻。可他身无分文，唯有交出他的全部真心。"我只顾埋头工作，为了不知道什么时候才会降临的成功努力着，而你在离我那么远的地方独守空帏，如果这样的日子还会持续很多年，你还能像现在这般爱我吗？"弗洛伊德写道，"亲爱的玛蒂，你一定会爱我的，我也将回馈你同等的爱。"

糟糕的财务状况、过长的工作时间、维也纳长期存在的反犹太主义暗流、与未婚妻分隔两地的寂寞，这一切都在摧毁着弗洛伊德的健康。他经常感到一阵阵倦怠、烦躁，情绪低落。这些负面感受通常会毫无征兆地出现，令他无比痛苦，无法专心工作。"我经常陷入自己的情绪中，一连几天都是如此，坏情绪一阵阵朝我袭来，就像一种反复发作的疾病。当我无缘无故情绪低落时，哪怕是不起眼的一件小事都可能会激怒我。"他在1884年1月给玛莎的一封信中描述了抑郁症的常见现象:"我今天一直无法停止担忧。"对热恋中的弗洛伊德来说,唯一能拯救他的,只有玛莎。"现在只有你来到我身边,我才会开心起来,"他写道,"如果没有你,我不知道生活还有什么乐趣。"

现代社会的"抑郁症"概念在19世纪初步形成。从19世纪60年代开始,"精神抑郁"被确立为一项独立诊断。在此之前,人们用一系列其他术语来描述这类没有自责或罪过妄想的抑郁症,比如幻想忧郁病(vapours)、脾脏忧郁病(spleen)、疑病症(hypochondriasis)……患有此类问题的人依然生活在人们之间,不会被送入精神病院。此外,还有"忧郁症"(melancholia)的说法,这个词最初用来描述因受困于某种错觉而导致的长期恐惧和情绪低落状态。身患此症的人要么以为他们即将死于一种不治之症,要么想着自己犯下了什么不可饶恕的罪过,要么就是担心天要塌了。但在欧洲启蒙运动期间,人们将忧郁症与诗意的洞察力联系起来,用这个词来描绘那些艺术、科学天才们醉心沉思的特质。忧郁既是一种天赋,也是一种诅咒。由此,忧郁症的定义变得模糊起来,还险些从医学术语库中消失。

在19世纪以前的医学界，替换"忧郁症"这个学名的呼声很高。著名的法国精神病学家让－艾地安·多米尼克·埃斯基洛 (Jean-Étienne Dominique Esquirol) 写道："忧郁症一词，以通俗的语言来描述某些个体的习惯性悲伤状态，这样的词汇应该留给诗人和伦理学家，他们散漫的语言风格没有遵循医学术语的严格限制。"他提出了一个新术语——悲伤成瘾 (lypemania)："症状表现为大脑长期沉浸于对特定主题的妄想，无发烧现象，但悲伤情绪会消耗人的体力和心力，并有超出患者的心理承受范围之势。"尽管他提出的新术语在法国一些医疗机构形成了一定的认可度，但这个词并没有被欧洲其他国家广泛使用，人们仍习惯使用"忧郁症"一词。美国精神病学之父、美国《独立宣言》签署人之一，本杰明·拉什 (Benjamin Rush) 建议将这一疾病诊断为"阴郁症" (tristimania, 取"情绪阴郁"与"精神失常"之意)。可是，即便他享有举世瞩目的荣誉与强大的政治影响力，却仍然无法撼动"忧郁症"这一医学术语的地位。

此后，虽然精神病院还在普遍使用"忧郁症"来描述重度的抑郁症，但"神经"这一概念正席卷西方世界，身体和心理症状都可以解释通了。有的人精神上感到焦虑、消沉、疲倦，还会出现莫名其妙的手脚麻痹。他们可能会手抖，或者视觉、嗅觉暂时失灵。任何反常症状都可以解释为：人体的电路系统——神经系统出了故障。

弗洛伊德出现的情绪低落、烦躁症状，可以看作他的神经系统没有正常运作，这是根本原因。但如同其他任何身体上的小毛病一样，它也可能因一个人所处的环境而加剧。快节奏的现代生活方式、全球化竞争的压力成为诱发男性神经系统紊乱的主要原因。弗洛伊德和成千上万同样处境的男性在这种环境下挫败不断，疲惫不堪，现代化浪潮不断侵蚀着人类脆弱的内心。另一方面，对女性来说，问题往往出在她们必须照顾生病的亲属，或接受不适合的教育。总之，这种病症的根源来自包括科学、政治、经济在内的多方面因素。

这种将情绪压力和神经系统联系起来的倾向，在欧洲和美国的中上等阶级之间尤为普遍。自从它轻松地取代了类似"精神错乱"和"发疯"等不严谨的诊断，人们更加不可能去精神病院就诊了。那种地方历来就是锁链、虐待、有辱家门的代名词，是为忧郁成疾、胡言乱语之人以及穷人准备的。但是，一旦被诊断出患有任何不明"神经"疾病，那些抑郁症患者就可以像流感或腿部骨折的患者一样接受常规医院的医生的治疗。注意到了这一点后，精神病院的院长和医生们开始重塑医院形象，以满足数量激增的仍具有社会行事能力的患者的需求。本是精神错乱者的聚集之地变成了治疗"神经"和"神经疾病"的医院。例如，位于德国西部的本多福的一家精神病院把名字从"治疗疯子和傻子的私人机构"改成了"治疗大脑和神经疾病的私人机构"。

虽然没有证据可以证明神经疾病存在，也没有足够精密的显微镜能让科学家探究这类疾病，但这种想法依然影响了人们在19世纪对抑郁症采取的治疗手段。例如，弗洛伊德通过休息、泡热水澡、下棋来放松他紧绷的神经。在美国，这样的休息方式被医生运用到了极致。

美国费城的神经学家、前战地医生威尔·米歇尔（Weir Mitchell）发明了所谓的"静养疗法"，将水疗和酷刑以不同寻常的方式结合在一起，接受治疗的人们饱受无聊的折磨。"最开始的阶段，有时会持续4~5周，我不允许患者们坐起来，不能做针线活、写字、阅读之类的任何需要动手的事情，只能在刷牙的时候活动一下。"米歇尔写道，"我安排人伺候他们躺着排便，早晨与睡前将病患抬到休息室待1个小时，之后再把他们抬回重新铺好的床上。"这可谓"养尊处优"的待遇，不过他们不可以与亲朋好友见面，就连信件都要经人拆封检验，严格审查。在封闭治疗期间，别人喂他们吃饭，替他们洗澡，就像对待婴儿一样。如果不顺从，他们会受到严厉的惩罚，如硬塞、灌肠，甚至遭受鞭刑。饮食包括羊排、几品脱的牛奶、成打的鸡蛋，以及米歇尔特供的生牛肉汤，汤里滴加了盐酸（一种强劲的助消化液）。医生们认为身上的脂肪增加之后，虚弱的患者就可以抵御衰弱的神经系统带来的负面影响了。为了减少肌肉的消耗，他们还用一种柔和的电流刺激患者全身，并定期为他们按摩以促进血液循环。

19世纪80年代，作家、社会活动家夏洛特·珀金斯·吉尔曼（Charlotte Perkins Gilman）在书中提到，这种治疗将她"逼近精神崩溃的边缘"。这段真实经历激发她创作了《黄色壁纸》（The Yellow Wallpaper），这是1892年出版的一部中篇小说。书中的女主人公在狭窄的婴儿房里发了疯，逐渐出现幻觉，她经常看见一个牢里的女人被卡在一张散发着臭气的黄色壁纸里面。这是一本在当时被严重低估的经典之作，犀利地影射了珀金斯的痛苦经历，以及静养疗法对她造成的心理阴影。

英国小说家弗吉尼亚·伍尔夫（Virginia Woolf）也痛批她在伦敦中心的哈利街接受过的盛极一时的静养疗法。"这是我人生中最悲惨的8个月。"她在1904年给朋友的一封信中写道。与此同时，她的丈夫伦纳德·伍尔夫（Leonard Woolf）也在信中写道："医生对她的精神状态的实情一无所知……他们只说她神经衰弱，以为只要引导或强制她休息、进食，以及防止她自杀，她就会痊愈了。"赫尔馆（一家位于北美芝加哥的专门为女性提供教育的社区服务中心）的创始人，也就是未来的诺贝尔奖得主简·亚当斯（Jane Addams）不仅批判了静养疗法，还对其理论基础提出了质疑。她表示，她患上抑郁症并不是因为神经系统紊乱，而且，即使抑郁症是神经疾病，那也不能归咎于她对文学的兴趣或是对性别平等的追求。"她认为自己之所以会患上抑郁症，是因为目标感的缺失，并将疾病当作对抗冷酷无情的男性世界的工具，"伊利诺伊大学芝加哥分校的医学史家苏珊·普瓦勒（Susan Poirer）写道，"她需要的是在政治、社会以及主流道德方面受到人道主义的对待。"然而，她的诉求恰恰与当时抑郁症女性所接受的圈养式"再教育"背道而驰。

与此同时，受静养疗法的启发，"西部疗法"的基本方式就是在美国西部各州的荒芜之地上愉快地度假。在这场放逐之旅中，著名的男性参与者有艺术家托马斯·埃金斯（Thomas Eakins）、诗人沃尔特·惠特曼（Walt Whitman）和未来的美国总统西奥多·罗斯福（Theodore Roosevelt）。他们放牛、骑马、在星空之下入眠，觉得这是他们一生中最美好的时光。

无论是在布吕克生理实验室工作的西格蒙德·弗洛伊德，还是埃米尔·克雷佩林，都是通过常规方式走入解剖研究领域的。克雷佩林在和蔼可亲的慕尼黑精神病院主任伯恩哈德·冯·古登 (Bernhard von Gudden) 手下工作，他在这里接受的思想是：精神错乱从方方面面来说都源于脑组织的某种生理异常。因此，唯一能够洞穿其本质及潜在多样性的窗口就是显微镜的镜头。克雷佩林写道："(冯·古登) 认为只有通过解剖的手段，洞悉大脑结构的微小细节，才有可能找到研究精神世界的唯一入口。"冯·古登不仅极力倡导大脑解剖，还发明了一种实现了自动切片的重要工具，即一台形似咖啡桌的机器，后被称为"冯·古登切片机"。使用此机器时，研究人员先将大脑样本放入桌子中央的空心管，将刀片整齐地放在样本表面上方，每次切割之前，都要拧紧桌子下方的一颗螺丝，从而将样本推高。实验场面和屠夫给一大块熟火腿切片没什么两样。

　　给像大脑这样的软质标本进行整齐的切片操作，可谓是一项重大突破。"差不多8天时间，一整个兔子大脑就能切好片，而且完美地染好色。"冯·古登写道，"这是我在20年前未曾设想过的突破，我们的认知将进一步拓宽。"在认识大脑解剖基础的实验中，其他学生分到的是鸟、鼹鼠、鱼之类的动物，而克雷佩林拿到的则是爬行类动物的大脑。这些简化的模型能否揭示一些人体解剖的基本要素呢？克雷佩林无从得知。他不在乎谁可以做到像切萨拉米（一种腌制肉肠）那样又快又准地切开大脑，或者染色技术有多高超；他不相信这些技巧能在他的有生之年揭开精神障碍的根本成因。他没有发表任何神经病理学方面的研究成果，或是任何一篇关于爬行类动物大脑的文章。

尽管克雷佩林对这个项目热情不足，但他依然是认同他的导师的。他同样相信精神障碍是因脑组织变化而产生的心理反应。他和冯·古登以及19世纪大多数精神科医生一样，在本质上都是生物学家。他只是觉得，显微镜还只是一项粗略的观察工具，而一张切片桌居然能引起轰动，恰好说明这个年代的科学技术还不够成熟。"以现有的手段，"克雷佩林后来写道，"几乎不可能辨别疾病演变引起的结构变化。"况且他的视力不好，很难通过显微镜来区分大脑组织的细微差别。

从德国南部的慕尼黑搬到北部的莱比锡大学之后，克雷佩林发现了一种将难以察觉的心理变化展现出来的新方法。1881年，他坐在著名心理学家威廉·冯特（Wilhelm Wundt）实验室的木桌前服用、注射和吸入了各种药物，希望借此获得一些新的灵感。克雷佩林写道："尽管这里的设备条件简陋，但勤勉的科研生活、高涨的科研热情……成为了这些实验室的主宰。"

克雷佩林身材矮小壮实，面色蜡黄，留着浓密的络腮胡。他的主要实验工具是酒精。他将实验乙醇加水稀释，调成一定度数的有刺激性气味的鸡尾酒之后一饮而尽。尽管他在鸡尾酒中加入了一些覆盆子糖浆，清澈的液体变成了粉色，但丝毫不能遮盖乙醇的灼烧口感。虽然很难喝，但克雷佩林还是激动地开启了他的最新实验。在一名同事的帮助下，他测试了自己的反应速度、短期记忆以及阅读一本普通德国文学作品的速度。计时工具是桌面上的一个时钟形状的木质计时器，可以精确到毫秒。

没过多久，他的反应速度开始变慢。他的短期记忆越来越差，阅读速度也开始变慢，但他努力坐稳在凳子上。他醉了——为科学而醉。

克雷佩林总共说服了14名志愿者喝下同样难以下咽但浓度稍有不同的酒精混合物。部分混合物的酒精含量略高。通过控制这些简单的变量，克雷佩林得出一个结论："饮用量更大的人会更早出现并形成持续时间更长的脑部失能。"这一结论可以归结为一个简单的公式：饮酒量越大＝醉酒时间越长。人类很早便知晓了发酵的奥秘，人类对饮酒的认知已经有了上千年的历史，然而从未有人做过类似的实验。为了区分酒精的基本作用与喝这一动作之间的差别，克雷佩林将一部分饮用碳酸水的志愿者作为对照组，这可谓是一种早期的安慰剂实验。从未有人发明如此标准化的方法来量化、对比醉酒状态。

克雷佩林的实验并没有局限于酒精这一种实验对象。他以相同的方法测试了其他的对象，其中包括：茶中所含的咖啡因、香烟的烟草、医用药品吗啡、强效镇静剂乙醚。他每次都把自己作为第一个受试者，只有当他本人"安全"通过测试之后，他才会寻求志愿者的帮助。只有一种药物没能通过测试。他发现注射吗啡的体验十分痛苦，同时这个过程伴有潜在的危险："我的亲身体验太痛苦了，以至于我无法展开合理的实验，加上面临着吗啡中毒（吗啡成瘾）的风险，我不可能劝说其他人参与实验。"另一方面，对受试者来说，饮茶体验就舒服多了。在茶水实验中，茶中含有的咖啡因没有像酒精一样减缓志愿者的反应速度，反而提高了他们的反应速度。"咖啡因对感官和思考的反应过程都有显著且更为持久的促进作用，"克雷佩林写道，"饮茶之后，人们精神上更加专注，反应更加敏捷。不过，要是饮茶过度，人们则会出现烦躁、头疼的现象。"

虽然实验过程很简单，但克雷佩林的研究成果却蕴藏着巨大的潜力。他希望自己的研究能够在如此系统、精准的观察基础上与某些学科结合起来，比如研究思维活动的心理学，还有一些严肃的、地位颇高的自然科学学科，如化学、物理。这些学科都建立在测量、量化、实验验证的基础上。就像研究化学要研究浓度、催化剂和反应时间一样，克雷佩林想改变对思维活动的研究方法。他以健康志愿者为实验对象，改变单一变量（例如酒精摄入量），试图弄清楚人的日常意识活动是如何对环境做出反应的。

在那个以德语作为科学界通用语言的时代，克雷佩林认为自己成功的可能性很大。"我们就像是荒土上的开拓者，"克雷佩林在谈到自己与导师冯特时写道，"在这门前景无限的科学方面，我们无疑是缔造者。"他将这门全新的科学命名为"药物心理学"，这个名称反映了他对药物（药理学）如何影响思维活动（心理学）的关注。在第二次世界大战前夕，大型制药公司的抗抑郁药和镇静剂等药品在精神医疗领域掀起了一场革命，而克雷佩林的研究成果则是这场革命的最初根源之一。尽管克雷佩林的实验方法在此后的几十年间有所调整，但他的实验与现代药理学研究遵循着同样的原理：设置安慰剂对照组，安排药物的精确浓度（剂量）梯度，以及多次观察，以记录行为随时间的变化。

尽管克雷佩林的实验具有一定的科学性，但他知道这与建立一门完备的学科相去甚远。他的样本量太小了，只靠十几个人喝下含酒精的鸡尾酒得出的实验数据并不具有普适性。年龄、性别以及受试者当时的饮酒习惯都会影响最终的结果。考虑到这些不可忽略的变量，克雷佩林需要收集大量样本。虽然克雷佩林在接下来的10年间一直在持续完善他的数据库——他先后在2个国家的3座城市工作，但他却没有如愿在这门新学科上取得最初期望的成就。事实上，冯特在1910年撰写了一篇实验室对心理学的贡献的综述，其中完全没有提到克雷佩林的实验。这些年，克雷佩林对精神药理学的研究还停留在初始阶段，与他对心理与精神疾病做出的贡献相比，显得微不足道。当克雷佩林从实验心理学的研究中抽身，来到了精神病患者的床前时，他终于找到了自己真正的使命。痴迷于精准、系统性观察的克雷佩林，即将创建一个奠定现代精神病学的宏大的分类系统。

这项工程起源于1883年的复活节假期，克雷佩林用3周时间编写了一本介绍精神病学现状的教科书。尽管他起初拿不定主意该写什么内容（因为这是冯特交代的任务），但他创作的《精神病学纲要》（*Compendium of Psychiatry*）为他的实验观察找到了一个绝佳的表达出口，并且他希望借这个机会为自己争取一定的科研经费。克雷佩林在这本篇幅300多页的书中表达了自己对当时精神病学发展现状的不满，比如像他这样的学生在这么短的时间内就感受到了现有解剖学方法的不足，并且为临床缺乏有效的治疗方法感到难堪。在慕尼黑或任意一座城市，当他每天面对患有精神疾病的"令人困惑的群体"时，他都感到非常无助。大量的酒精既被用作兴奋剂，又被用作镇静剂，一种药居然能够同时治疗抑郁症和躁狂症。多年来，克雷佩林的《精神病学纲要》越来越厚，知名度也越来越高，成为后人研究临床精神病学的首选指南。全书的行文风格明白晓畅，案例全面丰富，以至于有时读起来像科幻小说。他在这本书中一步步地向世人展现了精神病患者不为人知的一面。

1　1920年，一次远洋研究表明，成体欧洲鳗会穿越大西洋，到马尾藻海去产卵。然后，成体欧洲鳗会死去，留下幼鱼独自返回欧洲。——译者注

可卡因

西格蒙德·弗洛伊德正坐在逼仄的实验室里忙着他的染色实验，思索着自己日益衰弱的神经系统。要是他能观察到衰弱的神经系统的实况，摸清其中的生物原理就好了。他会找到强化神经系统的方法吗？他能缓解紧绷的神经吗？1884年，他认为有一种化学方法可以解决这一问题。有一天，弗洛伊德读到一篇文章：一名军队医生让疲惫的士兵们服用了一种新型药物，以帮助他们迅速恢复精力。这种新型药物名为"可卡因"，是一种可溶于水的白色粉末。"一个德国人在士兵们身上试用了这种物质，并宣称可卡因确实可以增强士兵们的体力和耐力，"弗洛伊德在1884年4月给玛莎的一封信中写道，"也许还有其他人在研究可卡因，也许到最后都只是在白费力气。但我一定要试一试，世上无难事，只怕有心人。只要赐予我一点点的运气，我们很快就可以成名成家了。"

当他的工作地点从布吕克生理实验室换到附近的医院之后，他的工作对象也从组织标本变成了真正的病患。他将可卡因研究当成一个重要的业余项目，因为这事关乎他的前途命运，还有助于缓解他自身的精神问题。如果可卡因能够增强士兵的耐力，那么他也服用的话，能否摆脱疲劳和情绪低落呢？如果能带来一项惊天动地的医学发现，这是否意味着他的固定版税收入和科学声誉近在眼前了呢？尽管在如今看来可卡因是一种公认的成瘾性药物，危险性极大，但在19世纪，它还是药物界的新宠。当时人们对可卡因知之甚少，只知道它具有一定的刺激性。诸多药物学家曾认为可卡因与茶叶中的咖啡因相似程度很高。

弗洛伊德从德国的默克制药公司购买了第一批药物。他将可卡因与清水以1∶10的比例混合，然后将黏稠的溶液一饮而尽。一开始是味觉的冲击，他品出一阵花香，味道没有令人不适。接着，他的嘴唇开始发麻，因肿胀而泛起刺痒感。一股热浪穿过他的头颅，如同威士忌温热了他的胸腔。他有些头晕目眩，却猛然发觉自己精力充沛，充满活力和干劲儿。可卡因让他焕发活力、头脑清醒，恢复了体能。"上一次严重陷入抑郁状态的时候，我又服用了可卡因。神奇的是，只需要一丁点儿药粉，我就能飘飘欲仙了。"这是1884年6月2日他写给玛莎的信中的一段话。"我现在忙着搜集文献资料，我要为奇妙的可卡因谱写一曲赞歌。"弗洛伊德的一名同事在维也纳拥有一座藏书丰富的私人图书馆，在获得了出入权限后，弗洛伊德借此机会查阅了每一本与可卡因相关的图书。从可卡因的历史意义，到可卡因在西方医学应用中的快速发展，他都有广泛涉猎。

一个月后的某一天，窗外的瓢泼大雨敲打着弗洛伊德卧室的窗户。弗洛伊德发表了研究综述《古柯颂歌》(Über Coca)。弗洛伊德怀揣着激动和崇敬之心，洋洋洒洒写了20多页报告来介绍"原住民[1]的宝藏"——古柯碱(即可卡因)。弗洛伊德提到，美洲原住民嚼古柯叶的习惯延续了数个世纪。据秘鲁神话记载，古柯叶是太阳神赐予正在崛起的印加帝国的礼物，古柯叶强健了南美洲、中美洲的世世代代原住民的体魄，令先人们不惧长途跋涉地追捕猎物、采摘果实、攻占领地。只要口中含着一片古柯叶，他们就敢勇闯四方。哪怕是在食不果腹的日子里，他们也不必忍受饥饿的痛苦。人们甚至会将古柯叶置于亡者口中，帮助他们投胎转世。"这种奇效植物在它的原产地颇负盛名，早就该运用于治疗人体最为变化多端的情绪障碍和精神疾病了。"弗洛伊德写道。

1860年，一名在哥廷根大学工作的年轻研究生从椭圆形的古柯叶中提取出了一个单分子。整片叶子含有多种可能具备药用价值的化合物，可卡因只是其中之一，也是效果最明显的一种。不过一眨眼的功夫，数千年的文化传统便被提炼成了晶莹剔透的白色粉末。

弗洛伊德指出，除了缓解疲乏劳累，可卡因还被广泛应用于治疗消化不良、酒精与吗啡成瘾、哮喘、糖尿病等疾病，还可以当成壮阳药。帕克－戴维斯制药公司也表示："如果要一一列举将可卡因作为药物成分时可以治疗的疾病，那么几乎所有的人体疾病都会被涵盖在内。"除了弗洛伊德的个人经历，临床也证明了这种新药对重度忧郁症患者的疗效，比如连续好几周、好几个月反应迟钝，沉浸在抑郁的恍惚情绪中不可自拔的患者，在接受可卡因治疗后开始愿意说话了。据密苏里医学院的精神疾病教授杰罗米·鲍杜伊(Jerome Bauduy)说："时常见到郁闷的、沉默寡言的患者，被最深重的悲伤情绪压得喘不过气，经过治疗恢复到原来的正常状态之后，谈起自身体验时，他们会惊讶自己当时怎么会产生如此悲观的想法。"在密苏里州圣路易斯的圣文森特医院，一个名为"W. H."的17岁男孩在第一次接受注射的4分钟后，开始坦诚地与医生谈论自己的病情。"可卡因仿佛具有魔法一般，逆转了局面。"一个目击者写道。

弗洛伊德认为，全世界的药柜里都必须摆上这种神奇的药物。在他初尝可卡因一年之后，他终于迎来了一个难得的机会来实践这一想法。他穿着得体，胡须修剪整齐，头发梳出完美的偏分，现身维也纳精神病学会的讲坛。整座城市乃至全欧洲最优秀的医学人才都前来观摩了此次会议。虽然弗洛伊德能言善辩，可在众目睽睽之下，他就像桌面那台显微镜下一个微不足道的标本一样。他向听众介绍可卡因，他认为这是在座所有人都迫切需要的一种物质。"精神病学不乏抑制过度兴奋的神经活动的药物，"他表示，"但是，能够令低迷神经系统活跃起来的药物却少之又少。因此，我们理应考虑充分发挥可卡因的作用。"也许他的医学用语过于专业化，但他的言外之意非常简单：对于狂躁、有暴力倾向的患者，可以用镇静剂让他们恢复平静，但是面对那些深陷抑郁情绪的患者，我们却没有药物可以救治他们。虽然"抑郁症"一词在70多年后才正式被医学界采用，但弗洛伊德早已发明了精神病学的第一种抗抑郁药。

弗洛伊德有一幅广为流传的肖像照，照片中的弗洛伊德西装革履，头发灰白，一只手插着腰，另一只手夹着一根棕色的粗雪茄（吸烟是他的终身恶习，他最终命丧于此）。浓密的白胡子在薄薄的嘴唇四周绕了一圈，那双深色的双眸仿佛穿透了照片，穿越历史的长河，直抵任何同他对视的人的思想和感受深处。他无疑是一个敏锐而又洞察人心的观察者。虽然这不过是由弗洛伊德的女婿提供的诸多生平照片中的一张，但我们依然能从这张静态照片中捕捉到这名"精神病学之父"自信的形象与淡漠的神态。伴随着一副圆眼镜和一张铺着毛毯的摇椅，这张照片构成了精神分析法开创者弗洛伊德为大众所熟知的形象。

如同圣诞老人之于圣诞节，西格蒙德·弗洛伊德这一名字与精神分析法也同样密不可分。人们很容易忘记弗洛伊德在早期其实是一名生物学家。在维也纳大学求学和在维也纳综合医院接受医疗训练期间，几乎没有人探讨过潜意识、没有人解析过梦。至于俄狄浦斯情结（该理论认为男孩会对母亲产生性幻想，内心深处压抑着杀害并取代父亲位置的渴望），那时的弗洛伊德多半会把它当成无稽之谈。1896 年，40 岁的弗洛伊德发表了第一篇关于精神分析的文章，可是 20 多年之后，这篇文章才会进入公众的视野。那时的弗洛伊德已经 60 多岁了。

职业路径之间不存在明确的界限，弗洛伊德也不是突然就从医学转向精神分析领域的。如同生命中的大多数事物一样，这是一个由偶然事件推动的、循序渐进的过程。1885 年，弗洛伊德第一次搁置了对解剖学与可卡因的研究，短暂地离开了当时盛行脑切片实验的维也纳。他获得了一笔经费资助，动身前往法国巴黎开展研究。这也许是他人生中最重要的一个转折点，这趟旅程将为精神疾病治疗领域开拓一个全新的世界。

在巴黎，人们的研究方法与他前导师恩斯特·布吕克的物理化学指导大相径庭。在巴黎，医生们研究并运用催眠术，这是一种类似于磁流术的治疗方法，相较于其他精神病医生推崇的显微镜，它更接近于魔法。弗洛伊德靠喝可卡因溶液来缓解学习基础法语的不安，他被分配到了让－马丁·沙可（Jean-Martin Charcot）的门下。弗洛伊德后来将沙可称为他见过的"最伟大的精神病学家之一"，甚至是"天才"。"他轻而易举地推翻了我的观点与计划，"弗洛伊德写道，"听了几次讲座之后，我仿佛从巴黎圣母院走了出来，重新领略到了什么叫作'完美'。"在愈发国际化的医学界，沙可是一个孤独的存在，不久之后，弗洛伊德也成了这样一个人物。沙可的孤立主要来源于他对歇斯底里症的理论研究，这种诡异的疾病会造成抽搐、言语障碍、瘫痪、亢奋、幻觉以及其他一系列似乎无法以逻辑解释的症状。那时人们普遍认为只有女性会患上歇斯底里症。"歇斯底里"（hysteria）一词源于希腊语词汇"hystera"，意为"子宫"，在过去，人们认为女性的子宫就像身体自带的寄生虫一样在体内四处游走，对所到之处进行破坏。一开始，一只手臂会突然动不了；接着，言语能力开始退化；到最后，患者会出现幻觉。

　　带着某种巴黎人特有的冷漠，自信又有些厚脸皮的沙可提出了一个大胆的假设：虽然男人没有子宫，但也有可能患上歇斯底里症。他不是第一名提出该假设的医生，法国医生、心理学家保罗·布里凯（Paul Briquet）于1859年写了一篇关于男性歇斯底里症的文章。在硝石库医院，沙可在医学的物质与精神领域、大脑与精神研究之间来回切换，以至于他自己都有些糊涂了。弗洛伊德在沙可的病理实验室工作了6周，他娴熟地运用显微镜来研究儿童脑瘫和失语症。但令他印象最深的是沙可对催眠的观察和对歇斯底里症患者的治疗。当沙可让患者放松下来，进入一种恍惚状态之后，他会向患者施加某种暗示，等患者恢复知觉之后，这种暗示会植入身体的记忆。比如，如果他告诉患者有一只手臂瘫痪了，那么患者"醒了"以后，那只健康的手臂居然真就瘫痪了。仿佛通过催眠，沙可能够深入患者的部分精神世界——那里类似于一个常年上锁的精神安全屋，沙可却能够在患者意识的大门关闭之前植入一个外来的想法。弗洛伊德深受震撼，于是他写道："我有一种强烈的感觉，在人类意识所能触及的范围之外，藏着一些强大的精神过程。"这就是所谓的"潜意识"——我们被压抑的想法、创伤记忆以及人类的原始冲动在此潜滋暗长，如同一座远离日常生活的幽闭的精神迷宫。"潜意识"一词早在弗洛伊德出生之前便已存在，虽然这一词汇不是由弗洛伊德发明的，但不影响他因此一举成名。

　　弗洛伊德于1886年2月回到了维也纳，他并没有和在法国结识的同行们保持联系。几年后的1893年，沙可去世。弗洛伊德将在巴黎的所见所学铭记于心，他把这些内容深藏于心，并未让自己的医学导师们知道，只有在没人的时候，才会悄悄拿出来探究。这是最妥善的处理方式了。西奥多·梅内特 (Theodor Meynert) 是弗洛伊德在维也纳综合医院的精神病学导师，他认为，催眠能让一个正常人退化成失去意志或理性的低等生物，只会加速神经系统的退化和精神的衰朽……人为造成患者的精神错乱。梅内特将日渐普及的催眠称为"江湖郎中的骗术……毫无探讨的价值"。对梅内特而言，精神病学仍是解剖学的分支学科。他写道："对大脑解剖结构的理解越是深入细致，并从中发现精神病学的基本科学原理，才越有可能提升精神病学作为一门探究疾病成因的学科在科学界的地位。"

弗洛伊德即将开创出自己的学科，自己的精神障碍成因假说。

19世纪80年代后期，欧洲各大城市药物成瘾泛滥。许多医生谴责《古柯颂歌》的作者西格蒙德·弗洛伊德，认为是这名热忱、有威信的精神病学家造成了日益严重的公共健康危机。德国柏林的药理学家路易斯·列文 (Louis Lewin) 是反对弗洛伊德的批评者之中言辞最为激烈的一位，他表示，可卡因据点带来了"不可思议的堕落与肮脏"，开始侵袭欧洲各大城市的角落，就连他所在的城市也未能幸免。"这些不幸的人过着悲惨的生活，他们的时间都虚无地消耗在对毒品的迫切渴望之中，"列文写道，"那些人以为通过获取片刻欢愉的快乐之门便可以抵达极乐殿堂，于是不惜以消耗身体和灵魂为代价，可他们也迅速坠入了不幸的黑暗深渊之门。"另一位是来自德国的知名医生阿尔布雷希特·埃伦迈尔（Albrecht Erlenmeyer）则直接谴责弗洛伊德引入了"人类的第三种祸害"，这种药物的危害性等同于吗啡和酒精。

其实这一切都早有征兆。弗洛伊德于 1884 年 4 月购买了第一批可卡因，寄给了他最宠爱的妹妹罗莎、未婚妻玛莎，并向好友恩斯特·冯·弗莱施尔－马克索（Ernst von Fleischl-Marxow）提供了少许可卡因，帮助他戒除吗啡（在一次痛苦的拇指外科手术后，他开始对吗啡成瘾）。每到深夜时分，弗洛伊德就会看着他的朋友躺在浴缸里，向血液中注射越来越多的可卡因。他坚定地认为自己并不是简单地在用一种药物成瘾代替另一种药物成瘾，而是认为自己在帮助朋友戒除吗啡，就像如今用尼古丁贴戒除烟瘾似的。很快，弗莱施尔－马克索每天都会向体内注射 1 克以上的可卡因，与弗洛伊德在易怒、疲倦以及抑郁期间偶尔服用的 50 毫克相比，这个剂量非常可怕。这两位医生有时会在晚上兴致勃勃地讨论哲学和科学，但有时到了晚上，弗莱施尔－马克索会神志不清地瘫在浴缸里，隐约看见白蛇与昆虫在他的皮肤上爬行。弗洛伊德形容他的朋友是"完美融合了天性与教育的天之骄子"，可是他的光芒却开始暗淡。

弗莱施尔－马克索的幻觉并没有打击弗洛伊德对可卡因的信心，他相信未来可卡因会在医学界大放异彩。尽管债务缠身，勉强糊口，但弗洛伊德仍然执意于证明可卡因的前景。弗洛伊德固执己见，情绪反复无常，即使证据摆在面前，他的决心也未能动摇。他开始罔顾年轻有为的解剖学家的身份，背弃了科学与医学。为了驳斥来自全欧洲的铺天盖地的骂名，弗洛伊德特地写了一篇题为《对可卡因的渴望与恐惧》(*Craving for and Fear of Cocaine*)的短文，听上去像亨特·斯托克顿·汤普森(Hunter S. Thompson)未出版的小说，同样充满了反叛和离奇的色彩。这篇文章于1887年7月发表，弗洛伊德表示，只有吗啡成瘾者才会对可卡因上瘾，因为他们的意志力原本就被削弱了。"可卡因并非唯一诱因。"他在文中写道。他严厉谴责阿尔布雷希特·埃伦迈尔将可卡因描述成"人类的第三种祸害"，并坚称他服用可卡因溶液多年，但从未出现过任何成瘾症状。"恰恰相反，"弗洛伊德写道，"人们对这种药物的抵触情绪超过我的预期，所以他们会主动停用这种药物。"但是他也承认不是每个人都能像他一样适时适量地服用，目前确实存在滥用的风险，尤其是瘾君子和注射者，他们滥用可卡因的风险比吗啡成瘾的风险更大。

这篇文章没有激起多大的水花。"他的同辈对此甚至都没留下什么印象，"首批为弗洛伊德作传的作家之一西格弗里德·伯恩菲尔德 (Siegfried Bernfeld) 写道，"这篇文章很可能被人们当成了一个不愿坦诚承认错误的顽固之人的狡辩，于是便不会花费心思去阅读。"除了弗洛伊德，所有人都明确了一个结论：可卡因不是精神疾病的特效药，无法治愈衰弱的神经，以及随之而来的易怒、抑郁情绪。

尽管弗洛伊德饱受非议，被学术界边缘化，但他在这段时间里实现了一大人生目标。1886年6月17日，订婚已4年的弗洛伊德与玛莎在万茨贝克步入了婚姻的殿堂。"弗洛伊德终于抵达了他渴望已久的幸福殿堂。"他的同事、传记作家欧内斯特·琼斯 (Ernest Jones) 写道。但好景不长，弗洛伊德的债务越滚越多 (主要因为他可卡因上了瘾)，大部分钱都是从玛莎富裕的叔叔婶婶那里借的。1890年，这对年轻夫妇搬进了维也纳北区伯格巷19号二楼的小公寓，此后弗洛伊德在那儿生活和工作了48年。他的家里挂着荷兰画家伦勃朗《解剖学课》、英国画家富塞利《梦魇》的仿品，还摆满了希腊和埃及的古代手工艺品。为了庆祝他们的乔迁之喜，他的一名患者——本韦尼斯蒂女士（Madame Benvenisti）买了一张躺椅送给他，后来弗洛伊德在这张躺椅上留下了最经典的照片。

虽然弗洛伊德后来再也没有发表过任何与可卡因相关的论文，可他坚持服用可卡因溶液直到19世纪90年代中期，一共服用了10余年。他不再寄可卡因给亲朋好友，当然也没有给患者开具注射可卡因的处方。尽管如此，弗洛伊德对可卡因的兴趣还是激发了一项极具前瞻性的研究，那就是对抑郁情绪障碍潜在成因的探索。他推断：如果一种药物能够让患者恢复健康，那么抑郁症的潜在成因一定来源于"某种未知的可通过化学手段消除的中枢介质"。在19世纪末，没人知道大脑的神经递质是什么，处方上也还没有出现任何抗抑郁药物，但弗洛伊德的文字隐约流露出了一些抑郁症理论的迹象。还要再等80年，该理论才会得到人们的关注。随着弗洛伊德对更多心理问题的深入研究，他的目光从大脑中的纤细神经元转移到了精神层面。即使埃米尔·克雷佩林成了生物精神病学名义上的领头人，并且该学科领域将抑郁症视为需要物理治疗的身体疾病，但弗洛伊德对药物疗法的信心却从未被动摇。

1　原住民：旧时欧洲人用以称呼先于白人居住在某地的人。——译者注

"精神病学界的林奈"

克雷佩林一直梦想在30岁之前当上精神病学教授，结果真的恰好在30岁那年实现了。这一切归功于他的心理实验，还有他编写的《精神病学纲要》的突然出名。1886年，克雷佩林离开莱比锡，出任爱沙尼亚多尔帕特大学的精神病学教授，继续开展实验研究"药物对大脑的影响"。一名同事到火车站迎接他，两人乘坐一架由两匹棕马拉着的马车，穿过小镇，经过艾姆巴赫河，抵达克雷佩林的新家。克雷佩林受到了热情的接待，与之形成鲜明对比的是多尔帕特恶劣的环境。这里与世隔绝，一到冬天便寒冷刺骨，大雪纷飞。后来克雷佩林回忆这段经历时，说这5年的生活"像是一场流放"。"我根本提不起散步的兴致，周围的景观太单调了，"他写道，"也没必要坐火车出行，因为这里的火车不仅车次少，速度还很慢。"这几年里，他的孩子一个又一个不幸身亡，这进一步加剧了他的痛苦。1888年，克雷佩林1岁半的三女儿薇拉死于白喉病。2年后，他的长子汉斯死于脓毒症。克雷佩林在5年内育有4个孩子，可只有二女儿安东妮斯活了下来。

为了缓解丧子之痛，克雷佩林埋头工作，他继续往1883年编写的那本教科书里增添内容。这本书原来只有380页，克雷佩林称之为"袖珍书"，可经过近20年的努力，到1915年时，他把这本书变成了一套3000多页的4

卷本的巨著，每一卷的献词都提到了已故的导师伯恩哈德·冯·古登。1886 年，冯·古登与巴伐利亚"疯王"路德维希二世在施塔恩贝格湖离奇死亡。

1890 年 11 月 9 日，多尔帕特进入了肃杀的冬季。克雷佩林收到了一份工作邀请，来自他的祖国德国，作为学术中心之一的海德堡大学任命他为精神病学系的新主任。克雷佩林心怀感激，接受了这份工作，并于 1891 年 3 月携妻女来到海德堡大学。这不仅是他职业生涯的关键一步，还让他的家人们获得了更健康的生活环境。"我和妻子现在生活得很好。"克雷佩林在秋天写道，"美妙的景色、重回德国的喜悦以及放了一个长假的惬意，逐渐抚平了我们心中的悲痛，让我们愈发享受经历了生活磨难之后的美好生活。"与多尔帕特相比，海德堡的天气更暖和，一家人在古堡周围绿树成荫的人行步道散步，还可以去临近的两座山远足，青山如黛，远眺时就像是两颗光滑圆润的西蓝花。

海德堡是一座哲学与学术氛围浓厚的城市。18~19 世纪的大部分时间里，各种知名诗人和物理学家在大街小巷漫步，他们特别爱去克雷佩林家背后的那条林间小道。不用去医院诊所上班的日子里，克雷佩林会牵着自己的大丹犬，像其他人一样悠闲地散步。一个矮小敦实的男人和一只大狗走在一起无疑非常引人注目。他后来记录这段日子："只要工作一有空闲，我一定会去呼吸新鲜空气。"作为一个以不同寻常的热带气候闻名的城市，海德堡的自然环境生机盎然，井然有序。石斛、蔓柳穿鱼等喜光植物以及蔓延的墙草生长得错落有致，正好为红尾黄蜂、野生蜜蜂以及壁虎提供居所。

克雷佩林从小在德国北部长大，他同哥哥卡尔走遍了乡村田野，还会根据瑞典植物学家卡尔·林奈(Carl Linnaeus)创建的分类系统来辨别植物。根据叶子形状、颜色以及生长环境，就可以判断一种植物的种类；每种植物的规范命名由两部分拉丁名组成[1]。例如，一种颜色鲜艳、热烈盛开的天蓝色花瓣的植物，被称为"矢车菊"(拉丁学名 "Centaurea cyanus")，这是德国的国花。年少时的克雷佩林已经认识到，哪怕所有植物永无止境地进化，也能按照这个方法根据各自的特征明确地分门别类。30多岁时，他试着参照相似的系统为精神病学提供一套分类体系。由于他在这方面的成就，后来他被人们称为"精神病学界的林奈"。

在大学诊所工作的日子里，克雷佩林与各种纷繁复杂的精神疾病打交道，就好像泡在一杯混杂的鸡尾酒里。他从前在实验室里做实验时追求准确度，如今也是一样，他开始细致审慎地在一套标准计数卡上记录他的观察结果。尽管德国的医院在几十年前就开始使用类似的计数卡，但却从未有人像克雷佩林这样将它视若珍宝。克雷佩林不会潦草地总结患者的症状，仓促地下定论，而是会经年累月地监测患者的病情变化。如果患者出院了，他会试着通过主治医生或是当地精神科诊所联系他们。如果患者转到了别的精神病院，他会记录患者转去了哪家医院，设法跟进他们的健康状况。这些信息汇集到一起，他的计数卡就形成了一条清晰的时间脉络。在原有记录的基础上添加新的细节之后，他可以通过这些宝贵的计数卡把握每一名患者千差万别的精神状态和变化情况，无论病情是好转还是恶化。无论是在实验室里做精确到以毫秒为单位的实验，还是在诊所花几个月时间跟踪记录精神疾病，克雷佩林都充分发挥了时间这一变量的价值。

在积累了几千张计数卡后，克雷佩林打包好行李，前往他的"乡村天地"——一栋位于意大利马焦雷湖宁静湖畔的别墅。他如拼制巨大拼图般，不断尝试新的组合形式，直到所有的精神病都被——归类。克雷佩林的一个同事回忆道："他不厌其烦地翻看上千份的患者档案，就是为了进行分组、推倒重来再次分组。"这些档案之间是否存在一些核心的相似点？对于某些常见的症状，是否存在某个最终阶段或者一个终点？总而言之，既然动植物能够根据界、科、属、种等分类，那么这些症状能否根据相同点和不同点进行分类？

克雷佩林小心翼翼、专心致志，总是迫切地吸收新信息，不久后就确立了精神病的两大分类。一类是他认为无法治愈的精神病——"早发性痴呆"，这种引发幻觉和偏执的疾病于1909年被更名为"精神分裂症"。克雷佩林断定，"早发性痴呆"通常于青春期确诊，自那以后，患者身体必然每况愈下，最后变成痴呆（现在我们知道并非如此）。另一类是他经常看到的，可以被治愈的精神病，他称之为"躁郁性精神病"。他提出，躁郁性精神病第一次发作通常出现在刚成年时（25岁之前），常见于女性（尤其是怀孕或初为人母的女性），每次发作都会持续几个月到1年不等。克雷佩林提出的这个术语常被误以为是现代诊断中的双相情感障碍，但它事实上是多种精神状态的集合，包括抑郁、躁狂以及情绪在低潮和高潮之间波动时出现的周期性障碍（直到1957年，双相情感障碍才被单独归类为一种独立的情绪障碍）。"随着时间的推移，"克雷佩林描述躁郁性精神病时写道，"我愈发相信以上提到的各种症状其实都只是同一种疾病的不同表现。"

克雷佩林认为躁郁性精神病主要是一种身体上的疾病。在分析了所有的潜在病因后，他写道："遗传缺陷是最主要的因素，70%~80%的病例都是如此。"那个年代，人们还没有发现DNA，可克雷佩林仍然认为，任何特征，哪怕是后天形成的特征，都是由父母遗传给后代的。"所谓的心理成因——爱情失意、生意失败、过度劳累,其实都是躁郁性精神病导致的后果,而非该疾病的成因,"克雷佩林补充道,"它们只是早已存在的疾病的外在表现,导致何种结果主要取决于本体的基础"——也就是人体细胞的发育和构成。

在坚持认为精神病的原因在于生物因素的同时,克雷佩林也将咨询这一方法付诸实践。在海德堡大学诊所与患者聊天的过程中,他了解患者患病前的生活经历,什么时候出现第一次症状,以及回到家中面临的种种问题。他建议这些抑郁症患者去过一种平静的生活,避免婚姻带来的压力,他还会建议患有产后抑郁症的女性(在患者人群中占相当大的比例)不要再生育。自从他认为绝大多数精神疾病都是源于"遗传缺陷"以来,他就建议患者"避免任何可能导致情绪波动的因素,如亲戚的拜访、长时间的交谈"或者收寄信件。"对正在患病的患者来说,言语上的安慰似乎毫无用处。"

尽管埃米尔·克雷佩林在精神病学理论与分类方面做出了颇具影响力的贡献,但他却不如该领域的其他历史人物那般家喻户晓,没有像爱罗斯·阿尔茨海默(Alois Alzheimer)和汉斯·阿斯伯格(Hans Asperger)那样拥有以自己的名字命名一种疾病,也没有像伊丽莎白·库布勒-罗斯(Elisabeth Kübler-Ross,"悲伤的5个阶段"创立者)一样拥有以自己的名字命名的心理活动模型。

他的知名度与享誉全球的西格蒙德·弗洛伊德相去甚远，但他的影响力并未因此削弱半分。还有很多人为他辩护，认为他才是这些人当中影响力最大的。"现代精神病学始于克雷佩林。"一本1969年的教科书这样写道。两名历史学家在2015年写道："克雷佩林是一个标杆性人物，他引领了如今关于精神病学的主流观点——以医学为导向，以诊断为中心，以大脑为基础。"他对精神疾病与情绪障碍的划分非常了不起，这一成果沿用至今，包括如何诊断与治疗精神疾病。例如，医生通常会区别治疗精神分裂症和抑郁症，给前者开抗精神病药，给后者开抗抑郁药。瑞士精神病医生欧根·布洛伊勒 (Eugen Bleuler) 在1917年写道：克雷佩林"开辟天地"，为其他精神病医生开创了一条通往未来的道路。

然而，在1899年，克雷佩林的重要贡献并不在于他的成果能如何塑造未来，而在于这些成果突破了过去的桎梏。他编写的那本备受欢迎的教科书《临床精神病学》在进行第6次修订时，首次加入了"躁郁性精神病"这个术语。该术语做到了前人的其他术语没能做到的事情——为忧郁症近2000年的历史增添了关键的新篇章。

1　林奈双名命名制：又称二名法，由瑞典植物学家林奈创立，用2个拉丁字构成动物、植物或微生物的学名，其中第一个字为属名，第二个字是种名，后面还附有命名者的姓名。——译者注

忧郁的体液

　　古希腊著名哲学家希波克拉底认为，正如自然界由土、火、风和水这4种元素组成，我们的身体也由4种基本元素组成。他写道："人体含有血液、黏液、黄胆汁和黑胆汁""人体之所以可以维持在健康状态，主要是因为这4种基本元素在浓度和数量方面维持着合理的比例和搭配"。希波克拉底将身体看作由液体、泵和阀门组成的系统，宛如一台运转良好但需要定期检查的机器。某种液体或者说体液，一旦过多或过少，就会打破这种平衡、扰乱人们稳定的健康状态，导致人们患病或身心失调。希波克拉底的理论受古印度三大生命能量[1]理论的影响，归根结底围绕着平衡与失衡、健康与疾病展开。

　　血液多者热烈冲动，黏液多者耐受性高、沉着稳重，黄胆汁的多寡影响一个人的脾气，而过量的黑胆汁则会使人患上两种最可怕的疾病。如果黑胆汁堵塞淤积，就会形成恶性肿瘤，将如螃蟹细腿般的纤细触手送往人体各处。同时，大量不健康的黑胆汁还会导致人们陷入名为忧郁症的孤独和绝望之中。

　　"黑胆汁"一词是古希腊语"melan khōle"的直译。黑胆汁过多（即忧郁症）表现出来的症状与我们如今熟悉的重度抑郁症确实有很多相似之处。实际上，人们会仍用"忧郁症"一词来描述抑郁状态下表现出来的一系列核心症状：

早醒、失眠、明显消瘦、行动迟缓、近乎残疾、总觉得自己做了坏事，或者频繁地陷入自责，仿佛每天都要忏悔自己的罪过。这不是平日里会出现的悲伤情绪，而是一种危及生命的情绪障碍。口服抗抑郁药物、电休克治疗之类的生物治疗都可以有效缓解这些症状，而这种疾病本身的历史可以追溯到医学诞生之前。

亚里士多德、柏拉图、苏格拉底以及毕达哥拉斯，这些家喻户晓的名字影响了一代又一代哲学家，他们不断尝试去解释大脑如何在健康与疾病状态下工作。不过，以忧郁症为创作主题的影响力最大的作家生活在公元前1世纪的罗马，比希波克拉底晚4个世纪。帕加玛王国的克劳迪乌斯·盖伦 (Claudius Galen) 刚开始是一名为角斗士疗伤的医生。他在为角斗士们缝合伤口的同时，还为他们每个人量身定制了食谱，让他们保持最佳的角斗状态。之后，他搬到罗马，成为了皇帝马可·奥勒留及皇室成员的私人医生。无论定居何处，他都是一个高产的作家。据记载，他于公元前200年逝世，活了70多岁，一生出版了400本书，不过大部分作品并非原创。"他深谙抄袭借鉴之道，"弗朗茨·亚历山大 (Franz Alexander) 与谢尔顿·塞莱斯尼克 (Sheldon Selesnike) 在他们1966年出版的《精神病学史》(The History of Psychiatry) 中写道，"他惯用的写作方式是剽窃、拼凑、渲染及仿写。他的影响力之所以经久不衰，主要是因为他忠实拥护希波克拉底，此外他还承认一个造物主的存在，并把著作敬献给他。中世纪黑暗时代的基督教徒也愿意接受他的一神论。"宗教在中世纪取代医学成为终极真理，他的作品也因此流传了1500余年，其间始终被奉为西方思想的绝对真理。

从现有的盖伦医学著作的原文及其译本中可以看出，他认为忧郁症不是单一的疾病。根据症状以及推测患病的身体部位的不同，忧郁症至少可以分为3种类型。第一种是由血液中黑胆汁失衡造成的忧郁症，第二种是黑胆汁污染大脑造成的忧郁症，第三种是他命名为"疑病型忧郁症"的消化道疾病，表现为胀气、胃痛、便秘和消化不良，这种病也被称为"肠胃胀气病"。之后的科学家会发现大脑与肠道之间存在联系，尤其对抑郁症来说，这一联系十分关键。

盖伦知道对待不同类型的忧郁症需要对症下药。对于血源性忧郁症，为了减少人体中黑胆汁的含量，他采取了放血疗法。放血时，盖伦将患者手肘关节内侧的静脉切开。他希望放血疗法可以让患者恢复理智。对那些大脑被黑胆汁污染的患者，放血疗法同样奏效。那个年代还没有抗生素、无菌操作，也不具备细菌、病毒的相关知识，放血操作是很危险的，任何一个刀口都有可能导致感染。

　　然而，他发现放血疗法并不适用于治疗肠胃胀气病。事实上，盖伦强烈反对用放血疗法治疗肠胃胀气病，他推荐植物疗法，比如黑藜芦催吐，或用其他催吐剂将疾病排出体外。盖伦会让患者排净体内的污秽，还会建议患者摄入什么食物。正如印度阿育吠陀医学（Ayurvedic）提出的理念：任何治疗方法都必须将饮食调理考虑在内。盖伦提醒患者，尤其要避免摄入任何增加黑胆汁含量的食物。按照盖伦的专业用语，黑胆汁即为"忧郁的体液"。"我可以明确地说，"盖伦写道，"食用山羊肉和牛肉之后，人体内会形成忧郁的体液，尤其是公山羊和公牛的肉，驴和骆驼的肉则更糟糕……还有狐狸肉和狗肉。食用野兔也会产生同样的血液，更何况野猪肉……以及任何腌制过的陆生动物，同样还有大型海洋生物，如金枪鱼、鲸、海豹、海豚，还有狗鲨。"在他看来，除了以肉食为基础的饮食不可取，还有一些蔬菜也同样不可食用，如卷心菜、豆芽和小扁豆。对那些可能患忧郁症的人来说，虽然红葡萄酒名贵不可多得，但最好也不要喝。

　　相比放血疗法，盖伦更倾向于饮食调节疗法。然而，他发现自己经常在这两种治疗方法之间摇摆不定。由于缺乏界定忧郁症类型的可靠标准，他有时无法判定问题出在血液、大脑还是肠道，也就无法确定哪种疗法更合适。在这种情况下，盖伦会尝试在患者的手肘处放血。"如果流出来的血液颜色正常，那么立即停止放血，"他在《论感染部位》(On the Affected Parts) 一书中写道，"可是，如果看上去像忧郁的血液，那么应根据患者的体质来决定放血量。"他看到患者的手臂汩汩流出黏稠的暗色血液，认为每一滴流走的忧郁血液都在让患者回归健康、和谐的状态，远离可怕的忧郁症。

在希波克拉底和盖伦的文字像希腊和罗马帝国的石柱一样化为尘土前，一些基督教传教士带着他们羊皮卷的手抄本，逃到了欣欣向荣的美索不达米亚文明地区。该地区位于连接东西方的丝绸之路的中间地带，包括今天的伊朗、伊拉克、沙特阿拉伯、阿富汗、叙利亚和土耳其等国家。这些国家构建了现代医学的关键脉络。从公元5世纪罗马帝国的沦陷，到17世纪的启蒙运动，所谓的中世纪黑暗时代其实只影响了西欧地区。尽管这是一个由伊斯兰教定义的时代，但也是一段世界文化大融合的时期。基督徒和犹太人学习阿拉伯语，书写阿拉伯文字。大马士革、开罗和巴格达等城市吸引了世界各地的移民，有时久居，有时短住，以便请教定居于这些文明中心的博学家。

公元849年，阿布·扎伊德·巴尔希 (Abu Zaydal Balkhi) 在一个小村落 (今阿富汗境内) 出生了。他是一个早熟的孩子，一直在家中接受父亲的培养。他所处的文化环境多元丰富，他也兴趣广泛。成年以后，他搬到了巴格达，在长达8年的时间里自由研究自己感兴趣的各种课题。在这个所谓的"伊斯兰教的黄金时代"，他有很多需要学习的东西。阿布·扎伊德性格内向，害羞，喜欢独处，不爱社交。他一生至少写了60本书，其中一本结合了古希腊的身体理论与当时的心理治疗。尽管他未否认部分忧郁症是由黑胆汁失衡导致的，但也提出了一个观点：这种疾病可能是由纯粹的精神原因引起的。此疾病的核心在于消极的思想。阿布·扎伊德意识到，我们如何看待并解读这个世界可能比这个世界的原貌更重要。我们认识的现实经过了我们自身的感知、成见和思维模式的改造。有些事情本来是中立或偏积极的，但可能会被扭曲为一种消极、对个人有害的感受。这其实就是因20世纪60年代在费城工作的精神病学家亚伦·贝克（Aaron Beck）而名声大振的"抑郁症认知理论"。尽管他们都提出了这个理论，但可以确定的是，阿布·扎伊德比亚伦·贝克早了10个多世纪。苏丹的历史学家、心理学家马里克·巴德利（Malik Badri）写道："在他之前，还没有任何学者写过该主题的医学论文。"

阿布·扎伊德在他的著作《灵魂的寄托》（Sustenance of Soul）中将抑郁症分为三类：第一类是悲伤，这是一种平日里会出现的正常反应；第二类是由生活中一些令人紧张的事件触发的抑郁；第三类是遗传性疾病，似乎与外界环境无关。总而言之，阿布·扎伊德在当时创建了一个直到20世纪才流行起来的分类系统：他不仅将抑郁症分为从悲伤发展到疾病的三个层次，并且还将其分成了反应型和内源型。反应型抑郁症可以通过精神疗法和积极的心理开导来治愈，但这些治疗对内源型抑郁症无效。阿布·扎伊德认为放血是一种野蛮的治疗方式，并简略描述了一种似乎包括饮食调节或是草药治疗的"血液净化法"。

虽然阿布·扎伊德关于抑郁症的思想很超前，可是他的观点在接下来的几个世纪却丝毫没有引起世人的重视。他的著作直至近些年来才重见天日，在20世纪70年代被翻译成德语，并在2014年被翻译成英文。如今，你可以在电子阅读器上阅读他的《灵魂的寄托》。

倘若阿布·扎伊德的研究成果在当年能引起更大的反响，那么本书所述这段历史的走向将会截然不同。放血疗法或许会终止于此。然而，当时在巴格达最具影响力的哲学家是伊本·西那（Ibn Sina），拉丁语名为"*Avicenna*"（阿维森纳）。他所著的《医典》（*Canon of Medicine*）巩固了盖伦的体液理论在中东的认知度，还传回了西欧。在11~12世纪，两名传教士——康斯坦丁·阿非利加努斯（Constantinus Africanus）与克雷莫纳的杰拉德（Gerardus Cremonensis）将这部阿拉伯语著作翻译成了西欧通用的拉丁语。

阿维森纳的作品作为医学教材流传了多个世纪。随着他的作品代代相传，反复再版，他的观点也融入到了当时西方盛行的世界观——基督教之中。例如，12世纪时，宾根（Bingen）的修女希尔德加德（Hildegard）在其撰写的《整体治疗之书》（Book of Holistic Healing）中提到，黑胆汁源自原罪，可以追溯到伊甸园的亚当。关于黑胆汁，她写道："一开始是借助蛇的呼吸由亚当的精液形成的，因为亚当听从了蛇的建议，吃掉了那颗苹果。"关于忧郁症，她补充道："自从人类违背上帝的命令偷吃那颗苹果以来，魔鬼第一次对人类的天性发起攻击……结果，人类对每一件足以带来抚慰的事物都感到抑郁和怀疑，无法在天堂般美好的生活中享受喜悦，也无法在尘世的存在中找到寄托。"

17世纪以前，神学与医学理论结合的现象一直存在。罗伯特·伯顿（Robert Burton）在他史诗级的专著《忧郁的解剖》（The Anatomy of Melancholy）中补充道，"精神"也是引发疾病的决定性因素。"精神是一种最微妙的气雾，"他写道，"它由血液析出，是灵魂的工具。"在他看来，忧郁症是一种习惯性的悲伤情绪，形成原因包括星座、神的诅咒、空气差异以及天气变化，治疗方法唯有清淡饮食、规律运动以及让大脑处于满载状态。"最佳的治疗方法莫过于忙于工作。"伯顿写道。这一观点很快被精神病院运用到了现实的治疗当中。

这段时期正值启蒙运动时代，技术娴熟的解剖学家们细查人体的各种液体和纤维，有时甚至偷绞刑架上的罪犯尸体来解剖，结果却怎么都找不到黏稠的黑色液体。人体里确实有血液、黏液、黄胆汁，但根本没有什么黑胆汁。黑胆汁，这种长期以来备受医学界关注的物质，其实并不存在。正如一名作家在1643年所写的那样："我们再也不能听从某些医生的妄断，还盲目相信忧郁症来自于一种忧郁的体液。"

那么，这个关于忧郁症的理论为何存在了这么久？一方面，当时西方世界对人体原理的认识仍处于初级阶段。比如，直到17世纪，人们才开始了解血液循环。那时的人们尚不知晓人体由微小的细胞构成，第一台显微镜刚刚问世。另一方面，或许也是最重要的，人体实在是太复杂了，人们需要成百上千年才有可能彻底了解人体。这一点在抑郁症上体现得淋漓尽致。抑郁症是一种摆脱了生物定义的疾病，这一特点引出了不少笑话。无论抑郁症是否由胆汁或者大脑中的化学物质失衡引发，它都曾愚弄了那些试图以一个统一的理论来概括它的人们。

1 阿育吠陀认为，五大元素组成三大生命能量，存在于身体和精神之间，其中，空和风组合成瓦塔生命能量Vata，典型的属性是干、易变；火和水组成皮塔生命能量Pitta，典型属性是热、激烈；水和土组成卡法生命能量Kapha，典型属性是重、慢。——译者注

治疗之地

从18世纪开始，西方社会发生了翻天覆地的变化。自1760年起，工业革命促进工厂扩张、农业发展，刺激了人口增长。1800—1850年，英国人口翻了一番，从1050万增长至2100万。这个国家正逐渐成为一个由熔炉锻造的、以开采地下煤炭为生的帝国。尤其是在北部地区，烟囱浓烟滚滚、烟灰弥漫，目之所及的建筑物和树木表面都覆盖着烟尘。甚至有一种飞蛾发生了基因突变，披了一层"黑色的外衣"来伪装自己，避免暴露在晦暗的人造新环境中。这种飞蛾被称为"胡椒蛾"，它们原本的外观颜色比外界环境浅一些，因此非常显眼，很容易被饥饿的飞鸟捕食。

每一次进化都会产生赢家和输家，不平等是一种常态。当一小部分人因为煤炭和石油发家致富时，几百万名工人依然一贫如洗。无论是谁走在18世纪的英国街头，都会茫然于人群聚居之地的疾病肆虐、尘土飞扬和人性堕落。贫民所、监狱、济贫院里多的是无力维持生计的人。经济困难、亲友离世（无论是因为疾病还是生产事故）、对现实的无力感，种种原因导致精神疾病在这片土地上泛滥。躁狂症与忧郁症患者，前者暴力，后者寡欢，两类患者明明得到了截然不同的诊断，但在那些数量不断增加的"精神病院"里，哪怕症状不同，他们也都同样被铁链拴起来，接受放血疗法的处置。

虽然医学界没能证实人体含有黑胆汁这种物质，但这几乎没有改变人们对忧郁症及其治疗方法的看法。毕竟，没有什么比这更好的解释了。其中，关于"动物之灵"或灵魂的提议都没有对忧郁症的起源学说和治疗方法造成什么实质性影响。幻想忧郁病、脾脏忧郁病与疑病症这三个描述精神激越状态的表达仍植根于同一个概念：黑胆汁会在脾脏中燃烧，导致黑色物质入侵大脑。许多治疗方案仍然将放血疗法和催吐纳入其中。18世纪，伦敦贝特莱姆皇家医院院长写道："早在我入行之前，这种治疗方法就已经存在了，多年来大家一直原原本本地照做。我的父亲将它传给了我，而我也不知道还有什么更好的治疗方法。"精神失常的人通常会被锁链拴起来，有时候是为了在放血的时候保护他们。人们视这些患者为低等生物，而非人类同胞，因而惩罚成了一种适当的治疗方法。"无论男女老少，无论是躁狂症还是忧郁症患者，他们遭受的冷遇和漠视，比牧场的野兽所遭受的还要恶劣。"一名精神病院的主任写道。

不过，这种无情的精神疾病治疗方法的确在逐渐松动，演变为心理治疗、个性化护理、娱乐活动以及健康饮食疗法。

在北英格兰的围墙环绕的约克城，一个名叫威廉·图克（William Tuke）的贵格会教徒建造了一处乡村别墅风格的"静养所"。这里禁止任何形式的身体束缚，取而代之的是娱乐、教育与共情交流。建造静养所的起因是一名叫作汉娜·米尔斯（Hannah Mills）的贵格会教徒。这名寡妇被约克精神病院接收不久后离奇去世，60岁的茶商图克认为自己有责任重建专门为精神病患者设置的静养场所。同为贵格会教徒的他，认为上帝在直接同他对话，米尔斯的死讯传到他耳朵里，一定是上帝有什么指示。他开始在约克设计一座当得起"精神病院"之名的静养所。

静养所迎来的第一名患者是一名女性——霍尔特（Holt）夫人。她是踏上静养所的木质地板，观赏花开满园的第一人。她当时"低落又忧郁"，可她并没有被锁链捆起来或是被要求穿上束身衣。恰恰相反，她在这里每天吃健康的三餐，喝所内奶牛自产的新鲜牛奶，午餐时医疗人员还会为她端上波特酒或红酒。在这里，她的忧郁状态得到了回应，哪怕出现了病态的想法或幻觉，护理人员也会和她谈话，引导她平复心绪。在医务人员看来，最适合霍尔特夫人这类患者消磨时光的活动包括缝纫、编织与阅读。而数学、古典文学则被誉为最有益身心的读物。静养所的账单说明了一切：橘子和无花果等奢侈的美味佳肴也是治疗环境的一部分。那些曾经被关押在遍布英国乡村的济贫院、贫民所与监狱的人肯定无法想象这里的光景——他们的身边全是曾经露宿在灰烟蒙蒙的街头的流浪汉。

一座建造在偏远之地的小木屋推动了变革，这看上去不合常理，但事实的确如此。静养所是后来广为人知的"道德疗法"的实体形式，这种起源于英格兰北部的护理形式将逐渐向其他地区普及，并改变了几个世纪以来打着"医学"旗号的虐待行为。躁狂症与忧郁症患者曾经被人们当成必须以惩罚的手段处置的怪物，可当他们来到此类静养所时，他们不过是一群身体不适、需要保护与帮助的活生生的人。

1732年出生的威廉·图克是一个固执的人，他的一生都在不断地经历失去。童年时期，他从树上摔了下来，接受了环钻术，医生从他的颅骨取下一小块骨头来缓解大脑浮肿。从小到大，别人都喜欢摸一下他头上被取走骨头的那个地方，感受瘢痕组织柔软的弹性。他的父母在他青少年时期双双离世，开杂货店的姑姑玛丽 (Mary Frankland) 和姑父亨利·弗兰克兰 (Henry Frankland) 将他抚养成人，图克作为学徒在店里打下手。后来，亨利去世，玛丽守了寡，加上膝下无子，再也无法继续打理生意，于是将杂货店托付给他。1754年，20岁出头的图克与来自周边城市谢菲尔德 (位于北英格兰) 的伊丽莎白·霍伊兰结婚了。伊丽莎白在婚后第6年分娩第5个孩子时不幸离世。"爱妻离我而去的那一刻，我的天都要塌了。"图克写道。

图克转向宗教寻求慰藉。他经常参加公谊会（Society of Friends，贵格会的传统名称）在伦敦举办的年会，甚至为公谊会担任了20年的会计。尽管当时东印度公司垄断了英国殖民地大部分商品的进口与分销，但不影响他经营自己的茶叶生意。他精通生意之道，很有赚钱头脑。从17世纪后期，喝茶的潮流风靡一时。喝茶不再是富人的消遣，茶迅速成为家家户户必备的日常饮品。1784年，英国政府将茶叶税从100%下调至12%。图克因此赚了个盆满钵满，并将自己的经营业务从茶叶扩大到了土耳其的咖啡和西印度群岛的巧克力。

威廉·图克不仅十分执着，同理心也很强，对遇见的每一个人都彬彬有礼。他的静养所中有一名患者作诗赞颂道：

集坚韧与柔情于一身
融于灵光闪现的思维

位于约克的静养所最初仅对当地的"朋友们"（公谊会教徒）开放，但很快，这里就接纳了来自英格兰东南角的布里斯托和西南角的彭赞斯的新居民。他们骑马或者驱马车前来，旅途漫长而艰苦，但当他们穿过一排山毛榉树，走进一座封闭的花园，迈向花团锦簇的农舍时，一切辛劳都值得了。对陪同躁狂症或忧郁症患者前来的家属们来说，他们仿佛将亲人安置在了一处酒水免费的豪华度假胜地，一座平静闲适的岛屿。而其他精神病院却只有枷锁、隔绝、放血疗法，散发着残忍与绝望的气息。

约克静养所成了英国多家筹建中精神病院的典范。人们不再使用束缚身体的刑具，全英格兰乃至全欧洲的新建精神病院都以"道德疗法"为模范。例如，伦敦北部的汉威尔精神病院洋溢着积极乐观的新气象。1839年，约翰·康诺利 (John Conolly) 当上院长后，扔掉了全院上下600件束缚刑具，包括铁镣铐、皮带、铁链和锁头等。"即使是再艰难的状况，我们也绝不束缚和关押患者，"他于1856年写道，"禁止对患者使用催促、有责怪意味的词语，永远不得实施惩罚。只要患者能够在情绪稳定的时候配合治疗，那么我们就应该保持关注，予以安抚；哪怕患者处于精神失常发作最严重的时候，医生也绝不会放弃，置患者于悲惨的境地而不顾。"为了取代束缚人身的治疗方法，康诺利雇用了一大批专业的护士和医务人员，并确保只对最危险或有暴力倾向的患者采用隔离措施，那些患上忧郁症的人再也不会被束缚人身自由。当他们有需要的时候，即使是三更半夜，都有人密切监控他们的状态，及时提供帮助。"监狱般的风气已经一去不复返，现在精神病院真的变成了……治疗之地，"康诺利写道，"这里不仅能治疗躁狂症，还能治疗忧郁症。以前，躁狂症患者因为有暴力倾向而被绑，忧郁症患者因为想要轻生而也被捆绑或者监禁。现在，不束缚人身自由的治疗方式让他们感到解脱和舒适。"

摆脱了身体上的束缚之后，患者们尽情投入到各种各样的活动和娱乐当中。1844年，一个医学主任写道："各种娱乐消遣活动，只要不会产生危害，对于保护心理健康都是很有必要的。任何一家恪守道义的精神病院都会将这类活动纳入治疗方案。"在室内，患者们可以玩双陆棋、台球以及其他桌游。在户外，他们可以在花园的草坪上打板球、放风筝或者进行其他休闲活动。对那些曾经每时每刻都处于监视与压抑中的人们来说，乐器、文学以及艺术课为他们提供了一个艺术创造的宣泄出口。这种转变取得了惊人的效果。"那些逐渐好转起来的患者流露出一种闲适自得的神情，"康诺利写道，"忧郁症患者脸上也露出了难得一见的微笑。"任何能够帮助转移患者注意力，从病态的想法中抽离出来的方法都是有效的治疗手段。

就像古罗马的医学大师盖伦一样，这些秉持道德疗法的精神病院也将饮食调节作为关键的一环。那些在其他精神病院被饿得半死的忧郁症患者来到这里之后，一开始的饮食是牛肉汤和竹芋（葛根）。等他们的肠胃恢复之后，医院就会为他们提供一日三餐，其中午餐最为丰盛：配比均衡的肉类、蔬菜以及一些送食物下肚的好酒。在这里，雪莉酒、白兰地、葡萄酒都被当成绝佳的补品。英格兰西北部的斯坦利·罗伊德医院就地酿造啤酒。他们将大黄当作纯天然的泻药，用于缓解精神疾病引发的便秘，而不是催吐剂或放血法。道德疗法与盖伦提出的治疗"疑病型忧郁症"的方法一样，都将消化系统视为间接治疗途径。

19世纪初以前，道德疗法已经传到了大西洋的另一边，美国的精神疾病治疗机构都是参照约克静养所的宗教与道德方针设计建造而成的。1817年，"友谊精神病院"落成，遵循的是两名道德疗法运动先驱者的理念。这两名先驱者，一名是深受忧郁症困扰的"悲伤的先知"托马斯·斯卡特古德（Thomas Scattergood），他曾前往英国拜访威廉·图克；另一名是为自己的精神病患者谋求自由的本杰明·拉什。受到拉什和斯卡特古德的启发，社会改革家多萝西娅·迪克斯（Dorothea Dix）也致力于在美国各地的精神病院中传播道德疗法的价值。她本人就是这种疗法的受益者。由于在1836年出现了精神衰弱症状，她前往英格兰的约克静养所接受了治疗。她在那里感受到了尊重，享受着轻松闲适的生活，在这种环境下逐渐回归了理性和现实。

道德疗法真的有效吗？如果患者可以被医疗机构善待，并且保证健康的饮食供应，那就会更有利于治愈忧郁症或躁狂症吗？没了锁链束缚和强制性惩罚的摧残，道德疗法显然不会进一步损害人们的精神健康。但在这种疗法下，究竟是什么因素促成了患者的康复呢？200年前的人们不得而知。健康的饮食和休闲活动或许有帮助，又或者远离尘世生活一段时间，正好为他们提供了一个摆脱抑郁惯性的环境。这个问题在那时候没有一个准确的结论。但有一点可以明确：抑郁症有既定的周期，只要给患者一点时间，他们就会好起来的。这一事实似乎让任何治疗方法都有望具备治病的功效。

与躁狂症一样，很早之前人们就知道忧郁症是可以自行康复的（这可能是忧郁症患者唯一一次被赋予了"自行"一词）。没人知道为什么他们会自行康复、这个过程是如何发生的，但事实确实如此，并且是很常见的现象。也许患者需要几个月甚至好多年的时间，但大多数患者确实不接受治疗也会好起来，哪怕在此之前他们痛苦挣扎了很久。就像流感发作和季节更替，抑郁症通常也会表现为一段时间内的周期性过程。这看起来似乎是一件好事，而且从很多方面来看确实如此。但出人意料的是，这也造成了医疗方法的滥用。过去，很多医生和精神病学家在不知道患者可以自行康复的情况下，误以为他们的治疗方法是有效的。不论是休息疗法、放血、净化血液还是调节饮食，哪怕没有任何干预，患者都有可能痊愈。如果不将自行康复的情况纳入考量范畴，任何治疗方法看起来都是有积极效果的。

但这并不意味着现在使用的治疗方法都是在浪费时间。治疗绝对不会毫无用处，与抑郁抗争的日子里，无论是几个月还是几年，患者有多么痛苦是显而易见的，所以任何能够缩短抑郁症持续时间的治疗方法都是值得称道的。10%~15%的抑郁症患者因自杀去世，其中男性比女性自杀的风险高出7倍。而且，并不是所有人都会自行康复。慢性抑郁症会让人陷入无穷无尽的绝望之中，尤其对于那些本来就患有癌症、糖尿病或痴呆的老年人，治疗就显得尤为重要了。因此，评判某种抑郁症疗法效果的标准是——是否缩短了患者痊愈的时间，例如在几天或几周之内令病情缓解，而不是几个月或几年。患者在初期治疗阶段最大的诉求就是"疗效"，即一种以可测量的方式在统计层面可预见地改变疾病自然演变的能力。但英国以及其他地方的精神病院没有提供太多选择的余地，唯有等待并期盼患者自行康复。

　　19世纪，精神病医疗机构爆炸式增长，让道德疗法的希望破灭了。1827年，英国每所精神病院收治的平均人数刚刚超过100，这个数字在1910年前后飙升到1000以上。"我们收治的人数超过了可容纳的限度，"斯塔福德郡的一名工作人员写道，"36名男性没有床位睡觉。"欧洲其他国家也出现了类似的情况，尤其是法国和德国。1904年，全美国的精神病院一共接收了15万人。患者人数激增造成医护人员短缺，因此普遍存在对患者的忽视和冷落现象。"治疗过程很人性化，但是缺乏对个体的针对性疗法，"一名医生发表在医学杂志《柳叶刀》(*The Lancet*)的文章写道，"只有当患者人数控制在一定范围的时候，医生才有机会密切关注到每一名患者的特殊性。"即使是约克静养所，一开始按照容纳30人的设想建成的这座宅第，最终也接收了100多名患者。据一名患者说："对一个习惯处在小家庭环境的人来说，来这里之后就好像在参加一场大型演出。"

　　到19世纪末，保存完好的花园、乡村别墅风格的木屋不见了，取而代之的是高耸的围栏、悠长的绿荫车道，以及便于监视的冷酷无情的建筑设计。一座位于中央的钟楼提供了360度俯瞰地面的视野，在一条长长的走廊上扫视一眼，几百名患者的一举一动都尽收眼底。一家位于利物浦的精神病院因一条超过500米长的走廊而闻名。曾经饮食配方独特、休闲活动多样的温馨的静养所被替换成了冷漠又单调的医疗机构。无论病情如何，所有患者都会获得一样的食物。医务人员穿着统一制服，腰带上还挂了一串钥匙，那派头就像狱警似的。

对忧郁症患者和他们的精神病病友来说，未来似乎黯淡无光。医院病患数量过载的问题日益严重，道德疗法的希望也愈发渺茫。更何况，解剖学家们的研究也停滞不前。19世纪40年代，德国精神病学家威廉·格力辛格(Wilhelm Griesinger) 提出了一项著名理论，即"所谓的'精神疾病'患者，实际上是神经和大脑生病了"。话虽如此，但一直没有神经解剖学家获得任何新的突破。对过世患者尸检时，并未发现任何与躁狂症或忧郁症相关的大脑异常线索。虽然没有从人脑中找到黑胆汁，但学界也没有提出可以替代黑胆汁假说的新理论。

在那个无形物质和微观物质的重要性日益提升的年代，新技术手段的出现也推动了精神疾病的研究进程。以前的人们面对无形的精神疾病束手无策，如今却有了探究的可能。19世纪下半叶，科学家发现了细菌和病毒，推翻了以前认为"有害空气"(或 "瘴气") 会导致人们感染结核病、伤寒和霍乱之类疾病的观念。此外，确实有一项发现鼓舞了人们对神经解剖学的信心。全身麻痹是忧郁症、躁狂症、妄想症以及失忆症的致命混合体，被喻为"折磨人类的最可怕的疾病之一"。这种疾病与明显的大脑损伤、死亡神经元形成的小凹坑相关，似乎有一个细微但贪婪的有机体持续地蚕食患者柔软的脑组织，导致他们逐渐发疯。全身麻痹的现代名称是"神经梅毒"，这是一种入侵神经系统的细菌感染。（该疾病将颠覆20世纪初期的生物精神病学，为此，第一次有精神病学家获得诺贝尔奖。）

不过，人们对忧郁症的认知并没有比盖伦所在的年代清晰多少。"我不希望年轻的学者们对这项工作灰心，"伦敦贝特莱姆皇家医院的医疗主管乔治·萨维奇（George Savage）在1884年的畅销教科书《精神错乱与相关精神症》（Insanity and Allied Neuroses）中写道，"我们正在黑暗中摸索未知的事物。目前，我们与真正的病理学之间存在着一道深深的'无知'的鸿沟，于是，以心智为研究对象的生理学出现了。"

10年后，西格蒙德·弗洛伊德创立了他自己的心智生理学流派，该流派植根于心灵（psyche），而不是解剖学。与此同时，身处海德堡的埃米尔·克雷佩林同样对解剖学灰心丧气，并开始质疑他自己开创的精神病学分类。

谈话疗法

　　精神分析并不是某个人的独创。长期以来，传记和史书都将西格蒙德·弗洛伊德刻画成一个特立独行、敢于探索常人避讳话题的理论家。人们都坚信，在人类心灵这一神秘未知世界里，他是抑郁沮丧的独行者，这也展现出他面对逆境时的勇气与决心。弗洛伊德的首批传记作者欧内斯特·琼斯以及西格弗里德·伯恩菲尔德 (Siegfried Bernfeld) 不仅是弗洛伊德的同事，也是他的挚友。他的女儿安娜·弗洛伊德 (Anna Freud) 是 20 世纪著名的精神分析学家，也是弗洛伊德学说最忠实的拥护者，负责管理他的遗产、私人信件以及未出版的稿件，总而言之，关于精神分析学说以及它如何成为心理学备受推崇的流派之一，在很长一段时间里，世人始终持有偏见，甚至不惜篡改事实。

　　随着新文稿与更多细节流出，21 世纪的历史学家们开始大篇幅地修正精神分析诞生的历史。"可以这么说，西格蒙德·弗洛伊德并没有这么激烈地掀起一场人类理解内心世界的认知革命，"历史学家兼美国康奈尔医学院精神病学教授乔治·马卡里 (George Makari) 在 2008 年出版的《精神革命》(Revolution in Mind) 一书中写道，"而是指挥着一场正在进行的革命。"弗洛伊德在给布达佩斯的同事桑多尔·费伦齐 (Sándor Ferenczi) 的信中写道："毫无疑问，我具备普度众生的智识，并且擅长博采众家之长。"进化论、牛顿物理学、性学、催眠疗法、实验心理学，都能为弗洛伊德所用。在弗洛伊德将研究重心从大脑解剖转向精神层面之前，抑制、潜意识、先天性冲动理论早就饱受争议，就连"梦境可能成为洞察人们精神疾病的线索之一"的说法也已经被人讨论过了。马卡里总结道：弗洛伊德真正的可贵之处在于，他能吸收身边层出不穷的新想法，取其精华，融会贯通，构建自己的思维大厦。

从弗洛伊德将精神分析发展为一种谈话疗法的过程中，就能看出他的这种能力。他在巴黎目睹了催眠术的力量，深受启发。1896 年，弗洛伊德与约瑟夫·布罗伊尔合著了《歇斯底里症研究》(*Studies in Hysteria*) 一书。布罗伊尔是弗洛伊德的导师、资助人以及亲密的搭档。在书中，他对如何以谈话方式消除精神障碍的症状发表了深刻的见解，并以一名如今广为人知的患者伯莎·帕彭海姆 (Bertha Pappenheim) 为例展开了分析 (在《歇斯底里症研究》一书中，她化名为"安娜·O")。布罗伊尔为后来精神分析学的建立奠定了基础。

伯莎·帕彭海姆在维也纳一个富裕的传统犹太家庭中长大。1880 年 12 月，时年 21 岁的帕彭海姆初遇布罗伊尔。那时，弗洛伊德还是一个初出茅庐的解剖学者，还没见过巴黎的沙可和歇斯底里症患者。在竭力照顾垂危的父亲一段时间后，帕彭海姆出现了十分反常的症状。"她说话的时候会将四五种语言杂糅在一起，而且语法结构混乱，没人知道她在说什么，"精神病医生兼历史学家亨利·埃伦伯格 (Henri Ellenberger) 写道，"她的人格分裂成一个'正常的'、有意识的、悲伤的人格，和一个病态、粗鲁、激动且有时还会出现黑蛇幻觉的人格。"帕彭海姆将自己的这两种人格描述为"一个真实的，一个邪恶的"。从1880年底到1881年春，她在床上躺了近4个月。她唯一愿意与之交谈的医生就是布罗伊尔。那时的布罗伊尔蓄着胡须，额头饱满，深邃的双眼微微下垂，让人联想起眼周有一圈深色印记的树懒。

1881年4月，帕彭海姆的父亲去世，她的异常症状进一步恶化。她只会说英语，不会说德语了。她产生了强烈的轻生念头。为了保证她的生命安全，她被转移到了乡下的一家农舍，最初布罗伊尔称之为"别墅"，这里距离维也纳郊外的因泽尔多夫精神病院很近。换了环境之后，她很快平静了下来，愤怒情绪也有所消退，而且她很喜欢跟一只纽芬兰犬玩耍，与当地居民碰面也会令她感到愉悦。布罗伊尔每隔几天便会从维也纳过来与帕彭海姆交谈几个小时。布罗伊尔发现，当她描述自己的症状时，比如谈到具体的幻觉内容时，这些症状仿佛自动消失了；就如同在家里向一个好朋友倾诉，压力就会得到缓解一样，谈话属于一种情感宣泄方式。

1881年12月，距离帕彭海姆第一次出现症状整满一年，她的精神分裂症出现了意想不到的变化。她的状态倒退回了刚生病的时候，她日复一日地重温过去一年的每分每秒，仿佛体内时间退回了365天之前。每天都是过去的重复。布罗伊尔的治疗笔记似乎变成了戏剧家的剧本，每一天都会按剧本上演。"布罗伊尔能够在笔记上找到她幻想过的内容，每一次都恰好跟一年前出现过的一模一样。"埃伦伯格写道。布罗伊尔出身贵族，也是维也纳受人敬仰的医生之一，他发现这种重复是另一种宣泄的途径。他要求帕彭海姆描述她的症状是何时何地出现的，这样一来，他就可以一点点地追溯到源头。就像一名侦探在城市地图上扎大头钉来确定通缉犯的位置一样，布罗伊尔能够准确找到最初的"罪证"时间。他希望通过这种方式来避免更深的伤害。

这个过程非常漫长，双方都疲惫不堪。此外，帕彭海姆的精神状态极不稳定，布罗伊尔返回维也纳之后也事务繁忙，于是令整体局势更加困难。他们一聊就是好几个小时，通常会有一系列痛苦的回忆，一点点回忆起最初的经历。好在这种做法的效果也很显著。复述回忆的过程中，她也在逐渐治愈自己。每当彭帕海姆将诱发症状的记忆说出来之后，那种状况以及对身体造成的危害就被化解了。例如，在照顾父亲期间，她总能看到一条黑蛇从墙上爬下来，企图杀了父亲。她急切地举起右手赶跑这条黑蛇，但却发现动不了。她的手臂僵直着一动不动，雪上加霜的是，她的指尖变成一条条小蛇，就像神话女妖美杜莎的恐怖手偶。那一瞬间，她只能默念英语的祷告。和布罗伊尔讨论这段记忆之后，这个不断循环的诅咒被打破了。黑蛇幻象从此消失了，她的手能动了，她也恢复了说母语德语的能力。

词语与回忆都蕴藏着非凡的治愈力量。经过数小时的亲密交谈（有时辅以催眠术），帕彭海姆的症状逐渐减轻，有时甚至所有症状都消失了。重温那些她害怕并压抑的创伤性情绪仿佛可以令她释放一些被抑制的能量，而正是这些能量导致了她的异常心理障碍。布罗伊尔将这种治疗方法称为"宣泄疗法"，而帕彭海姆说这是"谈话疗法"。

但这种疗法没能彻底治愈帕彭海姆的疾病。尽管在与信任的医生充分沟通之后，她确实感觉有所好转，但是接下来的几年，她还是在精神病院里接受治疗，定期注射吗啡。直到她找到了自己的使命，投身社会平权运动，成了19世纪末期伟大的女权主义者之一，她才脱离了精神病院，过上了正常的生活。尽管她被诊断为歇斯底里症，并在弗洛伊德与布罗伊尔合著的《歇斯底里症研究》一书中被当成一则典型案例，但近年来的研究将她的疾病更多地归因为宗教的性禁锢的成长环境、后期被父权社会驯化以及潜意识中对生命的意义与目标的追求。"从她的疾病中，我们能看到一个不满足现状的年轻女性在苦苦挣扎。她无法正常释放身心的能量，也无法为自己的理想奋斗。"埃伦伯格写道。生在传统的犹太之家，身为女性的她甚至都不能申请入读大学。与其他接受静养疗法的女性一样，她的社会属性注定她就是要待在家中操持家务。也许在照顾弥留之际的父亲的那段时间，她的期待破灭了，摆在眼前的是令她焦躁不安的现实，她预见了比那些蛇还要恐怖的未来。

伯莎·帕彭海姆的病例报告就像一颗孕育无限可能的种子，进一步激发了弗洛伊德对人类心灵，尤其是对潜意识的兴趣。巴黎的让－马丁·沙可运用催眠术，通过言语指令让一个人的手臂瘫痪，而布罗伊尔的宣泄法则通过提取患者的痛苦回忆，让瘫痪的手臂恢复活动能力。无论是肢体障碍、语言障碍、幻觉，还是病态的恐惧，大脑似乎对我们的身体具有绝对的支配能力。只有让患者明白两者之间的联系，才能够引导他们缓解症状。后来，据弗洛伊德说："布罗伊尔找到一个办法，让她意识到了自己的无意识过程，看到了自己症状的含义，然后她的症状就消失了。"

《歇斯底里症研究》出版之后，弗洛伊德与布罗伊尔分道扬镳。他认为催眠术收效甚微，只对少数患者奏效。

他也不再相信宣泄疗法，也就是通过叙述往事来治疗的方法。弗洛伊德开始充当解读者的角色，探查人的记忆与精神状态之间的因果联系。就像他发明的"黄金染色法"可以化无形为有形，他的使命是找出患者隐藏起来的那些东西，并为之填上颜色与含义。

1899年，克雷佩林首次全面解释了什么是"躁郁性精神病"。同年，弗洛伊德出版了《梦的解析》(*The Interpretation of Dreams*)，他认为这是他最具独创性，也是最重要的作品。他在书中提到："这种洞见是上天赐予的好运，一生只有一次。"虽然沙可已经在巴黎借助催眠术深入患者的无意识领域，但弗洛伊德认为梦境能够提供一条"王者之道"，帮助患者敞开紧锁的心门。通过解读患者的梦境，弗洛伊德试着揭示患者被压抑的记忆、愿求及欲望，允许他们重新作出适当的情绪反应。梦境解析不仅能够探究歇斯底里症患者的特征，还能发现人们平时对家人、医生乃至自己都隐瞒的冲突、反常和创伤。至关重要的是，人人晚上都做梦，即使他们不会刻意去回想梦境的内容。

解梦只是精神分析这一新兴领域的诸多工具之一，还有一个工具是自由联想。灵感来源于弗洛伊德童年时期最爱的一本书，书中提倡写作"不应胡编乱造或言不由衷，而是应想到什么写什么"。在伯格巷19号家中的咨询室里，他让患者躺在沙发上，一口气说完任何一段记忆、想法或感受，中途不打断他们。整个过程缓慢而漫长。众所周知，弗洛伊德不仅具有高度的专注力，还有持续探索隐藏深意的毅力。倾听患者诉说时，他认为自己能够捕捉到患者的无意识给出的难以察觉的信息，仿佛大脑承载的货物正在摇晃着囚笼，发出对自由的呐喊。这些细碎呢喃单独来看也许并无意义，但经过多年的分析与解读，弗洛伊德认为他可以串联出一条完整严密的线索，也许能帮助患者深入理解自己，缓解他们的痛苦。他认为这种做法是在"深刻解析任何一种症状的历史意义"。

"在每一名患者身上，我们通过分析发现，症状及其后果导致患者陷入了他人生中的某个过往时段。"弗洛伊德后来提及，"事实上，从大多数病例来看，患者们通常会回溯到生命历程中非常早期的阶段，比如说孩提时代，甚至是嗷嗷待哺的初生婴儿时期，尽管后者听上去有些荒唐。"

他的患者们抱怨身体疼痛、失去知觉、强迫思维、苛刻的仪式行为以及一系列没有任何器质性病理基础的反常症状。这些症状被统称为"神经症（neurotics）"。早期，精神分析侧重关注神经症的三大主要形式：焦虑性歇斯底里症、转化性歇斯底里症（亦称"转化性反应"）和强迫性神经症（亦称"强迫症")。"我们现在习惯于将三者统称为移情性神经症，它们共同构成了精神分析的施展空间。"弗洛伊德说道。他见过的忧郁症患者少之又少，对他来说，他们太无聊了。正如一名心理治疗师后来写道，忧郁症患者"鲜少与他人互动，沉闷，荒废时光，以贫瘠而刻板的眼光看待世界，只想一个人待着"。确实很无趣，忧郁症没有歇斯底里症的特点，也不像"鼠人"(The Rat Man，该案例的主人公患有强迫性神经症，与他听说过的一种涉及老鼠的刑罚有关)或者"狼人"(一个著名的梦境，主人公梦见几匹白狼坐在树上。弗洛伊德将其解读为男孩和女孩意识到另一种性别的存在时出现的早期焦虑)这类心理症状那样曲折离奇。此时，"神经衰弱"的诊断已经与焦虑或抑郁的心理症状区别开来，往往被看作一种长期疲劳现象，一种身体状况。弗洛伊德认为"神经衰弱"是过度手淫消耗了性能量所导致的。

弗洛伊德仿佛正潜入未知的海域，有时他仿佛能与海浪对话。他那本一生只有一次的洞见之作《梦的解析》销量惨淡，6年间仅售出351册。许多买了这本书的人尖刻地抨击了其中的内容。"那些评论的态度，"弗洛伊德写道，"只会让别人觉得我的作品注定会销声匿迹。"

2015年11月初，我迎着刺骨的寒风，骑车前往伦敦南部布里克斯顿附近的精神病院。自行车的齿轮坏了，车链子松松垮垮地挂在大盘上，踏板转动时一直发出"哐啷哐啷"的声音。这趟路途并不顺利，本来15分钟的路程花了近半个小时，中途我还迷了路。到达医院门口，映入眼帘的是一座低矮的红砖建筑，五颜六色的标注分别指向不同的精神科室，前面有几个减速带。如果说前往这里的路途是一个"障碍训练场"，那这一步便是最后一道关卡。我终于成功通过了。我将自行车放在停车场，上了锁，将头灯装进包里，走进了医院。我准备好接受第一次集体心理治疗了。

几个月之前，医生向我推荐了这次为期4周的认知行为治疗，原因是当我离开学术界，专注写作以后，我还是会产生自杀念头，对曾经很喜欢参加的活动也提不起兴趣。起初，医生让我服用一种名为西酞普兰的SSRI类抗抑郁药，我拒绝了。我担心这种药会模糊我的大脑，影响我的写作。我刚开始在各大杂志上发表作品，事业刚有起色，我不想毁于一旦。直到后来，我才意识到服用抗抑郁药的必要性，否则只能任由抑郁症折磨。由于我拒绝服药，医生建议我先从集体心理治疗的"研讨会"开始，我同意了。就这样，每周三我都会强制自己走出公寓，骑车去医院，跟20多个同样深受精神问题困扰的病友一起接受治疗。

我们这个小团体非常多元。坐在这里的人，有的穿着舒适的裤子和运动鞋，有的穿着商务休闲装，有一个家伙穿着一身花哨的骑行装备（脚上是一双锁鞋），还在座位后面放了一个自行车轮子。一些是20岁出头的年轻人，也有中年人和头发花白的老年人。有男性，有女性，有富人，有穷人，来自不同的种族。只要大致环视这个房间一周，就能迅速发现一个事实：抑郁症面前，人人平等——我们无一幸免。

那时的我尚不知，这4次心理治疗都是依据弗洛伊德与克雷佩林的研究成果展开的。这种治疗并不是私密或一对一的形式，也没有设置躺椅，但它仍然是在通过洞察心理活动过程（想法，而不是回忆）来治疗抑郁症的。此外，正是一个弗洛伊德的追随者、一名精神分析学家，于20世纪60年代提出了这种心理治疗的核心要素。还有此刻放在我大腿上的这张健康问卷调查。它将系统记录我的症状在这4周治疗期间的变化情况。这种以一套计数卡作为记录的心理治疗方式，融合了弗洛伊德与克雷佩林的历史成果，仿佛两名精神病学先驱穿越了时空，来到了现代。

治疗开始之前，我坐在一张铺了垫子的椅子上填完了抑郁症筛查量表（PHQ-9）。从那时起，我在手机上或者现场填写了很多类似的问卷。这个任务并不难，也花不了多少时间。问卷中列举了抑郁症九大常见症状，针对每种症状都设置了一道问题：在过去两周内，你出现这种情况的频率是"完全没有""每隔几天""超过一半的时间""几乎每天"。每一个回答被赋予0~3分的分值，那么症状类型、发作持续时间便能够被量化。这个测验可不是得分越高越好。对我来说，当我低头看着这张A5纸张大小的问卷时，其中4个突出的症状就可以概括我近期的状态：

1. 做什么事情都没有兴趣或感受不到乐趣。（几乎每天，3分）

2. 心情低落、阴郁以及感觉生活无望。（3分）

3. 觉得自己很差劲，或者很失败，让自己或家人失望。（2分）

4. 想着干脆死了算了，或者想办法自残。（2分）

不知道为什么，我在填分数时总会下意识地挡住我的问卷。也许是因为我羞于承认自己的问题，哪怕只是坐在一个陌生人旁边在纸上写下几个数字而已。也许是因为我不想任何人通过这些数字快速了解到这一面的我。毕竟我仍在勉强自己与抑郁症和解。

无论是谈话疗法还是药物疗法，任何一种治疗方法的目的都在于减轻抑郁程度。使用抑郁症筛查量表时，测算结果是9道问题的分数之和。低于5分，说明你没有患抑郁症。然而，如果你的得分超过6分，那便是患上了抑郁症。分值越高，意味着你的抑郁症越严重，按程度可分为轻度、中度、中重度、重度。（我的得分处于中度与中重度之间。）这个系统实在不够完善。每个人在某种程度上都可能有失偏颇，所以最终结果未必客观真实。拿我自己来说，我有种夸大症状严重程度的冲动，以确保得到更深入的治疗。而且，我不想把分数打太低，以免达不到参加集体心理治疗的准入门槛，毕竟我都盼了好几个月了。与此同时，其他人可能不拿他们的问题当回事儿，因为他们不认为自己患上了抑郁症，不认为自己需要治疗。但无论如何，抑郁症筛查量表或者其他类似的工具都能够帮助我们快速便捷地了解自己的情绪问题。

11月一个寒冷的夜晚，我们的治疗师，一个肩膀宽阔、衣着时髦、黑色短胡须的男人，在可翻转白板上用红色笔写下了"沉思"（RUMINATION）两个大字。我认识这个单词，它的意思是"深入思考一些问题"。比如，在1859年出版代表作《物种起源》（On the Origin of Species）之前，查尔斯·达尔文（Charles Darwin）曾花了很长时间沉思"进化"这个主题。而我也花了不少时间沉思这本书的书名。但在认知行为疗法的语境中，这个词的意义稍有不同，它意味着你陷入了消极思考的死循环，被消极想法吞噬，以至于无法逃脱。你被自己的思维困住，被自己构建的内心世界束缚。思考就像肌肉训练，你越往消极的方面想，这种循环就越稳固，你也越难挣脱束缚、重获自由。

治疗师在挂纸白板上画了一张卡通小丑的脸。小丑挂着大大的笑容，有着红彤彤的鼻子和乱糟糟的头发。治疗师请房间里的所有人想一个词来形容小丑。大家回答说：他们很有趣、很开心、五颜六色的，但他们也很吓人、悲伤、阴暗，是梦魇的化身。治疗师说，这些形容都是正确的，不同的回答取决于不同的语境，也就是回答问题的人。因此，认知行为疗法提出了这样一个问题：为什么不选择那些更令人开心的形容词呢？如果你认为小丑有趣又能逗人开心，那么下次见到小丑时，你就会拥有更愉快的体验。这样一个简单的思维实验揭示了认知行为疗法的本质。如果你能选择如何看待生命中的事物与经历，你就有能力改变看待自己与外界的方式。

我感觉这些课程都很有趣，但对我的心理健康而言治疗效果甚微。小组练习时，我一直保持沉默，不愿说出那些最令我头疼的问题。如在学校教室或大学课堂上一样，总有少数人会踊跃发言，仿佛要当其余同学的代言人一样，哪怕大家想表达的内容其实并不一样。我想谈谈自身的自我怀疑和内疚感，我想知道为什么我想轻生，为什么我疏远了我的朋友和家人。上个月我刚度过了25岁生日，生日酒会上彻彻底底的孤独感至今让我记忆犹新。在本该歌颂生命的那一天，我却觉得自己很空虚，有一种半死不活的无力感。那时候我还不知道这些想法会将我逼近自杀的深渊，一想到我差一点儿就离开了这个世界，我就吓得浑身颤抖。

结束了4周的集体认知行为疗法之后，我找到医生，告诉他我还是很抑郁。我们聊了5~10分钟，医生用最精简的语言描述了我的症状、病情发展阶段以及一些潜在的诱发因素。他建议我服用之前给我开的抗抑郁药：西酞普兰。这次，我决定听从医生的建议。这种药可以修复我大脑中的神经递质，我希望它能镇定我的情绪。没有人告诉我抗抑郁药有副作用，也没有人告诉我戒断药物的过程对某些人来说会非常痛苦。我只知道我太想改变现状了，只要能治好抑郁症，我什么都愿意做。接下来的4年，我开始和我的爱人露西约会，从伦敦搬到了柏林，又搬到了布里斯托尔，依旧为多家科学杂志供稿，签了一份出书协议。我升级成了舅舅，还领养了一条狗。每天临睡前，我都会咽下一片SSRI类抗抑郁药。

爱与恨

第一个提出关于抑郁症的重要精神分析理论的，是一名来自柏林的前途无量的精神分析师卡尔·亚伯拉罕（Karl Abraham）。弗洛伊德一开始和他保持着一定距离，更加关注如何与自己的得意门生卡尔·荣格（Carl Jung）走得更近。亚伯拉罕是一个平易近人、性格坚忍的男人，有时也会挖苦别人。他和弗洛伊德一样，生于犹太家族。亚伯拉罕觉得他有责任理解和帮助那些经常被人忽略的抑郁症患者。"虽然精神分析文献详细描述了神经焦虑症的各种情形，可是抑郁症却没有得到同等的重视。"1911年，他在德国魏玛举行的第三届精神分析大会上对一名参会者说，"但如今抑郁情绪也很普遍。"他第一次认识到抑郁症，缘于他仰慕的一名画家，意大利著名画家乔瓦尼·塞甘蒂尼（Giovanni Segantini）。（从弗洛伊德追随者的书信和出版物中不难发现，他们经常借用艺术作品、文学作品或神话传说来解释他们的人类心理学理论。）塞甘蒂尼的一幅名为《邪恶的母亲》（The Wicked Mothers）的作品引起了亚伯拉罕的注意。这幅画的背景是白雪皑皑的群山，寒气逼人，前景是一个面色苍白的母亲被一棵歪扭枯树的树枝缠住。她怀里抱着一个暴躁的红发婴儿，婴儿趴在她的乳房吃奶。通过这幅画，亚伯拉罕看到了一扇通往抑郁根源的窗户。

当亚伯拉罕进一步了解塞甘蒂尼的生平后，画幅中"邪恶母亲"的形象愈发鲜活了起来。塞甘蒂尼出生之时，他的母亲还沉浸在第一个孩子（塞甘蒂尼的哥哥）夭折的悲痛之中。塞甘蒂尼5岁时，他的母亲便去世了。他由祖父母带大，患有严重的抑郁症，时常被关入收容所或流落街头。亚伯拉罕将他的成长经历及画作解读为对抑郁症的普适隐喻。虽然塞甘蒂尼很爱他的母亲，渴求母亲的呵护和关注，但他的母亲却无法满足他的情感需求。亚伯拉罕认为，母亲去世后，在年幼的塞甘蒂尼看来，自己被抛弃了。她的死亡就好像只是简单收拾行囊就离他而去了一样。塞甘蒂尼的心中装满了仇恨，不留一丝爱的空间，长大以后，他的世界依然笼罩着一团阴影。这无意识的恨意将他周围所有人和事都渲染上了仇恨色彩。他不仅仇视别人，也觉得别人同样仇视他。塞甘蒂尼觉得很孤独，人们谴责他，批评他方方面面都没有爱的能力。这也是诸多类型的抑郁症的核心症状。

在精神分析中，爱和恨是对立的力量。苏黎世的厄根·布洛伊勒很早便开始倡导精神分析，他将这两种情感之间的长期斗争称为"矛盾心理"。亚伯拉罕将这一现象应用在自己的实践中。他解释道，他的抑郁症患者们在童年时期并不爱他们的母亲，而在这场矛盾心理的斗争中，仇恨占据了上风，因为爱意缺失，敌对情绪泛滥、无孔不入。亚伯拉罕用一句格言总结这些患者的经历："我无法爱别人，只好去恨他们。"在会诊患者的过程中，他注意到，抑郁症患者的梦境充满了受虐欲望，涌动着愤怒和沮丧情绪。

亚伯拉罕从对塞甘蒂尼的分析中看见了自己的影子。精神分析学家、历史学家安娜·本廷克·范·舍恩赫滕（Anna Bentinck van Schoonheten）在2015年所著的关于卡尔·亚伯拉罕的传记中提到："亚伯拉罕的作品反复出现一个主题——童年被母亲抛弃而留下创伤，而这正是他两岁时的亲身经历。"那时，亚伯拉罕的母亲不幸摔下楼梯，流产了，那是她的第二个孩子，一个女孩。瞬间的剧烈悲痛过后，便是无法挽回的彻底绝望。"虽然母亲还在他身边，但是由于抑郁症，她的心变得遥不可及。"舍恩赫滕写道。亚伯拉罕那时还小，他无法体会母亲的丧女之痛，只觉得母亲抛弃了他，毁掉了他童年时期最渴望的温暖与舒适。尽管亚伯拉罕并未公开太多私人生活，但舍恩赫滕总结道：亚伯拉罕成年以后的大部分时间都深受严重抑郁症的困扰。抑郁症发作时，他就不怎么写信了，内容也不太有人情味，表现得虚无厌世。

亚伯拉罕一边忙着私人执业会诊患者，一边抽空参加柏林精神分析协会每周三次的会议。1908—1910年，他花了两年时间来研究塞甘蒂尼。当他了解到他们相似的童年和抑郁症经历时，他并未意识到这预示着二人命运的归宿也极为相似。1899年，41岁的塞甘蒂尼因为传染病去世。同样地，亚伯拉罕也没能活到50岁生日。他因败血症去世。

　　就像行星的引力可以将经过的小行星弹射到冰冷的太空腹地，环绕在弗洛伊德身边最亲近的人们注定要被他推向最远的距离。阿尔弗雷德·阿德勒（Alfred Adler）、威廉·斯特克勒（Wilhelm Stekler），甚至是被弗洛伊德视作"太子"的卡尔·荣格，都在反对他独断的先天性欲理论之后，被他拒之门外。他最亲密的两个朋友——约瑟夫·布罗伊尔和威廉·弗里斯（Wilhelm Fliess）变成了他最讨厌的旧相识。亚伯拉罕则是精神分析学史上相对平和的一股力量。在领导者想法多变的情况下，他依然保持着头脑冷静。他从不诋毁任何与弗洛伊德学说不一致的观点，恰恰相反，他十分乐于接受同行的不同见解与洞察。在精神状况良好的时候，他是一名模范心理治疗师。"他寡言少语，但他的沉默是合乎情理的，蕴藏着一种非同寻常的催人奋进、鼓舞人心的力量。"一名患者回忆道，"他的音色低沉平稳，容易让人平静下来。他冷静客观，必要时，他也会主动拉近彼此的距离，他相信自己能够赢得患者与学生的信任。"
　　从1907年第一次见面以后，亚伯拉罕和弗洛伊德互通了将近500封信件，从柏林寄出的信件比从维也纳寄出的稍微多一些。从他们的通信中可以看出，亚伯拉罕显然无比崇拜他的精神导师，经常表达见面沟通的愿望。每当弗洛伊德离开维也纳出差或旅行时，亚伯拉罕总会热情地邀请他前往柏林做客，哪怕只能待上几个小时。但弗洛伊德的回应总是冷淡得有些不近人情。1908年9月，弗洛伊德从英格兰返回时途经了柏林，可他却告诉亚伯拉罕，他腾不出时间去拜访他们夫妇二人。"我确实在柏林待了24个小时，但我没法拜访你，"他写道，"我无法应约而至，因为我同年迈的哥哥一起从英国过来看望在柏林的妹妹。我穿梭于两个至亲的居住地之间，都没来得及多看看柏林，也没来得及去看你。"亚伯拉罕在几天之后回复道："尊敬的教授，我恳求您千万不要认为我会因为您经过柏林时没来看我而生气。如果您为此自责的话，那我向您建议一个简单的弥补方法。请您下次来柏林时，慷慨地腾一些时间给我和我的妻子。"当弗洛伊德受邀前往美国的克拉克大学正式介绍他的精神分析学入门课程时，亚伯拉罕试着询问他，能否在回程途中见上一面。"这次来信，这个信息引起了我的高度关注。"亚伯拉罕写道。当弗洛伊德提到他或许可以与亚伯拉罕"短暂重聚"时，亚伯拉罕难掩他的激动心情："您来信告知我今年秋天有望见面的消息，这令我欣喜不已。或许请允许我在此恳请您多给我

一点时间！非常期待与您会面，随着时间的推移，我已经
积累了许多疑惑想同您讨论！"

亚伯拉罕与弗洛伊德之间的感情付出是失衡的，他们
就像一对热恋的少男少女一样，注定会分道扬镳。然而，
他们多年来的关系仍是一段佳话，对精神分析学早期历史
来说也大有裨益。"这是一段带来丰厚科学红利的合作伙
伴关系，"精神分析学家爱德华·格洛弗（Edward Glover）写道，
"弗洛伊德以睿智而清晰的思维阐明了他所开创的学科的
本质，而亚伯拉罕则怀揣着一如既往的乐观与自信心，大
胆地开拓了全新的领域。"

亚伯拉罕大胆开拓的领域正是抑郁症——人类心理学
的黑洞。同行之中只有寥寥几人敢涉足该领域。弗洛伊德要
是有哪个朋友、家人或者同事抑郁了，他都会建议他们去柏
林找亚伯拉罕。亚伯拉罕的家是一栋宽敞的公寓，位于消
防局对面，屋后有一个特地为孩子们开辟的沙坑和游乐场。
这栋公寓后来变成了治疗抑郁症的国际心理治疗中心。对
于那些总是不愿意说话或者丧失语言能力的人，自由联想的
疗法恐怕不太可行，毕竟他们难以流畅地表达想法。此时
做精神分析对患者和分析师来说通常都是一种痛苦的体验，
但亚伯拉罕找到了一个办法，可以解决这些问题。他和克雷
佩林都发现了抑郁症会反复发作，发作间隙会有一段清醒的

时段。在清醒的时候，那些患者更愿意参与讨论，更有动力去挖掘他们的梦境、想法以及痛苦的记忆。当抑郁症的最艰难时期过去之后，亚伯拉罕会向患者解释缘由，深入解读他们的症状，包括他们为何会陷入在爱与恨之间徘徊的矛盾心理，他们和母亲之间的关系如何以及他们缺乏爱的能力的事实。

他观察到有些患者的情况有了显著的改善，甚至还宣称治愈了一名忧郁症患者，阻止了疾病朝永久方向发展，"这是前所未有的"。有些时候，人们认为，与抑郁性精神病相比，忧郁症是一种持续时间更久，周期性不那么明显的疾病。"借助精神分析来解读某些事实和联系时，"亚伯拉罕补充道，"我与患者之间建立起来的心意相通程度是此前未曾达到过的……精神分析是唯一一种可以合理运用于治疗躁郁性精神病的疗法。"他认为自己经手的第6名抑郁症患者的案例很好地展现了谈话疗法的力量。这名患者在踏入亚伯拉罕位于柏林的诊所之前，曾在精神病院待过一段时间。精神病院的保守措施只是稍微缓解了他的抑郁症状。但亚伯拉罕却能够分析、解读他的抑郁症，揭示尘封已久的记忆，并将记忆与他现在的状态联系起来。于是，那些症状随着每次治疗的推进逐渐消失了，似乎"谈话疗法"在一点点解开禁锢患者已久的心灵枷锁。"他原本严重的抑郁症症状在4周以后有所减轻，"亚伯拉罕写道，"他重新燃起了希望，而且能够恢复工作了。"6个月后，这名患者的精神分析疗程结束。患者的朋友们注意到他的性格变开朗了。12个月后，抑郁症也没有复发。他表示："我从未像现在这般轻松愉快。"

亚伯拉罕知道这仅仅是一个灿烂的开始，那6名患者无法代表所有的抑郁症患者。况且，这些患者即使不接受任何精神治疗，也可能会好转。"当然，"亚伯拉罕写道，"面对患病长达20年的患者，医生无法即刻给出明确的治疗建议。另外，治疗也可能会不定时、不定期中断，几个月的治疗下来，其实改善的成效有限。"尽管如此，他依然相信分析的成败决定了患者的病情趋势。每分析一段记忆，每解读一段梦境，他都相信患者会因此情绪稍微稳定一些，心情稍微愉悦一些，减轻一分羞愧、仇恨的负面情绪。对他的患者来说，精神分析对抑郁症的治疗前景在柏林更佳。"虽然目前我们的结果还不够完整，"亚伯拉罕写道，"但只有精神分析能够揭示大部分精神疾病的隐秘构造。"

尽管弗洛伊德自己没怎么意识到这一点，但其实他对这个同行的不懈努力很满意。"精神分析法在柏林的推广之路非常艰难，但这座城市对我们来说无比重要，"他写道，"而你为了我们的目标，推动这种方法在这片土地上生根发芽，你做出的努力值得赞扬。"亚伯拉罕在德国的繁荣首都柏林开设诊疗工坊，逐渐渗透进入了这个由以克雷佩林为代表的生物精神病学家主导的国家。

弗洛伊德和克雷佩林从未见过面。或许他们就像物质粒子和反物质粒子一样，一旦相遇，整个精神病学世界就会湮灭。虽然他们是心理学派与生物学派这两大敌对派系的名誉领袖，但他们也许会发现两人其实有很多相似之处，值得坐下来聊一聊。他们在同一年生于同一个国家，同样接受过19世纪顶尖神经解剖学大师的训练。他们起初投身科学研究，并不是出于原始的好奇心，而是希望科学会为他们带来财富和成家的机会。并且，他们都对药物疗法和咨询形式感兴趣。他们之间的关系并非"势不两立"那么简单。

从他们的著作中不难看出，他们彼此间并无好感。克雷佩林在1909年出版的教科书《临床精神病学》第8版写道："弗洛伊德和卡尔·荣格荒谬至极，"并补充，"弗洛伊德流派的学术研究的基本特征是将随意的假设和猜想当作科学事实……倾向于将从单个观察样本中得出的结论普遍化，而我习惯在直接经验的可靠基础上进行研究。我内心尚存一丝对待自然科学的浅薄良知，我每往前一步，总会在反对、顾虑和怀疑声中跌跌撞撞，而弗洛伊德的拥趸的高耸入云的想象之塔却能轻而易举地越过这些障碍。"简而言之，这种所谓的精神分析"科学"与克雷佩林所相信的科学规律是背道而驰的。

弗洛伊德是怎么回应的呢？他称克雷佩林是"慕尼黑最黑暗派系"的"敌方阵营"头子。在著名的《精神分析引论》(*Introductory Lectures on Psycho-Analysis*)一书中，他激烈抨击了"讲究科学规律的精神病学"对病症理解不足的现象，以及将生物学方法与寻常的家族史、含糊的遗传概念联系在一起的做法。"精神病学给不同的强迫症分了那么多类别，却没有进行任何解释，"弗洛伊德告诉读者，"他非要给出一个诊断，只是为了自我满足，尽管经验丰富，他却无法精准预测病症未来的变化……这种贡献也太微不足道了……这是定罪，而不是解释。"他虽然没有直呼克雷佩林的大名，但提及了遗传缺陷、严格诊断、无治疗情况下的长期预后等概念。这无疑是在批评克雷佩林的核心科学成就。

精神分析学提供了生物精神病学急需的一个要素：对患者病情的理解。无论那些关于爱、恨以及性欲的理论正确与否，其实都不重要。一旦一个人知道有人愿意倾听自己，一旦他相信可以从过往的独特经历中找到当下纷杂喧嚣的源头，那就会带来不可思议的治疗效果。精神分析不是一个容易习得的技能，精神分析学家需要根据不同的情况作出相应的调整。这可以被看作一种微妙的平衡艺术。"分析师与抑郁症患者之间必须形成一种持续、隐约、共情的联结，"来自德国的移民、卡尔·亚伯拉罕的弟子伊迪丝·雅可布森 (Edith Jacobson) 写道，"一定注意不要让沉默时间持续太久，也不要说太久、太快，或者过于共情。也就是说，既不要过度给予，也不要吝惜给予。"这些患者的情绪通常都不太稳定，很容易重新陷入抑郁的状态，任何引发失望或误解的言论都可能让以往的分析前功尽弃。"正因如此，他们通常需要多年的分析治疗，需要分析师缓慢、耐心、持续的努力，"雅可布森补充道，"与这些患者在一起的时候，我们经常处于进退维谷的境地。"

精神分析最基本的形式，就是坐下来与另一个人谈话，这是一个具有划时代意义的举动，也成为后来的心理治疗效仿的模式。"语言一开始就是魔法，时至今日，流传下来的语言仍保留着许多魔力，"1915年，弗洛伊德在一次演讲中解释道，"通过语言，我们任何一个人都可以为他人带来强烈的快乐或彻底的绝望；通过语言，老师将他的知识传授给学生；通过语言，演讲者调动听众的情绪，影响他们的判断和决定。语言可以唤起各种各样的情感，也是对我们的同类产生影响的普遍方式。因此，我们不要小看语言交流在精神治疗领域的应用。"

第一份草稿

　　除了出版教科书《临床精神病学》，对各种精神疾病进行有条理的分类之外，克雷佩林还牵头在慕尼黑大学成立了一个生物精神病学新科学中心，这座马蹄形的白色建筑建成于1904年，坐落于慕尼黑市中心的一条林荫道上。该中心内分布着多间实验室，研究范围包括实验心理学、化学、血清学、谱系学等，藏书资源丰富，还存放着他所有的计数卡。克雷佩林从德国各地招贤纳才，聘请了多名经验丰富的学者。值得一提的是爱罗斯·阿尔茨海默，他是克雷佩林在海德堡任教期间的学生。阿尔茨海默亲自设计了他自己的病理实验室，室内光线充足，设置了15个工作区，配备桌面显微镜，还有一间专门用于微缩摄影的房间，位于门诊3楼。阿尔茨海默在日后因发现了一种"奇怪而严重"的痴呆症而闻名于世。克雷佩林在第8版《临床精神病学》中将这种病命名为"阿尔茨海默病"(Alzheimer's disease)。这一发现适时向学界发出了提醒：尽管躁郁性精神病或者早发性痴呆仍迟迟未向世人揭示它们深藏的秘密，但大脑解剖对精神疾病研究仍是有用的。科学家们费心研究血糖、代谢水平、胃液、呼出气体的氮含量水平以及大脑切片，却始终无法从中探明抑郁症的成因。

　　克雷佩林与阿尔茨海默在精神病学领域的研究成果深远地影响了实验室以外的地方。除了论文著作，他们的讲座和研讨会也声名远扬。"任何听过阿尔茨海默与克雷佩林讲座的人,"意大利内科医生加埃塔诺·佩鲁西尼(Gaetano Perusini)在1907年写道,"无论赶了多远的路,都不会抱怨路途的漫长。"世界各地的人们将克雷佩林的《临床精神病学》一书奉为生物精神病学的"圣经"。他对躁郁性精神病的诊断举足轻重,是对黑胆汁与忧郁症概念的更新。但关于这本书是否将问题过分简单化,以及在抑郁性精神病之外是否还存在其他类型的抑郁症,那时仍然众说纷纭。有人认为精神病学不存在多个类型的疾病状态,对患者进行分类,不过是为了满足人类对秩序的本能需求。同样身在慕尼黑的德国精神学家阿尔弗雷德·霍赫(Alfred Hoche)认为,克雷佩林及其追随者的研究成果仍存在着缺陷。"这是一种强迫思维,一种对逻辑和审美的苛求,才会非要清晰定义和逐一区分疾病类型。"他写道,"不幸的是,不管在慕尼黑还是在其他地方,人们的主观需求并不能证明其渴望的东西是真实存在的,也无法证明这些理论上的疾病种类在现实中是否真正存在。"他还提到,近期人们对精神疾病的分类,或者说对疾病分类学的热情,并没有带来任何新的见解,而是"将浑浊的液体一个劲儿地从一个试管倒进另一个试管,妄图以此达到净化液体的目的"。

在这么多批评声中，克雷佩林的自我批评是最尖锐的。他告诫人们，他提出的分类系统仍然无法反映生物学的现实。"我们尚未真正掌握各种精神疾病的成因、现象、病程以及终局，更不敢想象何时才能够建立起整座完整的知识大厦。"这是他在一场著名的临床精神病学讲座上的发言，"我们构想出来的不过是第一份草稿。随着科学的进步，我们免不了时常修改补充细节，甚至连主线脉络都要进行调整。"面对自身著作的不足，他始终怀抱着无比真诚的态度。

克雷佩林竭尽全力地探索精神疾病的真实全貌，可是到头来依然觉得自己做得不够。研究克雷佩林的两名历史学家埃里克·恩斯特伦 (Eric Engstrom) 与肯尼斯·肯德勒 (Kenneth Kendler) 写道："依据经验来看，一开始临床可以做出清晰的诊断，但后来界限愈发模糊，医生不可能做到'清晰界定正常状态与病理状态'。"克雷佩林的成就不在于给出了肯定的事实，而在于引领世人去了解精神疾病患者令人困惑、不合逻辑、非同寻常的思维方式。尽管到20世纪中期，尤其是在美国，精神分析流派主导了精神病学，但克雷佩林才是笑到最后的那个人。

1980年，"新克雷佩林"理念诞生，推动了《精神障碍诊断与统计手册》(*Diagnostic and Statistical Manual for Mental Disorders*) 第3

版的面世。这本在美国出版的手册风靡全世界，在精神疾病分类领域成了如同《圣经》般的存在。多伦多大学的医史学家爱德华·肖特（Edward Shorter）提到：“《精神障碍诊断与统计手册》第3版代表了疾病分类学史上‘标志性的一页’，动摇了精神分析在精神病学领域的地位，同时也开创了一种与精神病学的其他疗法相协调的方法。”与其努力揭示一个人被压抑的记忆或解析他的梦境，不如去记录并追踪清晰的疾病状态（诊断）的演化。躁郁性精神病从此被一个总括性的名称代替：重度抑郁症。但对疾病的这一简化定义掩盖了抑郁症的多样性。在整个20世纪，针对特定症状或不同严重程度的抑郁症的治疗方案不断涌现，如同几束微光照亮了曾经暗无天日、无边无际的森林。

1915年9月，弗洛伊德向卡尔·亚伯拉罕寄出一封信。那时，亚伯拉罕正在第一次世界大战的东线战场上担任外科医生的助手。弗洛伊德身处波兰的奥尔什丁，在湖光山色的田园风光之中，他独特的斯多葛主义¹受到了考验。“我从一个研究了两个多月的病例身上证实了治愈忧郁症的方法。”弗洛伊德写道。亚伯拉罕大为震撼，他不敢相信有人在深入研究他的专长领域，还比他更早出成果，哪怕这个人是“天才”弗洛伊德。弗洛伊德称他经过两个月的分析，已经揭开了谜底。这么一句简单的声明，无情碾压了亚伯拉罕多年来孜孜不倦的研究，还有他对乔瓦尼·塞甘蒂尼的详细分析。他关于忧郁症的两部长篇巨著都显得徒劳无功。

就像弗洛伊德提出的其他理论一样，这一次他又广泛吸收了身边的思想，再巧妙地改动一番，就组成了他的"原创"。弗洛伊德在书中提到，尽管仇恨是抑郁症很重要的一部分，但这并不像亚伯拉罕所强调的那样，要归咎于母亲的缺位或是漠视。真正的原因要宽泛得多，而且与哀悼有相似之处。不过，抑郁症患者承受的不是所爱之人的离世，而是其他形式的"爱之客体"的丧失，比如失去一个家庭成员、一段关系，或者达不到对自我的期待。弗洛伊德写道："曾经倾注于此的精神能量会随着失去而愈发深重。忧郁症患者会将这种负能量内化（而非亚伯拉罕所说的'外化'），这股能量会直接返回他们的内心，即'自我'。这种现象就是'敌意反转[2]'。"这个过程首先表现为激烈的自省、自我批判状态，最终演化成仇恨。弗洛伊德写道："抑郁症患者开始觉得自己毫无价值，一事无成，道德败坏……他责怪自己，贬低自己，希望受到惩罚，在别人面前表现得很卑微，同情自己的亲属，因为他们与自己这样没有价值的人搭上关系。"

亚伯拉罕翻来覆去地阅读弗洛伊德的潦草手稿，他感觉自己的成果被别人侵占了，全文丝毫没有提及他的贡献。爱、恨、失去，这些概念如此熟悉，以至于他的心里很不舒服。

在这段友谊的前10年，亚伯拉罕总是很及时地回复弗洛伊德的信件。虽然弗洛伊德总是隔好几天或者好几周才回信，但亚伯拉罕几乎是一打开最新来信就尽快回复。可收到了这封特殊的来信后，他足足过了一个月才回信。不是因为他忙于学习如何为东线战场上受伤的士兵包扎伤口，也不是因为战争导致邮局服务延迟，而是因为他在酝酿迄今为止寄往维也纳伯格巷19号的最长的一封信。

最后，他表达了自己对弗洛伊德的忧郁症理论的回应。回信的用词很有礼貌，言语之间掌握着一种微妙的平衡，如同亚伯拉罕本人的性格一样。尽管他从未亲身体会过，但他听闻弗洛伊德的脾气阴晴不定，谁敢驳斥他的理论，他都会马上和对方反目成仇。"我想，我应该提醒您一句，并不是为了强调先来后到的问题，只是有必要说明一些共识。我也是从比较忧郁症与哀悼之间的不同开始起步的"，亚伯拉罕这么写道。他担心这一句话显得有些咄咄逼人，于是胆怯地在后面补充了一句，尽管他希望弗洛伊德能够清晰地注明什么地方引用了他的成果，但他仍然

"能够接受弗洛伊德理论中的所有要项"。"在我看来，我们在这一点上应该能很轻松地达成一致。"尽管他仍无法接受该理论中的某些观点，但他在信中提到："尊敬的教授，您知道的，我会继续钻研个中精髓的。"

一个多月后，弗洛伊德写信告诉亚伯拉罕，他刚写完这篇以忧郁症为主题的重要论文的第二版草稿。他回应了亚伯拉罕的诉求，在手稿中提及了亚伯拉罕的贡献："该主题的分析研究少之又少，我们最应该感谢的人，就是亚伯拉罕。"弗洛伊德并没有提到新理论的灵感其实是来自于同行的研究，他只是告诉读者们，亚伯拉罕也在研究这个领域，并且有所建树。

1917年，弗洛伊德发表了论文《哀悼与忧郁》(*Mourning and Melancholia*)，这不是第一篇关于抑郁症的精神分析解析，也不会是最后一篇。尽管如此，该篇论文奠定了这一领域的基础，将亚伯拉罕发表过的一些模糊的观点体系化，向初出茅庐的精神分析学家传递了治愈抑郁症的信心。精神分析学家的职责就是通过自由联想法对梦境、想法及记忆进行分析，揭示他们的患者失去了什么样的"爱之客体"。亚伯拉罕、弗洛伊德以及他们的追随者，都是研究大脑的"古生物学家"，挖掘抑郁症患者的无意识层，希望找出病态怪物的陈年旧骸。

直至1925年，亚伯拉罕才完全接纳了弗洛伊德的客体丧失理论，并将该理论与他之前提出的母爱缺失思想融合在一起。他笔下的忧郁症是这样的：

> 忧郁症与人们以当时的精神状态无法应对的事件有关……丧失事件会引发一场令人难以承受的心灵地震。这种情况总是与失去了曾经占据自己生活重心的人有关。丧失未必意味着死亡，而意味着与另一个人的一段深刻关系的破裂，比如因一次无法原谅的失望引起的关系的破裂。由此产生的被彻底抛弃的感觉，可能会引发抑郁症。只有一种情况会带来如此严重的失望，那就是在童年早期没有获得母亲的关爱，它会激发一种难以控制的、强烈的复仇欲望。隐藏在复仇心态深处的，是对最初母亲以及对生命初期吮吸母亲乳房的满足感的怀念。

弗洛伊德专注于俄狄浦斯情结，即3~5岁儿童的性心理发展阶段；而亚伯拉罕则将人类生命初期的依恋视为抑郁症的根源。根据亚伯拉罕的推断，婴儿在所谓的"口欲期"阶段会发展出第一个爱之客体：温暖、有营养、有安抚作用的乳汁，以及他们吮吸的乳房。有了这个早期爱之客体做模板，人类长大成人后便会自发寻找其他依恋关系。例如，能够带来舒适感的健康关系。可一旦关系破裂，丧失的滋味会让人觉得末日降临，就像一个饥饿的婴儿需要通过大声啼哭来寻求下一次哺乳一样。亚伯拉罕认为，如果一个人怀着失望和沮丧的情绪度过"口欲期"，那么今后他每一次失去爱之客体，同样的感觉便会重现，最终患上抑郁症。

"亚伯拉罕关于俄狄浦斯期之前的母子关系的观点，"安娜·本廷克·范·舍恩赫滕写道，"为精神分析指明了一个全新的方向。"当弗洛伊德仍关注父亲形象、阴茎嫉妒以及死亡愿望时，亚伯拉罕的追随者则提供了一些振奋人心的心理治疗途径。梅兰妮·克莱因（Melanie Klein），亚伯拉罕在柏林任教时的学生，从20世纪20年代起通过研究新生儿和幼儿的行为来了解人类心理发展的早期阶段，以及这些行为在之后引发抑郁症的可能性。一本介绍精神分析与抑郁状态的教科书写道：

梅兰妮·克莱因首先详尽阐述了该理论，即抑郁倾向并不取决于一种或一系列创伤事件或是失望情绪，而是取决于生命第一年里母婴关系的质量。克莱因认为，如果这种母子关系无法为孩子提供安全感，让他觉得自己很好，是被爱着的，那么他将永远无法克服自身对爱之客体的明显矛盾心理，未来将时刻面临抑郁症的威胁。

20世纪50年代，英国精神分析学家约翰·鲍尔比（John Bowlby）在亚伯拉罕和克莱因的研究之上添砖加瓦，提出了抑郁症"依恋理论"。他重视身体接触和舒适感，认为这是促进一个人心理健康的必要资源。但我们有必要记住：这一研究领域的创始人不是弗洛伊德，而是卡尔·亚伯拉罕。

1918年11月11日，德国与协约国在法国签署停战协议，第一次世界大战结束。在那之前，亚伯拉罕已经离开了山坡林木茂盛、湖泊山谷错落的东欧，回到了柏林。经历了几个亲人突然离世之后，他陷入了深度抑郁。他的头发都白了，身子也日渐消瘦，但他仍与维也纳的弗洛伊德定期通信，无怨无悔地追随着他。和"弗洛伊德委员会"其他5名成员一样，他手上佩戴着一枚金戒指，戒指上镶嵌着一小块希腊石，这块希腊石来自弗洛伊德个人的珠宝和古董珍藏。在该委员会工作多年以后，亚伯拉罕两次当选国际精神分析协会主席。从这些声誉来看，他无疑是全球范围内推广弗洛伊德心理学的精锐力量。精神分析学家爱德华·格洛弗写道:"以亚伯拉罕为代表的一批杰出的学者,因为完善并推动了当时停滞不前的心理学研究进程而名扬天下。"

1925年6月7日,亚伯拉罕在卧床休息期间给弗洛伊德写了一封信。他发着高烧,喉咙又肿又疼,体温波动大。他认为自己不久前在荷兰逗留时感染了流感,就这么一路回到了柏林。事实是,他被一根鱼刺卡了喉咙,感染发炎了。不幸的是,在那个还没有抗生素的年代,这种小概率的受伤事件可能是致命的。接下来的几个月,亚伯拉罕出现了败血症的标志性症状:发烧,有时不明原因地好像没事了,甚至有时异常兴奋。他尽力出席了几次会议,现场的他看上去很憔悴,和从前那个体格强健的样子判若两人。年轻时,亚伯拉罕是第一名登顶了瑞士两座高峰的勇士。他以一名登顶失败的登山者的名字命名了第二座山峰。而现在,还没到50岁的亚伯拉罕要乘坐山地缆车才能到达伯尔尼高地海拔1270米的位置,而这一次登山他只是为了呼吸新鲜空气。他斜倚在维多利亚酒店的帆布折叠椅上读着自己最喜欢的哲学家——以黑色喜剧著称的古希腊作家阿里斯托芬(Aristophanes),还没意识到自己已经时日无多。

听说了亚伯拉罕生病的消息后,弗洛伊德打趣着说,他都不知道亚伯拉罕还会卧床休息呢。"在我的印象中,你就是一个永不停歇、永不疲倦的工作狂，"他写道，"你的病耽误了你，这对你不公平，希望你尽快好起来。"两年前，弗洛伊德发现他下巴的疼痛是癌症引起的，他花了很长时间接受痛苦的手术、放射治疗以及频繁调整他新的假体下巴，总算好起来了。

1925年的圣诞节当天，卡尔·亚伯拉罕逝世。弗洛伊德寄往亚伯拉罕柏林公寓的最后一封信，是写给亚伯拉罕的妻子海德薇的。她与亚伯拉罕结婚近20年，两个孩子希尔达和格尔德都十多岁了。弗洛伊德于1926年2月写下这封信时，仍难掩悲痛。"他在我心中是独一无二的存在，"他向海德薇说出了心声，"我也不知道怎么安慰你，我不知该说些什么。"无言便是对极度悲痛的最好诠释。英国精神分析学家欧内斯特·琼斯手上也戴着和亚伯拉罕一样的戒指，他将这种情感以恰当的方式表达了出来。"我们无力接受这个事实，"他在给弗洛伊德的一封信中写道，"面对这种伤痛，我们无能为力，哪怕时间也无法治愈，失去的痛苦会伴随我们终生。"

几个月后，1926年10月，生物精神病学界也陨落了一个鼻祖人物。埃米尔·克雷佩林患上了肺炎，很快就在海德堡与世长辞。1890年，他们一家人搬来这座极具包容性的城市，第一次感受到了生活的快乐。他被安葬在王座山脚下——他生前常散步的地方，他的名字被刻在一块光滑的花岗岩墓碑上，那墓碑看上去如同一艘立起来的皮划艇。墓碑上没刻日期，没有辉煌的生平简介，也没有任何宗教格言。他的名字下方只有简单的一句话：

> 你的名字或许会消逝，
>
> 但你的功绩永垂不朽。

1　斯多葛主义认为人应该通过隐忍的方式去获取真正的幸福，不能被欲望或是恐惧所左右，并用一颗公平公正的心去对待世界。——译者注

2　敌意反转：由于潜意识无法接受对所爱对象的愤怒，人们便产生出一种防御机制，使得这种愤怒情绪无法上升到显意识，从而将这种情绪反转到自身。——译者注

第二部分

"生物学手段似乎见效了"

"……一种治疗方法的流行程度直接取决于那个时代临床景况的具体特征。从长远来看，一种治疗方法的可行性，是生态学问题，而非疗效问题。"

——杰克·普莱斯曼（Jack Pressman），《最后一根救命稻草》（*Last Resort*）

"……一些患者服用某种镇定剂或抗抑郁药物之后见好了，那么，不管是新药还是旧药，对他们而言这药都是无价之宝。对他们来说，这药意味着疾病与健康之区别……承受痛苦的是活着的人们，而不是冰冷的数据。"

——皮埃尔·丹尼克（Pierre Deniker）

"人们曾经认为，抑郁症不过是一种不幸的精神状态，而且主要是患者自身造成的。然而，如今世人认识到，抑郁症是一种十分常见的痛苦疾病。幸运的是，如今出现了许多可以治疗抑郁症的有效医疗手段。"

——内森·克莱恩（Nathan Kline）

以毒攻毒

1926年，克雷佩林去世。但10年前，他的成果便已经传到德国之外，穿过英吉利海峡，在伦敦南部一个新的精神病学据点生根发芽。伦敦郡议会中央病理实验室主任弗雷德里克·莫特（Frederick Mott）在参观慕尼黑之后，对所见所闻印象十分深刻。回到英国后，他也想打造一座类似的承担科学研究中心功能的精神病院。他知道有一个人可能对这个项目感兴趣：亨利·莫兹利（Henry Maudsley）。莫兹利是一名举世闻名的精神病学家，写过大量论文和小说，并与查尔斯·达尔文以及19世纪其他知识分子来往密切。莫兹利很看好这个项目，他认为早就应该落实了。为了建造这所医院，将科研置于英国精神病学的核心，他出资了3万英镑——这在当时可是一笔不小的数目。在这个项目即将完工之时，他的捐款已经翻了一番。这时，精神病学界的通用语言也逐渐从德语改成了英语。

莫兹利医院于1917年建成，看起来更像是市政厅，而不是精神病院。这座由波特兰石和红砖砌成的医院为社区引入了精神疾病治疗。医院里床位很少，大部分患者都可以自由出入，只需提前24小时申请即可。医院门诊部每天忙碌地接诊各种各样的患者，在此之前，这些患者只能待在家中闭门不出。

这家医院的第一任主管是爱德华·马波瑟（Edward Mapother），他希望延续埃米尔·克雷佩林未竟的事业：将精神病学与医学相结合，对精神疾病进行严谨的诊断和治疗。作为前爱尔兰皇家外科医学院院长的儿子，在第一次世界大战期间担任军医之前，马波瑟一直追随父亲的脚步，接受医学训练，专攻神经学。作为皇家陆军医疗队的一员，在洛斯战役期间，他被分配前往法国东北部战场。在这场为期两周的战斗中，英军不敌来势汹汹的德军，阵亡的士兵数量是德军的2倍。马波瑟目睹了惊愕情绪和压力状态对人脑造成的影响，却对缓解这种痛苦无能为力。有时候，他感觉自己与患上炮弹休克症的士兵一样，陷入了"千码凝视[1]"的状态，凝视着万丈深渊。

20世纪20年代后期，马波瑟卷入了一场关于抑郁症诊断的争论，确切来说，是一场关于"躁郁性精神病"的争论。"躁郁性精神病"是克雷佩林提出的一项总括性诊断。该诊断能否真实地反映出精神病院的门诊患者与住院患者的情况呢？一些精神病学家主张抑郁症分为两类。第一类是环境因素导致的抑郁症。许多精神分析学家认定，这种抑郁症要么来自童年创伤，要么是对战争或不幸遭遇的反应。这种抑郁症被称为神经性抑郁症或反应性抑郁症。第二种抑郁症的根源则更多来自生物学层面，这类抑郁症被称为精神病性抑郁症或内源性抑郁症。令人困惑的是，以前人们用"神经症"和"精神病"来描述症状截然相反的两类疾病。"神经症"这一术语用于描述身体上的神经疾病，比如神经衰弱，而"精神病"则指精神层面的疾病，时常伴有幻觉。随着英语在精神病学界的普及，精神病学的术语也出现了更多矛盾之处。这些术语的定义都模糊不清，通常是从隐喻发散出来的，而不是依据科学推理。例如，有一名医生将神经性抑郁症解释为"看到一座美丽的花园时，可以和其他人感受到同样的乐趣"，将精神病性抑郁症解释为"他们能看到美丽的风景，但……他们却感受不到乐趣"。

1926年，英国医学会的年会在诺丁汉举行。诺丁汉是一座位于英国中部、因侠盗罗宾汉的故事而闻名的城市。马波瑟在会上提出抑郁症只有一种类型：躁郁性精神病。躁郁性精神病代表了一个范围，"没有明确的上限和下限"，根据每个人病情的持续时间、严重程度和治愈的可能性，诊断结果在范围内上下浮动。马波瑟说道："无论病情轻重、患病时间长短，是神经性抑郁症还是精神病性抑郁症，抑郁症没有恒定或特定的病因，无论患者在生前还是死后，身体方面都观察不到特别的变化，抑郁症一词囊括的范围取决于各地的习俗。"对他来说，唯一的区别在于患者是否需要住院。社区的抑郁症群体往往被外界看作"神经性抑郁症"，而那些住院的患者被贴上的是"精神病性抑郁症"的标签。"我找不到其他可以分类的依据，"马波瑟说，"不论是对病情的了解程度、治疗的配合程度，还是对心理治疗的敏感程度，都无法作为分类的依据。"

马波瑟是一个害羞内向的人，有时候在大型演讲之前，他甚至会紧张到吐。在这次会议上，在谈及治疗方案时，整个演讲厅笼罩在一种绝望与沮丧的气氛中。"患有严重情绪障碍的患者应该卧床休息，就像那些因患有肺结核而发烧的患者一样……空气流通和晒太阳对抑郁症患者也同样重要，而按摩能够有效替代体育锻炼。"营养丰富、均衡搭配的饮食可以预防最堪忧的身体消瘦症状，而镇静剂则可以安抚患者焦虑不安的大脑，帮助患者进入深度睡眠，尽管这样的睡眠无助于恢复精力。也就是说，这种治疗方式与威廉·图克18世纪后期在约克开设的静养所实施的疗法差不多。虽然100多年过去了，但治疗方法几乎不变，唯一的变化是精神分析学的面世。然而，马波瑟直言不讳地对精神分析学的临床应用提出批判："定期进行精神治疗，尤其是五花八门的分析疗法，只会对患者造成伤害。"

当时的形势不容乐观，几乎在整个20世纪30年代，经济大萧条席卷了全球，精神疾病领域的研究经费愈发短缺。在加拿大蒙特利尔工作的德国精神科医生海茵茨·拉曼 (Heinz Lahmann) 写道："那段日子里，面对抑郁症患者，临床医生几乎无能为力。"吸入一氧化氮、注射睾酮、吸食鸦片、X光照射、拔掉似乎发了炎的牙齿……以上种种尝试无一例外都以失败告终，医生与患者都感到无比绝望。精神病院对待那些病情最严重的患者，依然采取强制性喂食、24小时监视以防自杀的手段。一名在伦敦工作的精神科医生回忆道："即便是偏神经性的抑郁症患者，尽管我们用尽了各种精神治疗的办法，依然不断有患者选择自杀。不管多么努力地帮助他们，患者通常都需要一定时间才会有所好转，也许是几个月，甚至好几年。"在此期间，唯一有论据支持的成果是关于"抑郁症的高发人群"的研究。根据埃米尔·克雷佩林诊所的医疗记录，致力于研究甲状腺及其与精神疾病的关联性的英国医生海伦·博伊尔（Helen Boyle）在1930年表明："70%的患者都是女性，占了相当大的比重。"

在缺乏有效治疗方法的情况下，莫兹利医院的工作人员尽可能大量搜集患者的信息，希望能够找到过往经历与病情现状之间的联系。就像精神分析学家深入剖析人的无意识一样，生物精神病学家也在追溯患者的过往经历，以期找到解释患者现状的线索。归根结底，这只不过是为了找点儿事干而已。一名为某名患者整理了30多页信息的精神科医生写道，这样的行为"帮我全面掌握这名患者的信息，至少让我感觉自己在为他做些什么，尽管我们仍未找到任何可以缓解患者痛苦的办法"。

令人意想不到的是，精神病学中唯一的成功尝试，突破口来源于疟疾。蓄着浓密胡须的维也纳精神科医生朱利叶斯·瓦格纳－尧雷格（Julius Wagner-Jauregg）将导致疟疾的传染性疟原虫注射进患有可怕的神经梅毒的患者血液当中。他发现，只要发现得早，神经梅毒这种致命的疾病就有治愈的希望。神经梅毒的病毒会入侵大脑脆弱的神经元（因此被称为"神经梅毒"），遭到感染的患者会经历一系列预期的发病阶段，一步步陷入绝望的深渊。起初，患者的语言能力开始退化。接着，患者面部与眼周的肌肉开始不自觉地颤抖和抽搐。最终，患者的情绪在抑郁与躁狂之间剧烈波动，头脑沉浸在宏大的幻想之中：坐拥无尽的财富，掌握流利的外语，拥有几百个性伴侣……有些患者临死前还认为自己可以长生不老。

一个多世纪以来，人们尝试了许多方法来治疗神经梅毒：低热量饮食、放血、水蛭吸血法、拔罐以及使用泻药、水银软膏、利尿剂、从肺结核细菌中提取的蛋白质、煮沸的牛奶……这些方法都失败了。一名医生写道，一旦被确诊为神经梅毒，"医生有责任立刻告知患者没有救治的希望了"。但瓦格纳-尧雷格从疟疾感染中得到启发，找到了清除患者体内神经梅毒的疗法。在他接诊的前400名患者中，60%在两年内都出院了，可以正常地回家生活与工作。1923年，一名医生将这一比例提升至72%以上。在经历了8~12轮发热之后，医生会让患者服用3天的奎宁，这是一种从生长在南美洲安第斯山脉上的金鸡纳树的树皮中提取的抗疟药，可以清除体内的间日疟原虫细胞。尽管这种被称作"三级疟疾"的细菌的毒性比其他类型的疟疾细菌（比如"恶性疟原虫"）低，但致死率依然很高，确实也有患者在接受这种治疗的过程中死亡。

1929年，瓦格纳-尧雷格因该成就被授予诺贝尔奖，成为第一名获此殊荣的精神科医生。尽管青霉素等抗生素不久之后就被用于梅毒治疗（主要在于防止病毒进入神经系统），瓦格纳-尧雷格仍为后人留下了宝贵的"研究遗产"，不断有以生物学为导向的精神病学家在临床实践中借鉴他的研究。他们大胆探索、不懈努力、勇于冒险，使得看似最令人绝望的疾病有了被治愈的可能。"抑郁症"是"绝望"的代名词，不想坐以待毙，就要主动出击，尽管治疗方式十分有限。因此，人们开始发扬瓦格纳-尧雷格的冒险做法。埃利奥特·瓦伦斯丁（Elliot Valenstein）在他的著作《伟大而绝望的疗法》（*Great and Desperate Cures*）中写道："在这个临床实践和理论研究的真空地带，人们几乎尝试了任何可能的疗法，只要能以最低限度的专业医护人员数量来治愈尽可能多的患者。对很多医生而言，与其承认自己无能为力，不如冒着风险去做些什么。"

1　千码凝视：仿佛在看1000码（914.4米）以外的眼神。描述从战场下来的士兵遭遇战争创伤，眼神空洞、目光呆滞的状态，可能是创伤后应激障碍的前兆。——译者注

灵动的思绪

贝基成年后的大部分时间里都很容易情绪失控。每一天，哪怕是稍微感受到一丝沮丧失望，它都会喊叫哭闹。它会挥舞手臂，摔打任何她够得着的东西。有时，它甚至会乱扔自己的粪便。别误会，贝基只是一只黑猩猩。不过，1934年的一天，它突然停止了这些行为，怎么形容呢，应该说是停止了"暴怒"的行为。它性情大变，它变得可以忍受无尽的失望了，比如在连续尝试了几百次都没能打开装有小零食的盒子后，它仍能保持情绪稳定。事实上，它似乎一脸欣喜，不见一丝怒气。不管事情进展得顺不顺利，贝基看上去都是心满意足、开开心心。

1935年8月，来自纽黑文耶鲁大学灵长类研究中心的心理学家，33岁的卡莱尔·雅格布森 (Carlyle Jacobsen) 在伦敦国王学院举行的第二届神经病学会议上展示了贝基的案例。他解释道，贝基发生如此显著的性格转变，其实与它大脑的某个变化有关。雅格布森与他的导师、该研究中心主任约翰·富尔顿 (John Fulton) 一起解释了他们如何切除贝基的大脑额叶，也就是眼窝上方的大脑区域。换言之，它行为上的突变，是大脑生理结构被人为修改的结果。雅格布森认为贝基与之前的状态相比，现在像是加入了一个"快乐邪教"。

到20世纪30年代的时候，人们已经知道"大脑的不同区域发挥着不同的功能"。大脑就像一幅儿童拼图，分成了好几个大的部分。尽管这个软组织看似是均匀分布的一个整体，但是当时科学家们已经将这个复杂的器官划分为多个区域，分别对应着记忆、动作以及听觉，就连语言都被划定到了专门的区域（名为布洛卡区，位于太阳穴下方）。但"大脑皮质功能定位"这一理论是否适用于抽象、个性化的特征，例如情感、气质以及性格呢？一些引人瞩目的案例研究似乎证明这一点确实成立。

　　不论是20世纪30年代，还是今天，关于这一命题，最著名的案例当数"美国铁棍案"。1848年9月的一天，25岁的铁路工人菲尼斯·盖奇（Phineus Gage）在敲打一根铁棍（一根1米长、用来将炸药填入钻孔中的铁杆）时，突然一颗火星点燃了炸药。炸药瞬间爆炸，将铁棍从钻孔中弹了出来。铁棍穿过了盖奇的脑袋，落在30米开外的拉特兰和伯灵顿铁路的交界位置，上面沾满了盖奇的脑组织和血液，血肉模糊。尽管铁棒从盖奇颧骨下方的位置插入，从额头上方穿出，损毁了他大脑额叶的大部分组织，但盖奇还是幸运地活了下来。似乎事故不久后，他就可以清晰地说话了。然而，他的伤口愈合以后，他和从前判若两人。他的医生记录道："间歇性情绪失控、粗鄙无礼、有时脏话不断（以前没有这个毛病），对同事也鲜少尊重，别人的约束或者建议一旦不顺他的意，他就会很不耐烦。"他的朋友们认为他"再也不是以前的盖奇了"。他的雇主也发现他的性格变化实在太大了，于是不再继续雇佣他。由于无法继续从事铁路工作，盖奇进入巴拿姆马戏团，作为一种奇观供人欣赏。

还有类似的案例——脑手术之后，患者大脑额叶的功能发生了奇妙变化。1930年，一名简称为患者A的美国男子由于患了脑肿瘤，额叶被大面积切除。术后，医生报告称他僵硬木讷，却又经常狂喜。这两项特征完全不符合他以前的性格。奇怪的是，手术后唯一不变的似乎是他的智力。报告称，即使切除了大脑额叶，他的智商也没有下降。

来自葡萄牙里斯本的60岁的神经学家埃加斯·莫尼斯(Egas Moniz)也参加了那天在伦敦国王学院举办的会议，聆听了雅格布森关于黑猩猩贝基的介绍。莫尼斯身材高大，泛着光泽的假发遮住了光秃的头顶。他询问雅格布森：贝基的实验结果能否用于研发精神疾病的新疗法？能否通过改造大脑额叶来调节精神病患者的极端情绪？雅格布森的回答是：他其实没怎么考虑过这个问题，因为他是一名实验心理学家，而不是临床精神病学家。事实上，在莫尼斯参加这次会议之前，他既不是实验心理学家，也不是临床精神病学家。但是，一想到回到家乡后可以将这个实验应用于实践，他就兴奋不已。虽然他没有可以用来做实验的黑猩猩，但是他知道在什么地方可以接触到住院的精神病患者。

　　莫尼斯于1874年11月27日出生在葡萄牙北部的一个沿海小村庄——阿旺卡。他从小听叔叔讲述这个国家往昔的殖民历史：这个辉煌一时的帝国是如何令殖民地遍布全球，从亚洲到南美洲，再从非洲到大洋洲的。仅仅是莫尼斯家族的历史都已经在阿旺卡延续了500年。但是，随着葡萄牙帝国的没落，家族的财富也烟消云散，莫尼斯的双亲、兄弟和亲爱的叔叔分别不幸去世，莫尼斯成了这个兴盛一时的贵族家庭唯一的幸存者与继承人。

　　莫尼斯于1899年从科英布拉大学毕业后，先在医学院担任讲师，之后在巴黎接受神经学训练，再后来担任了葡萄牙驻西班牙大使。在从政期间，他遇到了诺贝尔奖得主拉蒙－卡哈尔 (Ramon y Cajal)。在巴塞罗那工作的卡哈尔发表了一些错综复杂又无比精美的脑图谱，展现人类神经系统，并通过一系列同样复杂的实验，充分证明了突触的存在 (神经元之间的微小间隙)。当时的莫尼斯不会想到，自己后来将跟随卡哈尔的脚步，荣膺诺贝尔奖，成为首名获此殊荣的葡萄牙科学家。

　　莫尼斯直到晚年才有了第一个科学突破。当时，50岁出头的他在里斯本大学任教，发表了第一张脑血管造影照片。这是一项早期的脑成像技术，原理是将不透明的液体注入血管，并用X射线捕捉它在大脑中的流动路径。通过这项技术，人们可以检测脑部血液阻塞或血管分流的区域，从而印证该区域存在异常，如脑肿瘤。这项横空出世的脑成像技术实在是太振奋人心了，地位相当于如今的功能性磁共振成像技术（MRI）。莫尼斯专心致志，大胆创新，决心为辉煌的家族史再添光彩。他围绕血管造影术发表了100多篇文章，出版了2本书。他被誉为20世纪最杰出的神经学家之一，为许多科学家指引了前进的方向。

莫尼斯参加了1935年在伦敦举行的第二届神经病学会议，并展示了他在血管造影术方面的成果。会议室的一面墙上贴满了他的照片。当他坐在会议室聆听雅格布森谈论黑猩猩贝基时，他意识到了自己的下一步该研究什么。他不会再去研究如何实现因肿瘤而导致的大脑堵塞区域的成像，而是如何人为引入堵塞。"他将实验室的观察结果如此迅速，甚至有点戏剧性地转化为临床治疗，这在医学史上实为罕见。"一名精神科医生后来如此评价道。

1935年11月12日，距伦敦神经病学会议结束已经3个月了，一名患有严重抑郁症和妄想症的女人接受了全身麻醉，在圣马尔塔医院的外科手术室等待手术。这座医院是一幢瓷砖装饰的巴洛克风二层建筑。24岁时，莫尼斯痛风发作，双手肿胀，此后便无法进行细致的手术操作，但他竭力引导手下的神经外科医生佩德罗·阿尔梅达·利马

(Pedro Almeida Lima) 进行了这场手术。患者从前额到耳后的头发都被剃光了。为了避免感染，他们为患者裸露的头皮涂抹了纯乙醇。接着，利马在这名处于麻醉状态的患者的头骨上钻了两个洞，分别距离头顶正中线几英寸，就像两个长在头上的眼窝。接着，他将钻头换成了锋利的手术刀，切开了液体盈溢的空腔，即"硬脑膜"，该部位在头骨与脆弱的大脑之间起缓冲作用。利马排出从空腔中溢出的液体，烧灼血管，进行消毒。这时，他看到了大脑皮质富有光泽的粉红色褶皱。皮质是大脑的外部区域，决定着人类的抽象思维、意识和自我——正是因为这些特质，人类才独一无二。为了触及额叶底部，即眼窝后方正上部的区域，利马使用皮下注射针头穿过大脑皮质，在那里注射了几滴纯乙醇，让神经元脱水，从而损坏该区域的所有神经元。莫尼斯将这个被破坏的区域称为"额叶屏障"，他认为破坏这个区域可以帮助患者摆脱固着思绪。

这名女性患者醒来后，莫尼斯宣布手术成功了。她的抑郁和焦躁已经消除，莫尼斯称之为"临床治愈"。在接下来的4个月时间里，莫尼斯和利马为里斯本米格尔·邦巴尔达精神病院的精神病学教授何塞·德·马托斯·索布拉尔·希德 (Jose de Matoz Sobral Sid) 介绍的患者做了相似的手术。其中9名被诊断为抑郁症（7名女性患者和2名男性患者），6名是精神分裂症患者，2名是恐慌症患者，还有1名患有后来被称为"双相情感障碍"的疾病。在为第7名患者实施手术以后，他们将乙醇替换为莫尼斯称作"脑白质切断器"（leucotome）的尖锐金属仪器。"leuko"在希腊语中的意思是"白色"（如脑白质），而"tome"的意思是"切割工具"。脑白质切断器跟一根筷子差不多尺寸，一端装了一个可伸缩的线环。当线环旋转时，它就会在接触到的软组织处制造一个圆形切口。为了将额叶与大脑下部彻底分离，莫尼斯建议利马钻出4~6个切口，大脑两侧各两个。这一技术被称为"取芯术"，而这场切割刚好位于前额叶后部的脑白质的手术则被称作前额叶白质切断术（prefrontal leukotomy）。

在伦敦神经病学会议结束不久后，莫尼斯写道："只有沿着生物器官方向探索，这门科学（精神病学）才有可能取得实质性的进展。"作为一名严谨的生物精神病学家，莫尼斯根本无法接受弗洛伊德提出的心灵、自我以及无意识理论。他认为精神疾病的根源在于大脑神经的精密连接出了问题，就像断腿是骨折的结果。对莫尼斯来说，抑郁症、精神分裂等疾病都是由"连接固着"导致的，也就是说大脑的通路被过度使用了，就像拥堵的高速公路一样。生物层面上的堵塞会衍生为强迫症性质的想法或行为。莫尼斯这样描述重度抑郁症患者："他们永远生活在焦虑之中，这种焦虑是由一个主导他们生活的固着想法引起的。"他还提到："这些病态的想法根植于调节并刺激意识、确保意识持续运转的突触复合体当中。"在莫尼斯看来，解剖构造与行动之间的关系揭示了精神疾病唯一的治疗方法："我们应该改变这些突触的调节方式，调整冲动的传递路径，从而修正对应的想法，强制大脑的思绪向不同的路径传导。"那么，莫尼斯可以阻止抑郁症患者大脑病态思绪的流动，或改变那些思绪的流动方向吗？他可以通过一个简单的外科手术将患者从固着思绪中解救出来吗？莫尼斯表明，正如做完外科手术后的贝基变得更快乐、更坚忍一样，将额叶与大脑其他部分断开后，抑郁患者就会加入贝基的"快乐邪教"。

莫尼斯后来辩解称，早在听到黑猩猩贝基的故事之前，他就已经在思考前额叶白质切断术了，但这一说法似乎缺乏有效证据。粗略浏览一下当时的科学文献，我们就会发现当时世人对额叶的功能仍未形成清晰的认知。比方说，耶鲁大学灵长类动物研究中心的卡莱尔·雅格布森与约翰·富尔顿对黑猩猩的研究为额叶手术的不确定性提供了宝贵的见解。贝基的"栏中好友"露西（另一只黑猩猩）也接受了同样的手术，但它却从冷静温和变成了脾气暴躁、乱丢粪便的模样。同样一场手术却带来了截然相反的两种结果。

神经科学家、历史学家埃利奥特·瓦伦斯丁（Elliot Valenstein）写道："在回顾有关额叶的文献时，莫尼斯仅从中提取了对自己的论证有利的部分，而忽略了其余内容。"

1936年7月26日，医学心理学学会在巴黎召开，莫尼斯的一个学生表示：20名接受了前额叶白质切断术的患者中，有14名有所好转。另一名与会者，邦巴达精神病院的教授索布拉尔·希德称他的患者在手术后严重"消瘦"，并且表现出"人格的退化"。"至于（莫尼斯）用来解释其方法之成功的'功能固着假说'，"他补充道，"纯粹建立在对大脑的虚幻想法之上。"

尽管这种方法立即便招致了猛烈的抨击，但没过多久，罗马尼亚、意大利、巴西以及古巴都有医生为患者实施了脑叶白质切断术。可即便是在这些国家，这种手术的接受度依然极低。很多精神病学家都很犹豫，对于诸如抑郁症这类精神疾病的治疗，是否应该采取如此极端并且会带来永久性改变的治疗手段。1936年的春天，一名来自乔治·华盛顿大学的美国精神病学家翻开了莫尼斯记录的第一份脑叶白质切断术的手写报告的副本，认为这份手稿通篇都迸发出精神病学的革新意义。这名美国精神病学家的名字是沃尔特·弗里曼（Walter Freeman），一个留着山羊胡须、经常拄着拐杖走路的男人，他魅力非凡，却也饱受争议。

"大脑已不再神圣"

即使是在周末上课，沃尔特·弗里曼医生的课堂也总是座无虚席。学生们周末不去参加社交活动或者睡懒觉，而是选择来听他的大脑解剖学与精神病学课程，甚至有一些学生会带着他们的约会对象来听课。弗里曼不仅是讲师，还是一名表演家。"在大萧条这段黯淡紧张的日子里，弗里曼的课程成了娱乐的替代品。"他的传记作者杰克·埃尔-海（Jack El-Hai）写道。弗里曼站在讲台前，双手在黑板上作画，这么做不仅是为了节省时间，更是为了烘托他的表演气氛。他把大学精神科病房里的患者视为鲜活的案例，在课堂上讲给学生听。在他眼中，这些患者不过是一种教学工具，他丝毫不在意他们的感受或隐私。对听众们来说，弗里曼对待病房里的患者和对待停尸房里的尸体没什么两样，反正都是切开他们的大脑。只不过，解剖尸体大脑用的是手术刀，而讲述患者大脑状况时用的是他的俐齿伶牙。

弗里曼被誉为天才，年纪轻轻就成了精神病学颇具影响力的人物。1926年，位于华盛顿市中心的乔治·华盛顿大学任命年仅31岁的弗里曼为他所在院系的系主任。一年后，他担任美国医学会的秘书。这个学术性职位为他从全局审视并推进精神病学领域的一些发展提供了机会。和埃加斯·莫尼斯一样，他也在1935年8月那场于伦敦举办的神经病学会议上展示了自己在脑成像方面的研究成果。

正是在那场会议上，两人第一次碰面。一年后，弗里曼读到了莫尼斯已经将自创的"固着思绪"理论在里斯本付诸实践的文章。弗里曼开始与乔治·华盛顿大学内技术精湛的神经外科医生合作。詹姆斯·沃茨（James Watts）医生身材高大，胡子总是刮得干干净净，性格沉默寡言，对脑科学和神经外科怀着同样的热忱。他曾经是约翰·富尔顿在耶鲁大学灵长类实验室任职时的学生，而且在富尔顿对黑猩猩贝基实施手术之前，他就已经见过贝基了。贝基在手术结束后，再次见到沃茨时，一改往常的暴躁脾气，不仅跃过几排座位主动迎接他，还用双臂搂住他的脖子，充满爱意地拥抱他。然而，富尔顿对待沃茨显然没有贝基那么爱意满满。这个学生的严肃气质与他本人的活泼性格形成鲜明对比。即便如此，富尔顿也不禁钦佩沃茨作为一名外科医生的精湛技术。他曾经如此评价道："那是我在手术台上见过的最漂亮的一双手，实在是非同寻常。"

即使是技术最精湛的外科医生，也只有在配备良好的工具时，才能发挥自己的才能。与莫尼斯碰面后不久，弗里曼便和沃茨从莫尼斯进货的同一家法国供货商处订购了几台脑白质切断器，开始对存放在停尸间的大脑标本实施前额叶白质切断术。在医院阴冷的地下室里，一项充满前景的合作就此展开。

　　1936年秋天，在二人对自己的"取芯术"的精准度感到满意后，他们第一次为活人进行了手术。爱丽丝·哈马特 (Alice Hammatt) 是一名来自堪萨斯州托皮卡的 63 岁的家庭主妇。20 多岁首次怀孕并经历孩子夭折后，她长时间陷入了精神痛苦之中。她难以入睡，经常感到焦虑不安，陷入抑郁情绪，还有自杀倾向。对于这台手术，她最担心的便是必须舍弃一头长卷发，因为医生要在她的头骨上钻洞。手术过后，弗里曼记录道：她"已经不在意"自己的外表了。弗里曼和沃茨一共在她的头骨上钻了 6 个洞，比莫尼斯的手术还要多 2 个洞，这意味着弗里曼和沃茨将开始发展他们自己的前额叶白质切断术。事实上，不久后他们将这一手术重新命名为"脑叶白质切除术"，因为他们不仅切断了脑白质 (即脑叶白质切断术)，还从额叶中提取出了核心部分 (如果叫额叶切除术的话，那意思就是完全切除大脑额叶)。

　　虽然弗里曼不愿太快下定论，但他认为自己对哈马特作的手术在总体上还是成功的。他写道："目前尚不确定是否会对额叶造成永久性损伤，但患者在手术前的焦虑和抑郁得到了缓解。"

　　虽然脑叶白质切除术常用于治疗慢性精神分裂症，但接受该手术的第一批患者大都患有当时所谓的更年期忧郁症和激越性抑郁症。他们都是在晚年出现了可怕的幻觉和病理性恐惧。这些人多年来一直好好的，从未出现过任何精神病症状，但四五十岁时却突然变成了精神病院常见疾病的受害者。一名作者在20世纪30年代写道："患上更年期忧郁症的通常是那些孱弱的老人，无论男女，他们失去了活动能力，只有头部可以从枕头上抬起来。他们还会出现帕金森病的症状，如面具般僵硬的脸上露出痛苦的神色……如果你有能力让他们开口，他们就会说有多么绝望，自己有多么邪恶，注定要生病、死亡，如果有阴间的话，那他们到了阴间也会过着凄凉的生活。"

更年期忧郁症跟躁郁性精神病有什么不一样吗？这一点还有待商榷。毕竟年轻患者也会出现类似的自责情绪，产生罪恶深重的错觉。但更年期忧郁症的某些特性足以使之归为一个独立的分类。这种精神疾病发病较晚，患者在此之前没有任何精神疾病史，但在患病后陷入无尽的绝望。更年期忧郁症患者与年轻的抑郁症患者在发作前的性格也似乎大相径庭。在抑郁症发作前和两次发作之间，年轻的抑郁症患者在外人看来都是情绪稳定、活泼外向的。而更年期忧郁症患者一般都比较内向敏感，日复一日地过着乏味、按部就班的生活。一名作者曾这样描述更年期忧郁症患者："兴趣范围狭窄，适应能力差，不合群，无法维系友情，包容度低，难以建立亲密关系，坚持苛刻死板的道德准则。"

对某种秩序的强迫性观念往往是晚年衰退的征兆。到了中年，人生自然会发生转变，于是他们严苛的生活规律被打破。孩子长大离家，亲友生病、离世，离婚或是他们厌倦了自己的配偶，所有这些都可能让他们沉湎于过去，纠结错失的机会和永远都够不着的未来。一本1956年出版的教科书这样写道："他们满脑子都是追悔莫及的过去……"

在埃米尔·克雷佩林最终将更年期忧郁症纳入躁郁性精神病的诊断之前，他对自己医治过的这类典型患者进行了敏锐的观察。"他们不断地回忆一些遥远而无关紧要的事件，比如童年偷水果、对父母的反叛以及对朋友的冷落，"他写道，"而这些回忆是他们当前最大的焦虑来源，令他们异常难受。"他注意到这种幻觉夹杂着强烈的宗教色彩，具体体现在患者絮絮叨叨的念咒行为或者是情绪激动的白日梦。"他们认为自己罪孽深重，亵渎了圣餐面包，对耶稣的画像吐口水。他们觉得自己一无是处，应该被活埋，或者绞死也不错。"更年期忧郁症患者鄙视自己，将自己的行为和过去的事情当成是需要接受宗教惩罚的最恶劣罪行。他们既贬低自己，又把自己看得太重要。

他们反复出现这些症状：绞扭的手，不安地来回踱步，忧心忡忡地沉浸在一些挥之不去的想法当中……更年期忧郁症患者的存在印证了埃加斯·莫尼斯的理论。他们的身心都已经僵化，而且因为他们罹患的是慢性疾病，而不是时而抑郁、时而清醒的状态，所以人们认为有必要动用最极端的治疗方式来终止他们的痛苦。那些患者迫切希望解脱，他们面临着自杀或活活饿死的危险，于是前额叶白质切除术很快成为更年期忧郁症患者的首选疗法。一场短暂的手术过程就可以帮助他们摆脱那些病态的执念。"所有接受了前额叶白质切除术的患者都对手术治疗反应良好。"两名马萨诸塞州波士顿的精神病学家在一篇发表在美国前沿的医学杂志《新英格兰医学杂志》（*The New England Journal of Medicine*）上的论文中写道。

截至1936年11月18日，距离弗里曼和沃茨的第一台手术才过去2个月，他们就已经完成了6台脑叶白质切除术。和莫尼斯一样，弗里曼与沃茨的临床报告也提到了这种手术的优点，同时还告诫同行谨慎采取这种手术，防止滥用。"患者们变得平和自在，经过手术之后，亲属们照顾起来轻松多了，"弗里曼和沃茨记录道，"我们还想强调一点，不分情形地盲目实施这种手术会造成巨大的伤害。目前而言，只有少数严格筛选出来的、保守治疗无效的患者可以实施脑叶白质切除术。"此外，他们还提醒道："每一名接受该手术的患者都可能会失去一些东西，比如他们性格当中与生俱来、闪闪发光、独具个人特色的部分。"

从一开始，弗里曼和沃茨都不认为脑叶白质切除术可以治疗慢性抑郁症或其他精神疾病。脑叶白质切除术无法让一个人恢复健康，也不能让时光倒流，但它可以让一个人变得平和、坚忍、自在。患者不再强烈渴望了结生命，而是转变为对周遭一切事物保持麻木状态。原来没完没了地担忧，现在却几乎毫无情绪波动。一个曾经坐立不安的人，如今却每天坐在同一个位置一动不动地凝视窗外。一名作者后来写道："这些患者虽然免除了精神冲突的痛苦，但是他们似乎失去了全部的情感体验，无论开心还是难过。护士和医生们对他们的评价无非就是：迟钝、冷漠、无精打采、无欲无求、木然、昏昏欲睡、平和、漠不关心、单纯、温顺、需要督促、被动、缺乏自主性、没有目的或目标、忧心忡忡、依赖他人。"

患者手术前是什么情况，他们的家人再清楚不过了，但家人们都说他们的术后转变太大了。"我丈夫的病可能好多了，但他好像不是原来的那个他了，"一名精神分裂患者的妻子这样说道，"我怀念从前的他。"一名家长说她的女儿"好像换了一个人，我虽然和她的肉身待在一起，但不知道她的灵魂去了哪里"。

仅根据耶鲁大学进行的黑猩猩实验和少量人类手术后脑额叶损伤的样本，这项手术实际会对患者带来怎样的影响，一直没有确切的说法。沃茨后来在20世纪70年代的一次采访中承认："我们可以十分确定，手术能缓解某些症状，比如弱化自杀冲动，但我们无法确定他们的性格会发生什么变化。"

　　1937年末，弗里曼和沃茨将莫尼斯的"取芯术"替换成了他们命名的"精密法"。他们不再使用可伸缩的线环在大脑中切下一个小球，而是设计了一种类似黄油刀加毛衣针的切割工具。该工具表面平坦，边缘标注的刻度可以测量出切割的深度，不同于此前只是粗糙地掏一个洞，新工具能干净地切除局部。（来自华盛顿的制造商将他们两人的名字刻印在了工具的把手上。）沃茨会在患者的头骨上做一系列的标记，以此来引导下刀。首先，多块额骨融合在一起的曲线（称为"冠状缝"）可以作为天然的标记，沃茨沿着这条线在太阳穴上方钻2个孔，接着根据位于鼻腔上方的骨弓粗略估计额叶切割的深度。

　　方法上的改良很快迎来了理论上的革新。1939年，美国第一台脑叶白质切除术实施3年后，弗里曼提出，这种手术不仅消除了"固着思绪"（如莫尼斯所说），还切断了额叶与作为"情感中心"的丘脑之间的连接。弗里曼认为，他们对这种连接的破坏越严重，一个人大脑中由丘脑传导的情感冲动就会被削弱得越厉害。对于那些情形更严重或"治不好"的精神分裂症患者，沃茨为他们实施了"激进

的"脑叶白质切除术，将额叶的大部分与下方的丘脑完全
隔绝。头痛、尿失禁、精神错乱、情感淡漠等常见副作用
可能会更加常见、更加严重。不过，面对那些激越型更年
期忧郁症患者时，二人实施的是"最低限度"或"标准程
度"的脑叶白质切除术，仅切除一小部分的额叶，抑郁与
焦虑的症状就会得到缓解。"积年累月的抑郁情绪奇迹般
消失了。"一位医生记录道。

　　当时，外界对前额叶白质切除术争议不断，支持者和
反对者的态度就像这种手术的结果一样，是彻底的割裂。
有些人认为该手术代表了生物精神病学的未来，对患者而
言，原本治疗手段极为有限，该手术的出现如同久旱逢甘
霖。其他人则认为这无异于往昔极端的放血疗法。一名精
神科医生在该手术初次实施不久后表示："这不是手术，
而是致人伤残的酷刑。"

　　1941年4月，在俄亥俄州克利夫兰举行的一场美国精
神病协会会议上，几个人展开了一场关于脑叶白质切除术
的激烈争论。当然了，沃尔特·弗里曼是焦点所在。6名
专家详细讨论了神经外科学（脑部外科手术的统称）的优点和局限
性。弗里曼首先定义了额叶，额叶影响一个人的预见性。
他说："也就是展望未来的能力和自我意识的能力。"他认

为脑叶白质切除术破坏了这些特质。患者术后对自己失去了兴趣，再也没有了先前的内疚情绪或是迫害妄想，表现出这两种核心症状的抑郁症患者是脑叶白质切除术的最佳人选。剥离了预见性，患者就会生活在当下，不再担忧未来。"他们的过去和未来交叠于当下这一刻，"心理学家玛丽·弗朗西斯·罗宾逊（Mary Frances Robinson）写道，"他们尽力应对当下遇到的任何情况，然后很快就能调整好心态应对新的情况。"

随后，在场的另一名专家莱尔利（Lyerly）医生描述了他诊治的24名更年期忧郁症患者。尽管不是所有人都康复出院了，但据他所说，70%以上的患者都有了好转。"所谓'好转'，指的是从极度严重的抑郁状态中走了出来，表现出愉快、爽朗、甚至有些振奋的样子，"他说，"患者在早上总是微笑着醒来……他们不再是医院里的重点关注对象。"随着自杀念头的弱化，他们也不再需要强制喂食。所有人都开始自行进餐，一顿接一顿。虽然有人提出这种食欲激增是大脑损伤造成的，但弗里曼反驳说：这是他们由于精神健康的恢复带来的意外结果。"体重增长不过是他们对现状满意的一种体现"，他对专家组其他成员说道。

继莱尔利医生之后，法恩赫斯特的特拉华州立医院院长M.A.塔鲁米安兹（M.A. Tarumianz）也补充说明了他取得的进展。弗里曼和沃茨发明"精密法"不久后，塔鲁米安兹对8个患有重度抑郁症的患者实施了这一手术。患者的年龄介于37~66岁之间，其中7个有自杀倾向，2个多次自杀未遂。手术过后，他们都展现出惊人的转变，其中两个甚至回去工作了。

脑叶白质切除术显著降低了医疗成本。如果精神病院的住院患者出院回家，甚至能够回归职场的话，他们就不再需要依靠政府救济了。住院时，专业的精神医师、临床医生、药物以及监护成本、高昂的医疗费用一路攀升。而且，由于精神病院的资金来自纳税人的税金，如果某种疗法可以减少住院人数，那么全体国民的经济负担就会减轻。塔鲁米安兹告诉专家组其他成员，通过粗略计算可知，脑叶白质切除术每年可以为精神病院节省35.1万美元的费用。

但上述计算结果背后隐含着现实的危机。塔鲁米安兹在计算省下的费用时，不仅纳入了康复出院的患者，还算上了在治疗过程中去世的患者，尤其是因脑叶白质切除术去世的患者还不少。若由技术娴熟的外科医生作手术，手术期间或不久后去世的患者比例为2%~4%，通常是因为手术过程中不慎切到了大脑的某条主要血管。这还没算上那些没有公示的案例，实际死亡比例可能达到10%，甚至是20%。10%只是塔鲁米安兹的保守估计。这个数字就像房间里的一头硕大的公象，明明如此显眼，人们却视而不见，似乎它只是病例报告上面一个微不足道的污点。塔鲁米安兹表示："目前为止，除了死亡病例，我还没有看到过任何一例反应不佳的报告。"

来自芝加哥的精神分析师罗伊·格林克（Roy Grinker）曾在欧洲接受过弗洛伊德的训练指导，他为这场讨论贡献了一番理智的发言。尽管他不反对脑叶白质切除术，但在缺乏经验和实验数据的情况下，他拒绝贸然下定论。他认为计算经济成本毫无意义。精神病院节省的这笔费用，很快就会被患者的家庭或者社区填上。格林克对专家组成员们说："从长远来看，经济效益不明显。"然而，他最关心的问题是：假设患者不做任何手术，是否也能完全康复？虽然格林克没有说出这个专业术语，但他当时在担心手术只是"安慰剂效应"。"你们以前对那些长期住院的患者几乎不闻不问，"格林克说道，"现在出现了这种新手术，你们一下子来了兴致，将患者推进手术室，为他实施手术，安排护士照顾他，高度关注他，还动用了各种他从未体验过的心理疗养手段，然后你们有了一些成效。"谁能确定术后的成功结果究竟来自手术还是治疗过程中的其他因素呢？格林克补充道："那些患者才得了精神疾病几个月就动手术，我之前就说过这种现象有多么不可思议。显然，这样的时间太短，不够自然恢复过程起效……但是，一旦做了手术，后果是不可逆的。"

　　尽管1941年的科学期刊也出现过类似的批判，但这些批判之声似乎对公众的看法没有影响。20世纪40年代初期，记者们在撰写关于脑叶白质切除术的文章时大多持乐观态度。按照报纸和杂志上的说法，精神疾病从此就有救了，而且沃尔特·弗里曼会成为世人心目中的耶稣：一名身着白袍，胡子稀疏的男子创造了奇迹。1941年5月24日，克利夫兰会议结束一个月后，《周六晚邮报》（Saturday Evening Post）围绕沃尔特·弗里曼和詹姆斯·沃茨刊登了3页专题报道。"大脑已不再神圣，"科学作家、编辑瓦尔德玛·坎普弗特（Waldemar Kaempffert）写道，"外科医生们现在做脑部手术就像切阑尾手术那样轻松。"这不是在批判精神病学采取了一种如此激进的疗法，而是一份祝贺声明，肯定了精神病学在临床治疗和对精神疾病的认识方面的进步。患者是这种冒进疗法的真正受益者。"一个曾经充满苦难、残忍与仇恨的世界，现在阳光普照，亲切友善，生命开始绽放光芒。"坎普弗特写道。报纸上刊登的是弗里曼和沃茨戴着口罩、身穿手术服、手指向头骨X光片的照片，他们被描绘成勇于引领精确医疗走向光明未来的探险家。

　　弗里曼、沃茨以及他们的同事、乔治·华盛顿大学心理学联合教授塞尔马·亨特（Thelma Hunt）在1942年合著出版的教材《精神外科学》（Psychosurgery）中详尽讲解了脑叶白质切除术与类似手术，题献特别提及埃加斯·莫尼斯，称他为"构思并对精神疾病实施行之有效的手术的第一人"。1939年，莫尼斯在里斯本遭到一名妄想症患者开枪袭击，中了4枪，身受重伤。尽管最后保住了性命，但他却落下终身残疾，还经历了几个月艰苦的复健治疗，再也无法恢复如初。在写给弗里曼的信中，他告诉这个年轻后继者自己近期的身体状况。莫尼斯当时已经退休，年近古稀之年，此后便潜心写作，只是偶尔指导一下这项他本人发明的手术。

　　《精神外科学》的出版是脑叶白质切除术历史上一个重要的转折点。这本教材巩固了人们对精神病学的认知，脑叶白质切除术已经成为沃尔特·弗里曼和他的外科手术助手乃至全美精神病学的专长。这本教材基本出自弗里曼，文辞流畅，带领人们踏上了一段引人入胜的旅程：从古代在颅骨上钻孔，到与额叶功能有关的各种理论，再到前额叶白质切除术，而后者源自莫尼斯在伦敦神经病学会议听到的关于黑猩猩贝基的报告。弗里曼于1936到1941年间实施了80场手术，他得出如下结论：脑叶白质切除术对存在严重激越或固着妄想情形的抑郁症患者的效果最佳。总体而言，这类患者大约有三分之二（63%）有望在脑叶白质切除术后改善病情。

59岁的E.G.女士是一名管家，她的抑郁症每隔10年便会复发。她是脑叶白质切除术的经典案例，也是《精神外科学》提到的第一名患者。在手术前，她坐立不安，不停地搓着双手，仿佛在涂护手霜。她似乎总是在神游，注意力持续时间很短。尽管她没有自杀的打算，但她却希望自己可以早点死。弗里曼写道："当时她处于极度抑郁的状态。"1937年4月17日，在征得本人、她的家人以及神父的同意后，医生为E.G.女士注射了吗啡和麻醉剂，并对她进行了脑叶白质切除术。"她在手术过程中睡着了，还发出轻微的鼾声，"弗里曼写道，"患者出血量极少，离开手术台时状态好极了。"

2周后，E.G.女士出院了。起初，她意识混乱，还有尿失禁的症状。慢慢地，这些症状消失，她的创口也愈合了，而且新长出来的头发盖住了手术的疤痕。"别人都说我看起来年轻了10岁，"据她个人记述，"当我疲倦的时候，眼皮底下还是会出现黑眼圈，但没有之前颜色那么深了。"她大部分的时间都在姐姐家待着，继续从事管家的工作，还喜欢去附近的影院看电影。在手术之前，她连动身去电影院都觉得辛苦，在抑郁症患者看来，出门总是痛苦、没有意义的。"但昨晚我真的乐在其中，"她告诉弗里曼，"我完全沉浸在电影之中，忘记了自己的存在，从电影院出来后，感觉心旷神怡，而不再像以前那样疲惫。"

E.G.女士对出院后的居家生活很满意，但其他患者就不一定这么幸运了。一名抑郁症患者在手术过程中由于医生意外割伤向额叶输送血液的大脑前动脉而不幸去世。还有一名患者，尽管弗里曼从未透露她的姓名，但她其实是美国未来总统约翰·肯尼迪（John F. Kennedy）的妹妹罗斯玛丽·肯尼迪（Rosemary Kennedy）。1941年11月，她经历一场失败的脑叶白质切除术后落下终身残疾。《精神外科学》仅仅将她概括为"结果不太好"的案例之一，这一避重就轻的描述实在令人悲痛。

老约瑟夫·肯尼迪（Joe Kennedy Sr.）不仅是富商，还是投资人、政治家，他的人生可谓非常成功。但他常年来有一块心病——大女儿罗斯玛丽让他很头疼。尽管罗斯玛丽怎么看都像一个完美的小孩：姣好的容貌，一头长卷发，笑起来露出整齐的牙齿，但老约瑟夫觉得她的内心深处藏着一股与外表不相称的情绪暗流，这个年轻的女孩注定会玷污家族的名誉。她不遵守家规，没有成为一个文静、有教养的淑女，而是异常叛逆，总是夜不归宿。老约瑟夫认为，她的性格发生变化是因为进入了青春期。但早在婴儿时期，罗斯玛丽就已经出现异样了。与她的8个兄弟姐妹相比，她做不到像他们一样在阅读和写作课上游刃有余。这个家庭当中的其他孩子都在学校表现优异，罗斯玛丽却总是留级。用现在的专业术语说，她有学习障碍，但当时人们普遍认为这是智力缺陷，说是她当年从母亲肚子里出来时缺氧导致的。

尽管存在这样的缺陷，但罗斯玛丽在任何公开场合都表现得落落大方、应对自如。少女时期的她和家人一起出席了著名的伦敦秀，与皇室成员一同漫步白金汉宫。她身着拖尾白裙，露出灿烂的笑容，众人的目光纷纷投射在她身上。吸引异性的注意力对她来说不成问题。和大部分年轻女孩一样，她开始对男孩们着迷，享受与他们调情。她当时在华盛顿修道院学校就读，晚上会偷偷溜出去喝酒，放纵到凌晨，通过这种方式排解家族对她造成的压力。据肯尼迪家族的一名传记作者说，学校里的修女都担心"她会不会到处勾搭男人，接着闹出怀孕、染病的丑闻"。

在罗斯玛丽21岁那一年，肯尼迪家族成员们愈发不能理解她的种种行径。她在家里乱丢乱砸东西，但凡受一点儿刺激，她都会尖叫着冲回房间，有一次还踢了祖父的腿肚子。除了易怒、暴躁，她还经常闷闷不乐。这种情绪可能来源于因与整个家庭格格不入所产生的孤独感。肯尼迪家族这一代有9个孩子，罗斯玛丽显然跟其他8个兄弟姐妹不是一类人。

她的父母担心她的行为是"受到某些神经系统紊乱的刺激，并且有加剧的趋势"。因此，老约瑟夫·肯尼迪未经妻子同意，联系了一名波士顿的医生，询问他当时最新的精神外科手术是否可以"修复"他女儿的怪异行为。对方给他的建议是，手术的风险太大，不值得一试。然后，老约瑟夫去了沃尔特·弗里曼和詹姆斯·沃茨位于华盛顿特区的办公室，那儿离罗斯玛丽的学校不远。沃茨告诉老约瑟夫，他的女儿患上了激越性抑郁症，临床证明脑叶白质切除术在减少极端情绪波动和情绪爆发方面的前景十分可观。

1941年11月，罗斯玛丽被绑在一张桌子上，医生只给她注射了局部麻醉剂诺维卡因来缓解她的疼痛。疼痛虽然减轻了，但她的意识全程都是清醒的。她能感受到钻头穿过坚硬的头骨时的振动，足足钻了两次，前额两侧各钻一个孔。据说，这是"一种比钻牙还要痛苦的研磨声"。当詹姆斯·沃茨放入脑白质切断器时，弗里曼跪立在罗斯玛丽身旁，询问她几个简单的认知问题：你可以从10倒着数数吗？你可以背诵主祷文吗？能背诵《上帝保佑美国》吗？

"我们根据她的回答来预估切口的深度。"弗里曼后来回忆道。

当头皮缝合完毕，麻醉剂效果消失以后，罗斯玛丽的智力水平降到了2岁小孩的程度。她无法正常行走，右臂垂在身体一侧，一动不动，甚至无法控制自己的大小便。罗斯玛丽在一家位于纽约北部的私人精神病院没待多久就离开了，后来在威斯康星州杰斐逊的圣科莱塔特殊儿童学校的一栋小楼里度过了余生，照顾她的护理员称这座小楼为"肯尼迪小屋"。凯特·克利福德·拉尔森（Kate Clifford Larson）在2015年出版的罗斯玛丽传记中写道："参与罗斯玛丽这场手术的护士因为罗斯玛丽的遭遇而受到了惊吓，终身不再从事护士职业，一辈子都活在该事件的阴影当中。"

尽管脑叶白质切除术存在着如此明显的风险，在一些起初对这种新疗法持观望态度的国家，医生们很快也开始采用脑叶白质切除术了。1943年，英国医生首次为患者实施脑叶白质切除术。一年后，苏联一些医院的精神科开展了独立的精神外科项目。随着手术的推广，外科医生们加入了五花八门的技巧，包括切口的角度、大脑切除部位的范围、使用的工具类型等，这些改动都是为了更好地适应患者的情况，或是更贴近当时最新的精神疾病理论。有些外科医生更喜欢打开头骨，而不是盲目地在两侧钻洞。弗里曼根本看不上这些技巧，他写道："外科医生只是看到亲手切下来的东西，但其实并不清楚他们看到的是什么。"无论他们如何处理大脑组织，是冷冻，灼烧，或者像意大利面一样吸出来，弗里曼和沃茨始终坚持他们信奉的精密法。"我们宣称我们的方法才是最好的，"沃茨说道，"但是人们普遍很难认清这一点。"

英国的顶级外科医生怀利·麦基索克（Wylie McKissock）极力倡导弗里曼和沃茨的脑叶白质切除术。他来自伦敦西南部温布尔顿小镇的阿特金森－莫利医院，职业生涯里总共进行了3000多次手术。"这个手术不需要太久，"他有一次这样写道，"一名熟练的神经外科医生只要6分钟就可以完成，鲜少超过10分钟。"钻孔、刺入、旋转、缝合，患者的性格就会从此改变。

20世纪40年代中期，弗里曼改良了他的精密法，降低了对技能和器械的要求，医生甚至都不需要培训就能上手。"精神病医院无比繁忙，什么都缺，唯独不缺患者，对此类医院而言，这无疑是最理想的手术，"弗里曼写道。他将这种手术称为"经眼眶脑叶白质切除术"，也就是后来公众所熟知的"冰锥法"。

跟前额叶手术不一样，经眼眶脑叶白质切除术不需要在头骨两侧钻两个孔，而是通过眼窝后方进入大脑。弗里曼手持一把锤子和一个像是锋利冰锥的工具，用力敲入脑腔，来回移动刀片，看不到在切大脑的哪个部位，切到了什么位置。由于这个简化方法加快了手术的速度，可以惠及更多患者，所以在全美精神病院及其周边的社区蔓延开来。弗里曼甚至开着一辆旅行车行驶11000英里"巡回"进行经眼眶额叶白质切除术。"术后形成的'乌黑的眼眶[1]'是美的标志，"他用在大学讲课时曾经使用过的冷酷口吻写道，"我通常要求家属为患者备好太阳眼镜，无需多余解释。"

弗里曼的母亲有一次形容他是"独来独往的猫"。他既独立，又孤独，独自一人也可以茁壮成长，不需要任何外界的鼓励。他与生俱来的性格特征在经眼眶脑叶白质切除术中发挥到了极致。他特立独行，离经叛道，即使是他最亲近的合作伙伴都不支持这种手术。耶鲁灵长类研究员约翰·富尔顿写信给弗里曼说："听说你在办公室用冰锥做脑叶白质切除术，你在干什么可怕的事情？为什么不用霰弹枪呢？这样还能快点了结！"弗里曼于1946年实施了第一台经眼眶脑叶白质切除术，而詹姆斯·沃茨则拒绝采用该方法，甚至无法容忍它的存在。"无论是精神疾病，还是身体疾病，手术干预都应该只针对已经尝试过保守疗法但没有出现好转的患者，或者明确知道保守治疗对他们无效的重症患者，"他写道，"在我看来，无论外科医生以多快的速度或多轻松的手段深入患者的脑腔，任何切割脑部组织的手术都是一场大手术。因此，严谨来说，只有接受过神经外科技术训练的医生才有资格实施手术，以便及时处理手术中可能出现的并发症。"弗里曼回信写道："我也同样坚持我的观点，这只是一项小手术，因为手术过程中没有切割或缝合的步骤，所以应该由精神科医生来实施。"

弗里曼不仅疏远了他最亲近的合作伙伴，还背离了生物精神病学的主流。他实施经眼眶脑叶白质切除术时太过随性。该领域的其他专家认为，实施任何形式的精神外科手术之前，医生都应该认真挑选合适的患者。在瑞典斯德哥尔摩工作的精神病学家斯诺里·沃法特（Snorre Wohlfahrt）在1947年说："随着采用和研究这种手术的人越来越多，人们越清楚地意识到，这种手术的巨大价值只体现在那些特殊病例身上。"如果选错了患者，那么就可能为患者带来永久性损害，或加剧患者原来的病情。

如此极端的治疗方法是怎么开始盛行的呢？为什么那么多德高望重的精神病学家对这种不可逆转且未经考证的外科手术抱有信心呢？他们似乎在探索任何一种有望救助患者们的可能性，而脑叶白质切除术确实有希望改变患者的生活。这种手术可以让思绪纷杂的大脑平静下来。沃法特说道："从几个大幅好转的病例来看，手术效果好极了。这些患者之前都是抑郁、拘谨、以自我为中心、顾影自怜的人，或者他们饱受某种强迫想法的折磨，影响到了日常活动。但他们在手术后恢复正常了，变得快乐、积极，从他们过去的压抑和无尽的担忧中解脱出来了……如果时间允许，我们还能多谈谈这些患者的丰富病例史和他们在性格上的剧变。"脑叶白质切除术的目的在于调节精神状态的可控程度，从而改善以前的症状。(这种手术方法曾被比喻为拔掉精神疾病的"刺"。)虽然患者的性格可能会发生不可逆转的改变，但手术有希望改善他们自身和家人的境遇。他们可以回到家中生活，甚至是回到工作岗位上。"如果医生的回报来自患者痛苦减轻后的满足感，"一名精神病学家写道，"那脑叶白质切除术确实为我们带来了这种回报。患者们感觉好多了，而且他们的家人也很满意。"相比常年住在拥挤不堪的病房里饱受折磨，深陷失眠困扰，忍受不合理的生活环境，患者本人和他们的家人都盼望回归正常的生活社区。此外，这项手术无疑有效减少了住院患者数量，而这通常是衡量某种治疗手段成败的标准。无论患者在术后处于何种状态，精神病学家和医生们都一致认为，离开医院的患者越多越好。

1949年，埃加斯·莫尼斯荣获诺贝尔生理学医学奖，因为"他发明的脑叶白质切断术对某些精神病具有治疗价值"。尽管这项荣誉直到今天依然饱受争议，引发激烈讨论，但也巩固了脑叶白质切除术作为生物精神病学领域一项杰出科学成就的地位。但事实上，历史进程走向了与这项备受追捧的精神外科手术完全相反的方向。

1953年，巴甫洛夫医学院精神病学研究所所长尼古拉·奥塞雷斯基（Nicolai Oserezki）在世界精神卫生联合会的一次会议上声明，任何一场脑叶白质切除术"都是对人道原则的侵犯"。他认为这种手术只会将患者变成"植物人"或是造成"智力缺陷"。多年来，苏联精神病学界对此手术展开了激烈争辩，而奥塞雷斯基也表达了他的担忧。尽管自1944年末以来，只有几百名患者接受了这种手术，但还是有人主张对慢性或治不好的精神疾病患者使用脑叶白质切除术。尽管不乏支持者，但根据精神病学家瓦西里·吉利亚罗夫斯基（Vasili Giliarovskii）直言不讳的批评和研究结果，苏联卫生部长于1950年12月9日签署了一项法令，勒令全国范围内禁止实施该手术。

一开始公众对脑叶白质切除术的乐观期待渐渐转变为广泛的谨慎态度或决绝的谴责之势。例如,《科学美国人》(*Scientific American*) 杂志在发表于1950年的一篇文章中写道:"声称所有接受脑叶白质切除术的患者都成了'植物人'的说法显然是在夸大其词,然而手术后果的严重程度应当引起我们的高度重视。"继苏联之后,很多国家也出台了禁止脑叶白质切除术的法令。不过,抑郁症的临床治疗之所以减少了脑叶白质切除术的使用,主要是因为另一种疗法的出现。在沃尔特·弗里曼第一次听说莫尼斯的前额叶白质切断术两年后,弗里曼的竞争对手发明了一种新的疗法。这种疗法的成本更加低廉,不需要对医生进行任何外科手术训练,效果也不仅是缓解焦虑患者的情绪反应。接下来,推动生物精神病学发生重大变革的疗法,并不是一种新发现的药物,而是一种对微弱电流的创新应用。

---

1 由于将工具从眼窝后方敲入大脑,因此患者眼窝会有淤青,形成乌黑的眼眶。——译者注

最强烈的反应

　　一则流言将罗马大学神经和精神疾病诊所的所长乌戈·切莱蒂 (Ugo Cerletti) 带到了屠宰场。1937年的春天，意大利的独裁者贝尼托·墨索里尼 (Benito Mussolini) 与阿道夫·希特勒 (Adolf Hitler) 开始勾结。当时，切莱蒂在罗马大学的一名同事告诉他，有些地方用快速爆发的电流来杀猪，他称之为"电屠宰"。一走进罗马的屠宰场，浓浓的粪便味道扑鼻而来，一群待宰的猪从鼻子发出嘈杂的哼哼声。很快，切莱蒂发现这则流言并不属实。电击过程如下：125伏的电流通过一个巨型卡钳般的机器传递至猪头两侧，猪立刻就会停止挣扎，瘫在石板上，像癫痫发作一样不停抽搐。整个过程虽然不堪入目，残忍至极，却残存着些人道主义精神。屠夫利用电击的手段，确保这些来自英格兰的大型白种猪在割喉前处于昏迷状态。切莱蒂注意到，当大型白种猪昏迷之后，如果没有将之割喉，那过一会儿之后它就会站起来，一路小跑回到同伴身边。它们也许看起来有些迷糊、疑惑，但总体上没有受伤。

　　"我突然灵光一闪，屠宰场里的猪说不定可以成为宝贵的实验素材。"切莱蒂写道。60岁的切莱蒂胸膛宽阔、头发乌黑、眉毛浓密，他脱下实验室工作服，换上脏兮兮的工装，双手举起大型卡钳般的仪器套在猪头上。他发现，一阵快速的电流会即刻引发癫痫发作似的反应。通常一次电击仅需0.1秒，除非电流持续超过1分钟（也就是将强度提升600倍），否则不会带来致命的危险。切莱蒂认为，电击的安全操作空间很大。"这些观察结果充分证明了一点：在头部施加零点几秒125伏的电流是无害的，这么短的时间就能保证引发一次完整的抽搐反应。"

当切莱蒂在屠宰场对猪做电击测试时，他的学生卢西奥·比尼（Lucio Bini）在学校的诊所，一栋赭色的3层混凝土建筑里忙碌着。他正在研究短暂的电击会对狗或其他实验室动物的大脑产生怎样的影响。20世纪30年代，生物科学领域尚未开始使用特定品种的小鼠和大鼠（如今的实验室动物），那时在实验室常见的研究对象是市政捕犬员捉回的流浪狗。比尼用他的桌面显微镜仔细观察，寻找神经损伤的迹象。哪根纤维错位了吗？哪个细胞的细胞核分裂了吗？这里有出血的迹象吗？每当他从其他的工作中稍微抽开身，他总会过来看一眼。当他在显微镜前观察时，据他的一个学生所说，他看起来"就像一只在天上盘旋的雄鹰，向下俯瞰搜寻地上的猎物"。切莱蒂和比尼都没有看到任何阻碍这项技术应用在人类身上的不利因素。这一刻对切莱蒂意义重大。切莱蒂写道："我们首次获得了在人身上随意引发抽搐——神经系统最强烈反应——的可能，而且还不会引发伤害。"

癫痫及其可能引起的抽搐，在人类历史上很长一段时间里，都是一个未知之谜。在出现正式医学名称之前，人们用一些超自然的词汇来描述这种神秘的疾病。恶魔、神明，或是其他灵怪：人们认为癫痫发作是灵异现象的标志，意味着一个人被无形的神灵抓住，脱离了自然法则的禁锢。由于这种所谓的诅咒，癫痫患者长期以来不被他们的家人或社区接纳，人们对他们避而远之，羞辱、孤立他们。有一段时间，有些人甚至认为抽搐有传染性，所以要远离患有此类"神圣疾病"的患者。然而，哲学家和医生们出于好奇的天性，往往愿意接近这些患者。在他们看来，癫痫发作是一个未解之谜。不少人认为，抽搐非但不是诅咒，还有可能用来治疗精神疾病的伴发病。

英国医生威廉·巴蒂 (William Battie) 在1758年出版的《论精神失常》(Treatise on Madness) 里写道："尽管目前我们仍知之甚少，但也许正是由于未知，经验告诉我们……无论一个人的痉挛是如何产生的，这种痉挛总是可以消灭他身上早已存在的另一种疾病，几乎百试百灵。"1828年，在伦敦工作的医生 G.布罗斯 (G. Burrows) 发现，两种用于制作蜡烛或尸体防腐的黏稠樟脑油可能导致精神错乱的患者出现癫痫抽搐的症状。"紧接着他们的病就彻底好了，"他写道。他的一个同行也有记录："当患者从癫痫发作中清醒过来时，他突然恢复了理智。"20世纪30年代，布达佩斯脑研究所的神经学家拉迪斯拉斯·冯·梅杜纳 (Ladizslas von Meduna) 将在此粗略观察基础上进行微观层面、更为精细的研究。在解剖了几百名因各种疾病去世的死者大脑后，他发现癫痫和精神分裂症患者的大脑状态正好相反。癫痫患者的大脑充满了神经胶质细胞，也就是大脑神经元网络的油灰或"胶水"，而精神分裂症患者的大脑却缺少这些细胞。冯·梅杜纳后来写道："为了解释两者之间的差异，我提出了一个假设，即癫痫的病因刺激了神经胶质细胞的增长，而精神分裂症的病因则正好相反，导致神经胶质系统无法正常运转。"简单来说，癫痫与精神分裂症之间存在一种"生物拮抗[1]"。

尽管这个理论最终被证实是错误的，但依然引领着冯·梅杜纳进一步推导出一个伟大的治疗理论：如果他能找到一种方法让精神分裂症患者出现癫痫反应，那么他就有可能治愈这种埃米尔·克雷佩林一度认为治不好的疾病了。一种疾病可以治疗另一种疾病吗？就像疟疾可以治疗神经梅毒。冯·梅杜纳在实验室动物身上尝试了各种各样的药物，试图找出哪一种可以有效诱发癫痫。他尝试了士的宁、蒂巴因、尼可沙胺、咖啡因和苦艾酒，但这些都没带来满意的结果。1934年6月，他选择了樟脑油。早在几个世纪以前，就已经有医生将樟脑油用作惊厥剂了。给患者肌肉注射这种黑色黏稠液体之后，他们一般在几分钟内就会出现类似癫痫发作的反应。但是，有时候要等半个小时，患者才会开始抽搐，而这段等待的时间对患者来说很煎熬。患者知道自己一定会抽搐，但不知道具体多久才会发作。在必然到来的发作之前，患者一定会陷入没有尽头的恐慌之中。后来，人们将这种感觉描述为"在劫难逃"。不过，也有患者可能自始至终没有出现抽搐反应。

当注射效果理想时，癫痫就会按照预期分几个阶段发作。一开始的几秒是强直期，患者的肌肉突然收缩、脊柱向后拱起、牙关紧闭、下巴像老虎钳一样向上夹紧。在这个过程中，患者每根筋都绷得紧紧的，开始呕吐，排泄尿液、粪便，男性患者有时会排出精液。残酷的开端过后，接下来的30~40秒，患者进入阵挛期，四肢和躯干开始扭动，就像躺在一辆行驶在鹅卵石路面、上下颠簸的面包车后座一样。口吐白沫的现象也很常见。

这种体验并不舒服，场面也一片狼藉，但冯·梅杜纳的患者似乎在抽搐发作结束后身体状况有所改善。在布达佩斯首批24名患者当中，他发现其中有10个人摆脱了长期以来的病症：幻觉、妄想，以及莫名其妙的情绪爆发。冯·梅杜纳在1934年发表的文章中提出，他发现曾经患有紧张症的患者开始下床，自行更衣、进食，不再需要强制喂食，而且多年以来第一次开始与人交流。不久后，他发现了樟脑油的替代品，一种名为卡地阿唑（美国市面上将其称作"米特腊唑"）的药物。由于这种药物可以加快癫痫的发作，因此降低了患者在抽搐反应之前的焦虑程度。这种"抽搐疗法"很快风靡全球，从布达佩斯传到欧洲、美洲其他国家。冯·梅杜纳感觉自己似乎找到了尼罗河的源头，将不可能之事变成了现实，他写道："一种新的艺术与疗法向我们走来。"

1936年，乌戈·切莱蒂的几个学生参加了维也纳的抽搐疗法训练课程。他们回来后，切莱蒂产生了一个疑问：他们为什么不用电来诱发抽搐呢？在去屠宰场参观的几年前，他就在用一种短暂、剧烈的电流来诱发实验室动物的癫痫发作，以此研究海马体受到的影响，这是大脑内与记忆相关的部位。切莱蒂仅仅出于好奇才进行了这项研究，一开始他并没有研发新疗法的想法。"我从未想过这些实验会有任何实际应用。"他写道。但电流与抽搐疗法的关联性实在是太明显了，以至于难以忽视两者之间的联系。在樟脑油之类的强效药物流行几个世纪以后，切莱蒂开始琢磨自己的研究是否可以提供一种更为人性化的治疗方法。

　　1938年3月的某一天，警察将一个40多岁的人带到了切莱蒂的诊所。之前，警察发现他神智不清地在罗马中央车站来回徘徊，一直在自言自语，没人能听懂他嘴里在嘟囔什么。切莱蒂的一个学生后来写道，这个人"毫无情绪波动，生活消极，就像一棵不会开花结果的树……我们讨论的结果是，他处于一种完全分崩离析的精神状态，我们不要对治愈或者改善抱太大的希望"。这名患者正是切莱蒂等待已久的机会。他让比尼在诊所一楼一个安静的后屋里组装电击器械，器械的外观是鞋盒大小的奶油色金属立方体，上面有几个刻度盘、旋钮和开关。只有实验室的技术人员平时值班时会在这个小屋休息。房间内空空荡荡的，只有角落里的一张金属架床。他们在这里应该不会被打扰，也不必顾虑被同事发现——这是切莱蒂最担心的问题。但以防万一，他还是安排了一个年轻的学生盯梢，时不时探头看下门外是不是有人过来。

　　房间里的每一个人都在紧张期待着接下来发生的事情，几秒后，切莱蒂的名声可能毁于一旦。切莱蒂才华横溢，当年在慕尼黑上学时，是埃米尔·克雷佩林和爱罗斯·阿尔茨海默的学生，回到意大利以后，他凭借自己的努力成了一名老师。他授课时引人入胜，学生们尊称他为"大师"。他浑身上下散发着温暖的气息和同理心的光辉，后来人们爱用"切莱蒂气场"一词来形容这种人文精神。可现在，切莱蒂几十年来建立起的学术地位很有可能瞬间崩塌。切莱蒂知道，接下来，无论在这个闲置的房间里发生什么，他都必须独自承担责任。如果患者在治疗过程中身亡了怎么办？他和比尼之前解剖大脑时有没有忽略什么呢？自从他听说冯·梅杜纳的抽搐疗法以来，他就一直在思考这些问题。受到比尼"青春激情"的感染，他不禁在想：这可能是推动生物精神病学革命的火花。

30岁的比尼身材魁梧，留着浓密的小胡子，此刻站在刚组装好的器械旁。旁边的电灯开关上插着一台像一副大型耳机的仪器，上面缠绕着几根黑色的粗电线。仪器两侧分别附着棕色的厚布垫，布垫内装了一块扁平金属制成的电极，电流会从电极经过电线传导到患者的头骨。切莱蒂将这两块垫子浸入盐溶液后，放到患者的太阳穴上。一切准备就绪，他发出治疗开始的信号。开关启动，机器内部的自动秒表控制电流的通过时长为零点几秒。几乎就在一瞬间，患者的身体马上紧绷起来。他发出一声呻吟，背部从床上拱起，身体蜷缩成一团。他的嘴巴张得大大的，紧紧咬住一根橡胶管，这样能保护他的舌头不被牙齿咬断。几秒后，癫痫发作的强直期结束，患者进入到了阵挛期，他的四肢剧烈抽搐起来。

　　接着，他的脸色发青，停止了呼吸，血液和大脑开始缺氧。房间里鸦雀无声，只有比尼的声音，他开始数："一，二，三，四，五……"他的同事马上也开始一起数，似乎在进行一种仪式般的吟唱，盼望着吟唱的高潮会迎来生命复苏的迹象。等待的时间漫长得可怕，数到48秒的时候，患者重重地叹了口气，所有人终于长吁了一口气。虽然屋里并不是特别热，但学生费迪南多·阿科内罗（Ferdinando Accornero）注意到患者的额头满是汗珠。"现在患者呼吸规律，他睡着了，状态很平静，"阿科内罗写道，"我们互相对视了一眼，眼里都闪着光。"切莱蒂正式宣告本场治疗成功。

　　尽管许多人都曾引用过切莱蒂这段治疗过程，但该患者当时并不是第一次接受电击治疗。第一场治疗的细节，比如发生了什么、当时都有谁在场、治疗是否有效，在随后几十年一直无据可查。记忆总是很容易出错，传记通常都是有倾向性的，故事也在一遍遍的复述中逐渐变形。为了清晰把握当时的情况，我们有必要追溯到事件的源头，让我们来看卢西奥·比尼留在笔记本上的手迹吧。来自博洛尼亚大学的历史学家罗伯塔·帕西奥内（Roberta Passione）通读了这些文件以后，对该事件有了一些独到的新发现。比尼留在A5大小的横线笔记本里的黑色字迹显示，最初施加0.1秒80伏的电流后，患者在大声唱歌。接下来，电压保持不变，电击时间增加到0.5秒和0.75秒，结果也没有发生变化，患者没有出现抽搐反应。"在解除对患者的束缚之后，他立刻从床上起来，安静地走回病房，像往常一样喃喃自语，"比尼写道，"当天下午和第二天，他都没有表现出任何特殊的反应。"电击没有对他造成任何损伤，他也没有任何好转的迹象。

然而，在接下来的几周时间，他们对这名患者进行了11场电击治疗，每一场都成功引发了抽搐，并且患者的精神状态出现了明显好转，于1938年6月17日获准出院。他回到了米兰，回到了妻子身边，继续做着工程师的工作。但3个月后，他的病症开始复发。他在床上喃喃自语，对妻子很冷淡。该现象初次证实了电休克治疗并不是什么灵丹妙药，虽然可以让患者恢复健康，但是效果持续不了多久。

随着切莱蒂和比尼积累了更多关于这种新型的抽搐疗法经验，他们开始向外界分享成果和方法。1938年5月28日，也就是他们的首名患者被带到诊所2个月后，他们在罗马皇家医学院的一次会议上展示了他们的观察结果。切莱蒂首先介绍了之前的抽搐治疗形式，也就是冯·梅杜纳使用的卡地阿唑。这种药物价格昂贵，患者还需要忍受注射的痛苦，而且在抽搐发作前，患者还要面临一种"在劫难逃"的恐惧，这些困难通常会让患者对第二次治疗望而却步。发作结束后，体内残留的卡地阿唑还会让患者持续亢奋很长一段时间。但电休克治疗没有这些弊端。"电流传导至患者头骨的一瞬间，他们马上就丧失意识了。"切莱蒂对听众说道，"抽搐发作之后，患者进入一个肌肉放松、呼吸加重的阶段。随着意识逐渐恢复，患者变得更警觉，松开下巴、移动眼睛、对语言刺激有所反应。5分钟后，他就可以开口说话了，但思绪还不太清晰。8~10分钟后，患者的意识完全恢复。如果不打扰他，患者会睡过去。等他几个小时后醒来，精神状态就会被彻底修复。"

他补充道："这种方法的优点在于，患者随即完全丧失意识，这种状态一直持续整个治疗过程。如果向患者问起他们的治疗经过，他们会说，除了睡了一觉，什么都不记得了。"

他们回到罗马大学的诊所之后，在曾经小心翼翼保密的手术场所，迎来了众人的热烈庆贺。切莱蒂的助手斯巴达科·马赞蒂（Spartaco Mazzanti），每周都会沿着病房吹3~4次跑调的小号，宣扬新一轮的疗法革新即将拉开序幕。一楼那间原来闲置的小屋如今挤满了好奇前来的围观群众、学生、一大批精神科医生，他们记录着患者的心率、血压和大脑活动，以及其他可以量化患者健康状态的指标。

尽管法西斯意大利与世界其他地区之间的通信受阻，但切莱蒂的喜讯仍然传到了大西洋彼岸。1940年6月《纽约时报》(*The New York Times*)的一篇文章这样写道："虽然医生们不愿指明这种新疗法具体对哪种精神疾病有效，但据说这种疗法确实治好了精神分裂症患者。"这个结论对切莱蒂位于罗马的诊所来说已经过时了。切莱蒂1940年在意大利的《精神病学实验杂志》(*Rivista Sperimentale di Freniatria*)上发表了一篇名为《电休克治疗》(*L' Elletroshock*)的文章，这也是他针对该主题发表的第一篇文章，他写道："电休克治疗对躁郁性精神病，尤其是抑郁症的治疗效果，比对精神分裂症的治疗效果更突出。"自1938年4月起，切莱蒂在罗马对180余名患者实施了电休克治疗。他发现，治好抑郁症患者所需的抽搐治疗次数更少。有些病例只需要接受4次治疗，差不多一周时间就结束了。反观精神分裂症患者，可能需要20次以上的治疗。"我们似乎可以得出结论，接受电休克治疗之后，患者的抑郁不再发作，或是发作的持续时间明显比预期的发作时间缩短了，"切莱蒂总结道，"出现了很多彻底康复的案例。"

乌戈·切莱蒂耗时两年完成了电休克治疗的完整手稿，详细记述了研究方法与180余名病例记录。这份手稿基本上只在意大利范围内流传，即使到了今天，也没有被翻译为其他语言。对这名大师来说，将他的发现推广到全世界的，正是他珍视的学生和同事们。在他的学生当中，影响力最大的当属德国神经学家洛萨·卡利诺夫斯基 (Lothar Kalinowsky)。卡利诺夫斯基在1938年目睹了第二名患者接受电休克治疗的过程，发誓这辈子再也不看了。当天下午，卡利诺夫斯基回到家中，妻子希尔达说他的脸色"苍白如纸"。或许是由于短暂电击迫使患者肺部空气排出时引发的不由自主的尖叫，又或者是因为按下开关之后瞬间触发抽搐的过程看起来太快了。如果用化学药物诱发抽搐，那么注射的过程与注射麻醉剂等其他药物没有大的不同，但是电击的过程一点儿也不自然，带有强迫性，像是被机器操控了一样。不过，不知为何，卡利诺夫斯基很快发现了这种疗法的潜力，推翻了自己发过的誓言。他在罗马时，亲自执行了1000场电击治疗。他后来写道："大部分严重程度、患病时间各异的抑郁症患者，只需要接受3~5次的治疗就都好起来了，实在是太不可思议了。"他还写道，电休克治疗的巨大价值在于"只要我们意识到缩短抑郁发作时间能极大减轻患者所承受的痛苦，那么电休克治疗的价值便不容质疑"。

卡利诺夫斯基在乌戈·切莱蒂手下工作了5年。1938年，墨索里尼与德国签下"军事同盟条约"（又称"钢铁条约"），将两个国家像金属合金一样紧密融合在一起，卡利诺夫斯基被迫离开意大利。当时37岁的卡利诺夫斯基和妻子希尔达听说纳粹将要逮捕和监禁所有来自德国的犹太移民，于是匆忙赶上了前往苏黎世的下一班火车，不惜抛弃全部家产，甚至还有他们的两个孩子。女孩们会被家族好友从学校接走，然后带到一个安全的非犹太族家庭。卡利诺夫斯基早已计划好了一切。1933年，法西斯在德国国会大厦纵火，此后将魔爪伸向整个德国，卡利诺夫斯基迅速离开了柏林的家。随着反犹太主义像毒藤一样在欧洲蔓延，欧洲的犹太人四处迁徙。

小小的行李箱装满了卡利诺夫斯基对未来的寄托。在他的衣物和其他生活必需品中间夹着一张由比尼设计的电击器械的结构图。当卡利诺夫斯基从一座城市逃亡到另一座城市时，他的身份也在不断转变，从精神科医生到销售员，再到推广电休克治疗的先驱。他将比尼的设计图向巴黎和阿姆斯特丹的精神病院院长展示，教他们如何组装，并指导后续的操作。然而，不是所有人都会采纳他的想法，比如奥地利精神病学家兼伦敦穆德斯雷医院的院长奥布里·刘易斯（Aubrey Lewis），他会见卡利诺夫斯基时的态度就非常冷漠。随着他的游历，切莱蒂和比尼的成果也逐渐传遍了欧洲以及欧洲以外的地区。1940年，卡利诺夫斯基和他的家人到达纽约。卡利诺夫斯基在几家精神病院找到了工作，包括纽约州精神病学研究所，这是一家位于曼哈顿上西区的大型精神分析机构。美国各地的精神科医生也纷纷慕名前来。由于卡利诺夫斯基为传播电休克治疗作出了重大贡献，一名历史学家将他称为电休克治疗领域的"撒播希望种子的约翰尼"。

一开始，美国是坚决抵制电休克治疗的。自19世纪以来，在人的头骨上通电的唯一用途，不是尝试治疗患者，而是用来处决罪犯。电椅是一种臭名昭著的刑罚。但是，电休克治疗和电椅其实不一样，就像伸出舌头去舔一个9伏的电池和被泰瑟枪²打一下脸的区别。电椅可以向头部和腿部传导2000伏电流（流经心脏会导致心脏骤停），而比尼的电击器械和其他类似的器械仅向太阳穴传导70~120伏的电流（其中一小部分实际上会抵达大脑）。电椅的电流开关持续开启1分钟，而电击器械的电流开关仅开启几毫秒。尽管与电椅的对比令人毛骨悚然，电休克治疗还是在20世纪40年代早期传到了美国。当时在纽约工作的两名精神病学家，雷纳托·阿尔曼西（Renato Almansi）和大卫·伊帕斯塔托（David Impastato）回忆道："对于电休克治疗的怀疑和阻碍很快就消散了，取而代之的是典型美式式的热情接纳。"

如果一个人郁郁寡欢、行动迟缓、患有厌食症、睡不好、早晨很早就醒来，并且这些症状在一天内随着时间的流逝逐渐缓解，那么可以断定电休克治疗对这个人肯定有用[3]。如果患者存在妄想或精神错乱情形 (退化性忧郁症通常以此为特点)，那么根据报告，电休克治疗几乎可以100%治愈他们。"基本事实就是，精神病学领域出现了一种可以批量实施，并且切实可行的新疗法，这种疗法可以有效终止抑郁性精神病，"一名精神病学家于1944年11月说道，"要知道，以前的任何一种疗法都达不到如此惊人的效果。"另一名精神病学家点评这一疗法堪称奇迹："木僵状态的重度抑郁症患者脱离真实世界几个月，甚至好多年了，居然都能重获新生。"就像一场森林火灾可以将松树的种子从坚硬的松果壳中释放出来一样，一次短促的电击，更重要的是由此引发的抽搐，可以将一个人从厚重密闭的心灵外壳中解救出来，让他重新焕发往日的活力。

尽管如此，但也不是所有患者的抑郁症都能通过电休克治疗得到改善。实际测试显示，电休克治疗对仍能生活在人们中间的症状较轻的抑郁症患者几乎没什么用。这个现象实在令人费解：为什么一种治疗方法对重症起作用，对轻症状患者几乎没什么用呢？假设有一种抗癌药，只能消灭癌细胞已经扩散至全身的晚期患者，而对癌细胞还没有扩散的早期患者无效，这似乎解释不通。很多精神病学家认为，电休克治疗之所以只对重度抑郁症有效，只能说明后者是一种独特的疾病状态，即它是"内源性"抑郁症（源自体内），发病根源偏向于生物学层面——在20世纪的大多数时间里，人们都在以这种方式来区分抑郁症。那么，爱德华·马波瑟于20世纪20年代在莫兹利医院坚定拥护的"躁郁性精神病是一科谱系"的观点便瓦解了。

另一种无法经由电休克治疗得到改善的抑郁症，称作"反应性"抑郁症。这种疾病不是由生物特性决定的，而是与生活中遇到的压力事件、人格类型以及对环境变化更加敏感（或反应更剧烈）的特质相关。一旦生活中的压力得以消除，或者有所改善，那么反应性抑郁症患者也更容易恢复健康。与此相对，对于内源性抑郁症患者，无论他们的生活在外人看来有多好，他们都会始终深陷疾病泥潭，苦苦挣扎。这两种类型的抑郁症并不能完整地反映真实情况，在20世纪大部分时间里，生物精神病学家们一直围绕分类的准确性和临床实用性争论不休。在这两种抑郁症之间存在着一大片灰色地带。内源性抑郁症可能是离婚、失业、亲友离世等外界环境事件触发的。反应性抑郁症患者可能在命运发生重大变故时也无动于衷。尽管如此，这种划分方式还是有助于预测各种疗法对不同患者的效果。如果无须脑切片或血液样本等生物层面上的标志物，就能判断电休克治疗对经常处于妄想状态的重度抑郁症患者是否有效，那么这无疑是精神病学界的一项创举。这意味着危及生命的精神疾病情形也有了救治的可能。卡利诺夫斯基写道："患者与现实脱节越严重，这种疗法的效果就越好。"

精神分析学家们一直坚信抑郁症有两种主要类型。甚至连西格蒙德·弗洛伊德也曾在1917年指出，所谓精神病性抑郁症，也就是出现妄想症状和电休克治疗能起效的那种抑郁症类型，其实有其生物基础，而不仅是一种由无意识冲突造成的疾病。精神病学界则广泛认同抑郁症至少存在两种主要类型。

这些不同类型的抑郁症的主要区别在于接受了何种疗法。一个人是接受电休克治疗，还是坐下来接受没完没了的精神分析，与他所患抑郁症的类型，包括症状、严重程度、所谓的生物特性关系不大，而主要取决于他们走进了谁的办公室。精神分析学家认为，患者需要探究无意识的冲突和被压抑的欲望，这是无论多少次电休克治疗都无法实现的深度探索。正如纽约州精神病研究所的一份报告指出的："住院医生往往倾向于尽量采取心理疗法，万般无奈之下才会动用某种生物疗法。"不过，一旦种种心理疗法以失败告终，电休克治疗无疑就是他们的终极选择。就像一名生物精神病学家说的那样："精神分析师们平时说我坏话，但是，如果他们的母亲得了抑郁症，那这些家伙还是会乖乖将他们的母亲送来我这里。"

1　　生物拮抗：一种物质（或过程）被另一种物质（或过程）所阻抑的现象。——译者注
2　　泰瑟枪：一种发射一束带电镖箭，使人暂时不能动弹的武器。——译者注
3　　如果患者在早上症状最严重，然后在全天内逐渐减轻，就说明这些患者是典型的抑郁症，而电休克治疗尤其适用于这类抑郁症。——译者注

遗传

　　1938年，电休克治疗尚未公开，仍在秘密进行中。同年，西格蒙德·弗洛伊德的生活受到法西斯意识形态的威胁——正是这种意识形态，此前逼迫卡利诺夫斯基离开了柏林。虽然弗洛伊德是一个无神论者，但他在一个犹太家庭长大，妻子也是犹太人。反犹太主义在纳粹党愈演愈烈，精神分析学被贴上了"犹太科学"的标签，遭到了纳粹的封杀。盖世太保（Gestapo）命人从柏林公共图书馆取出弗洛伊德的著作，在街上公开焚毁。弗洛伊德以他一贯的打趣口吻写道："看看时代进步了多少吧。要是早在中世纪，他们可能连我一起烧了，可是如今只要烧掉我的书，他们就满意了。"他在维也纳的家遭到突袭后，他决定离开这座他生活和工作了79年的城市。当他还是一个蹒跚学步的孩子时，他的父母为躲避反犹太主义迫害，早早地逃离了德国，前往维也纳定居。现在，他一家再次面临同样的威胁，这次轮到他逃亡了。

　　在巴黎短暂停留后，弗洛伊德乘坐夜班渡轮到了英国，他的亲友们在伦敦的维多利亚火车站迎接他的到来。尽管他希望在维也纳度过余生，但他同样向往远方的英格兰。1939年8月，也就是德国入侵波兰、第二次世界大战爆发前一个月，弗洛伊德坐在他的书房里，周围摆满了他收藏的古董和家具，这些都是从维也纳运来的。弗洛伊德亲身经历了纳粹的暴力与仇恨，他不希望有生之年看到纳粹统治欧洲的那一天。凝视着庭院中错落有致的鲜花，弗洛伊德知道，他看不到开战的那一天了。击垮他的病魔是鳞状细胞癌。自1923年确诊以来，他经受了多次手术和治疗，包括电灼疗法和放射治疗。1939年的最后一次手术后，他在写给朋友玛丽·波拿庞特的信中说："我的世界一如往昔，像一座痛苦的孤岛漂浮在冰冷无边的海面上。"1939年9月22日，弗洛伊德的痛苦岛屿被0.03克的吗啡淹没了。他陷入了沉睡，再也没有醒来。他的5个妹妹中，4个都惨遭纳粹杀害，而弗洛伊德选择了安乐死。

在他死后，精神分析学迎来了鼎盛时期。20世纪中期以前，精神分析学家在美国各家精神病学机构中都身居高位。这门研究无意识和被压抑记忆的学科不仅被应用于治疗，还参与了精神疾病的分类。尽管说到分类，人们通常会想到埃米尔·克雷佩林。1952年，建立在精神分析概念基础上的《精神障碍诊断与统计手册》第1版 (DSM-I) 正式出版。不同于克雷佩林所写的教科书中主张的有条理的临床分组，这本手册是根据患者内心深处的假定潜在病因来进行分类的。例如，抑郁反应是由被压抑的焦虑引发的神经性精神病。根据《精神障碍诊断与统计手册》第1版的描述，不存在"过度歪曲或伪选外界现实的情形"。与此同时，正如弗洛伊德说的那样，抑郁性精神病是一种偏生物性的失调，通常伴随着妄想和幻觉，一般与生活中遇到的某个压力事件无关。这种分类法之后一直流行了近30年，尤其在美国盛极一时。

这时，一个极具讽刺意味的灾难性转变出现了。1940年，当电休克治疗为全世界带来欣欣向荣的康复景象时，生物精神病学却将上万名精神病患者推向了命运的深渊。埃米尔·克雷佩林那本广受欢迎的《临床精神病学》教科书受到了纳粹党派的追捧。在最全面的版本——1909到1912年分三卷出版的第8版中，克雷佩林写道："患者的亲属常常患有同一种病。"这说明与抑郁症有血缘关系的人可能也会患上抑郁症。这种"遗传缺陷"的概念符合优生学的理念——英国和美国曾经大力鼓吹优生学，对成千上万的残疾人、重症精神疾病患者实施了绝育手术。男性患者被实施了输精管切除术，女性患者被结扎了输卵管，或是通过电离辐射致使卵巢衰竭。然而，德国将优生学发展到了极端的地步。在大屠杀[1]剥夺几百万犹太人的性命之前，纳粹已经杀害了几千名精神疾病患者。埃米尔·克雷佩林发明的诊断方法被时代思潮裹挟，那些"躁郁性精神病"患者仅仅因为这一份诊断就会被剥夺性命。

1916年，克雷佩林在慕尼黑的同事恩斯特·鲁丁（Ernst Rüdin）提供了第一份关于"精神疾病具有遗传性"的证据。克雷佩林热衷于搜罗病例报告，而鲁丁则热衷于收集家族史。他们都痴迷于数据，并且志向远大。在慕尼黑的诊所，鲁丁收集了701名被诊断为"早发性痴呆"的患者的家族信息。通过大量的样本分析，借助最新的统计方法，他提供了第一份证明"重度精神疾病通常会由父母传给子女"的确凿证据。这种传播属于家族的代际遗传，他甚至推导出一条预测下一代发病概率的"经验遗传预测[2]"公式。

继早发性痴呆之后，鲁丁开始研究躁郁性精神病。同样地，他收集了自1904年以来在慕尼黑诊所被诊断为"躁郁性精神病"的650名患者详细的家族信息。他还是用跟之前一样的统计方法，尽可能提炼有效数据，但没有得出相同的结果。躁郁性精神病的遗传概率极低。无论他怎么演算，结果都显示与家族遗传的关联甚微。2017年，莱比锡大学的休伯图斯·希默里奇（Hubertus Himmerich）在与同事们合著的文章中表示："鲁丁计算的遗传概率不能作为他支持对精神疾病患者与他们的家人采取优生措施的依据。"

但是，鲁丁没有发表这项研究。他是种族优生协会的联合创立人之一，同时还担任《种族与社会生物卫生档案》（The Archive of Biological Hygiene for Race and Society）的学刊编辑，因此上述研究结果不符合他本人和国家的价值判断。躁郁性精神病和早发性痴呆、学习障碍、癫痫、亨廷顿舞蹈症[3]以及遗传性失明一样，全都属于遗传疾病，纳粹要对这些人赶尽杀绝。埃米尔·克雷佩林虽然开创了精神病学的分类系统，为精神病学的发展奠定了基础，但由于他声称"遗传缺陷"是造成精神疾病的关键所在，所以他对人类历史上的一些重大悲剧起到了推波助澜的作用。

和1883年发明"优生学"这一术语的英国数学家弗朗西斯·高尔顿（Francis Galton）一样，阿道夫·希特勒也是一个激进的社会达尔文主义[4]者。他写道："一个国家和民族必须确保只有健康的人才可以生孩子，在这一点上，国家必须担任千秋万代的守护者……号召最先进的医学技术为优生学服务，公布不适合生育后代的人群，无论他们是得了肉眼可见的疾病，还是携带可能传给下一代的遗传性疾病基因。"另一个纳粹领导人补充道："民族社会主义⁵只不过是自然生物学在人类社会的应用。"

尽管批判优生学的声音不绝于耳，比如德国的精神科医生奥斯瓦尔德·邦克（Oswald Bumke）、英国的亨利·莫兹利都发出曾警告，精神疾病情况复杂，不应将之视为一种可以通过人工选择来去除的遗传特征，但在20世纪30年代，逾41万名精神异常或身体残疾的人还是被迫实施了绝育手术。紧接着，1939年，随着德国版图的一再扩张，纳粹沿途建立了6座"屠杀中心"。

德军于1939年向东进军波兰，次年入侵苏联，将所有精神病院里的住院患者集中起来，通过投放毒气、射击、强制服药、丢炸药等手段统统杀光之后，安排波兰囚犯将尸体全部埋在万人坑中，最后再枪杀了这些囚犯。1939—1941年，随着德意志帝国的逐步扩张，沿途建立的6座屠杀大本营组成了一张网络，构成了消灭精神疾病患者与残障人士的T-4行动（Aktion T4）计划的一部分。不到两年时间，大约有7万人惨遭杀害。德军在被誉为"上奥地利州自文艺复兴时期遗留下来的最壮观、最具代表性的城堡之一"的哈特海姆城堡屠戮了18000人。大部分人被关在一间瓷砖房内，天花板上的淋浴头释放一氧化碳，人们集体中毒身亡。他们的遗体被烧成灰烬，骨灰被倾倒进河流，或是被随意撒在城堡周围的地上。2001年，哈特海姆城堡的这些遗骸被人发现，当地人举行了宗教仪式，正式安葬了这些遇难者。每个骨灰盒里都安放了无数不知名亡者的骨灰，仿佛在诉说他们共同经历过的苦难。

T-4行动很快中止了。人们纷纷得知自己父母、兄弟姐妹、孩子的悲惨遭遇。屠杀大本营的周围充斥着焚烧尸体后的血腥味，而且当地人注意到，灰色的大巴不停地往这里送人，却从来不送人离开这里（哈特海姆城堡的员工平时乘坐这些大巴去附近的林茨看电影）。另外，一些离奇的书面记录纷纷出现，比如一个很久之前就切除了阑尾的人，他的死亡证明显示死因是阑尾炎。种种迹象表明，四处流传的关于屠杀大本营的谣言都是血淋淋的事实。但杀戮行动并未就此停止。虽然T-4行动于1941年8月被正式叫停，但纳粹还有其他方式了结这些被他们视为眼中钉的"不配活着的生命"。随着第二次世界大战的持续推进，食物和药物都被运往前线，精神病院严重缺乏物资供给，数以千计的患者在饥饿和疾病中丧生，具体人数不详。后来人们把这叫作"粗放式安乐死"或"放任式安乐死"。

1944年，第二次世界大战结束的前一年，集中营惨无人道的行径已为世人知晓。奥地利两家精神病院的院长埃米尔·格尔尼（Emil Gelny）用电击治疗器械杀害了300名精神病患者。患者们并非死于电休克治疗。格尔尼购买了一台黑色的埃尔克拉2号，每台机器看起来就像是装在圣诞树小型底座上的便携对讲机，进行一番改造之后，它不仅可以提高电压，还可以将电击持续时间从几毫秒增加至几分钟。格尔尼甚至还增加了4个用来连接患者手腕和脚腕的电极。每名患者一开始接受的都是常规的电休克治疗（头部两侧分别戴上一个电极），等到他们意识模糊的时候，格尔尼为他们戴上了新增的4个电极，并开启电流开关。不到10分钟，患者就会死亡。格尔尼向来访的精神科医生们展示了他发明的安乐死方法，绘声绘色地讲述电击法为什么比注射镇静剂更好，因为成本低、起效快，而且患者临死前还认为自己在接受精神病院正常提供的电休克治疗。这一事件后来被称为"生物精神病学最黑暗的一幕"。

　　虽说埃米尔·格尔尼暗中实施安乐死是极端情况，但常规的电休克治疗也会被轻易滥用。在早期应用电休克治疗的几十年间，电休克治疗被当成一种控制手段，专门惩罚不遵守规矩或者大吵大闹的患者。电休克治疗相对而言没那么痛苦，而且在抽搐之前患者已经丧失意识，他们醒来就会变得昏沉、迷糊，也消停下来了。后来出现的"递减性电休克治疗"则会在一周或者更长一段时间内对慢性精神分裂症患者实施多次治疗。如此可怕的频率导致患者"退化到卧床不起、不知道自己叫什么、大小便失禁、无法吞咽"。更常见的滥用是对本来不适合电休克治疗的精神病患者实施该疗法。对抑郁症反复发作的患者而言，只要使用得当，电休克治疗的好处显而易见。只要医生在合适的患者身上正确地使用，那么电休克治疗会是一种效果惊人的、极具开创性的、可以拯救生命的疗法。"对于重度、长期性、症状强烈的患者，他们的康复令我们印象深刻，"一名精神科医生在1941年表示，"在精心治疗与护理之下慢慢好起来的患者比例如此之高，医院的职工们都备受鼓舞。"在电休克治疗的帮助下，80%~90%的患者摆脱了抑郁症，洛萨·卡利诺夫斯基到访的各个国家基本上都维持在这个比例。一名在伦敦莫兹利医院工作的精神病科医生在1978年回忆道："如果没有电休克治疗，我不可能在精神病学领域坚持到今天，在抽搐治疗出现之前，我实在受不了精神疾病治疗过程中弥漫着的悲伤与绝望。"

卡利诺夫斯基听过、看过1万份电休克治疗的病例报告，在医生办公室、患者家中，甚至是在酒店套间，电休克治疗遍地开花。尽管电休克治疗的应用如此广泛，但卡利诺夫斯基还没有发现任何一例严重的并发症。"迄今为止，从大量调查报告来看，"他写道，"相较于其他疗法，电休克治疗似乎没有任何负面影响。"正如他的一个同行所说："在一个普遍采用高温治疗、低温治疗、脑叶白质切除术和脑叶白质切断术等手段治疗精神疾病的时代，电击算是一种相对温和的方式。"

1　　大屠杀：指20世纪30年代和40年代纳粹对数百万犹太人进行的屠杀。——译者注

2　　遗传预测：通过遗传规律和遗传物质来预测某疾病的发病率。——译者注

3　　亨廷顿舞蹈症：一种罕见的常染色体显性遗传病。患者一般在中年发病，主要临床症状分为三大类：运动障碍、认知障碍和精神障碍。运动障碍以舞蹈样动作为主要特征，可伴有抑郁、冲动控制障碍等，最终可出现痴呆样表现。——译者注

4　　社会达尔文主义：主张用达尔文的生存竞争与自然选择的观点来解释社会的发展规律和人类之间的关系。认为优胜劣汰、适者生存的现象存在于人类社会。因此，只有强者才能生存，弱者只能遭受灭亡的命运。——译者注

5　　民族社会主义：意识形态精神为"属于一个民族"，宣扬种族优秀论，"优等民族至上"。——译者注

切莱蒂的怪物

　　脑叶白质切除术常用于治疗慢性抑郁，尤其是针对老年患者，不过，电休克治疗出现以后，这种极端外科手术的需求量急剧下降。然而，从第二次世界大战战场归来的士兵却是例外。1941年12月上战场的美国士兵当中，有几千名幸存者，他们乘坐军用飞机重返家园，回到了家人的身边。可是，他们与离开前判若两人。这些士兵惊慌失措，忧心忡忡。有些人自言自语，觉得有人在追杀自己，分不清噩梦和现实的界限。有些人抑郁消沉，无法恢复从前积极向上的生活状态。医生们使用电休克治疗医治这些士兵的效果并不理想。重度焦虑、神经症、恐惧、惊骇，向来不是电休克治疗的专长。（卡利诺夫斯基曾经写道："必须强调的一点是，与治疗精神病患者的效果截然相反，电休克治疗可能会对一些神经官能症患者造成伤害。神经官能症患者最常见的症状是焦虑，电击会加剧他们的焦虑。"）因此，这些退伍士兵需要采取其他治疗方法。

　　"截至1943年8月26日，许多接受电休克治疗后病情并未改善的患者的亲人及监护人要求换成更激进、见效更快的治疗。"来自美国纽约哥伦比亚大学的神经病学家弗瑞德·梅特勒（Fred Mettler）写道。就像癌症患者的配偶可能向医生咨询最新的未经临床测验的药物详情一样，这些老兵的家属愿意尝试任何能让他们的父亲、丈夫、儿子恢复如初的治疗。对此，退伍军人管理局发布了有关脑叶白质切除术的资讯，对电休克治疗无果的患者们来说，这是他们"最后一根救命稻草"。

梅特勒在这些患者身上不断尝试，他想知道能否将脑白质切除手术原本模糊的程序变得精准，切除大脑的哪一部分能够取得更好的效果。"比如说，可否仅移除一个皮质区就取得预想的结果？"梅特勒提出了疑问："能否将本来不确定性极大的手术简化为合规的外科手术，减少不必要的伤害？"正是他开展的这些研究，将前额叶白质切除术与一系列外科技术区别开来，比如扣带回切开术、额叶皮质局部切除术、杏仁核摘除术、神经束切断术，这些技术将继续用于治疗难治性抑郁症和其他精神疾病。1978年，一份针对英国44家神经外科中心的调查显示，两年时间里，431场上述极端手术得以实施，其中大部分手术对象都是被诊断患有抑郁症的患者，占总数的63%。医疗保障措施愈发完善，例如，英国1983年出台的《精神卫生法》(*Mental Health Act*) 规定，只有征得患者本人、患者的精神科医生和来自精神卫生法委员会的另外两位代表的同意后，医疗机构才能对患者开展神经外科手术，在20世纪此后的时间里，这类极端外科手术治疗方法逐渐没落，仅用于治疗难治性慢性抑郁症、强迫症或焦虑症。

随着技术精度逐渐提升，一种使用电刺激的疗法出现了。如今，如果有些重度抑郁症患者试过了各种疗法也没有起色，那么脑深部电刺激疗法也许是他们的一线希望。为沃尔特·弗里曼作传的杰克·埃尔－海在 2005 年写道："如今，弗里曼的职业生涯在很多人看来也许很怪异，但随着技术进步、人们对大脑功能认识的深化以及道德标准的更新，在迅猛发展的精神外科这一新兴领域，这一幕可能会重新上演。"在本书之后的章节中我们将走进脑深部电刺激的世界。

尽管 20 世纪 40 年代的电休克治疗的副作用没有前额叶白质切除术那么强烈、持久，但仍然颇为严重。约 23% 的患者在接受治疗后出现了四肢、脊柱或骨盆骨折（如果使用化学药物诱发痉挛，则该比例高达 43%）。这是电休克治疗在初期阶段最不容忽视的问题。一名作者在 1940 年写道："如果想让电休克治疗流传下去，必须最大程度降低骨折并发症的比例。"最常见的情况是，由于背部肌肉在痉挛刚开始的瞬间猛烈收缩，脊椎中部会出现压缩性骨折。虽然通常情况下，接受电休克治疗的患者只会轻微骨裂——这种程度的骨折只能通过 X 光片才能观察到，而且很快就会愈合，但是，无论对于患者本人来说，还是从世人对电休克治疗的印象来看，这始终是一种令人厌恶的副作用。尽管如此，还是有些患者甘愿牺牲骨骼来换取健康的精神状态。一项研究显示："患者接受治疗后，病情出现了明显好转，现在只是肩膀骨折，不必再忍受抑郁症的煎熬，就凭这一点，他就已经心满意足了。"

直到1941年，洛萨·卡利诺夫斯基找到了一种可以大幅降低骨折风险的补救方法：沙袋。他在患者脊柱下方垫了3个装满了沙子的沉重沙袋，让患者保持"山羊挺身"的姿势，将脊椎内部的韧带延展至最大幅度。韧带是最容易受到压迫的部位，这个姿势可以大幅降低骨折的风险。卡利诺夫斯基分别拍了60名患者手术前后的X射光脊柱图像进行对比，他发现这些患者都没有在术后出现脊柱损伤现象。

然而，垫沙袋的办法并不是万能的。电休克治疗的风险依然居高不下，许多患者还是没办法享受到电休克治疗的好处。比如，老年患者的骨骼太脆弱，无法承受一次癫痫大发作的压力。如果强行治疗，他们的臀部和四肢可能会像干枯的树枝一般轻易折断。在这种情况下，哪怕沙袋垫得再好也无济于事。

另一个副作用是失忆。尽管这种失忆一般是暂时性的，但是大部分患者还是会感到无所适从。有些人会忘记自己在电休克治疗之前几天做过什么事情，还有一些人会丢失多年的记忆。哪怕是生命当中的重要事件，如自己的婚礼、和家人一起度假的时光以及从军生涯，都可能会被遗忘。20世纪40年代，有一种理论认为这种"逆行性遗忘"并不是副作用，而是电休克治疗过程中一项有利于康复的因素，仿佛患者只是忘记自己生病了。（目前已知这一说法不成立，失忆与治疗效果无关。）

一小部分患者失去的不仅是记忆。20世纪40年代的一项研究表明，约0.06%的患者在电休克治疗期间或治疗结束后死亡。一名精神科医生表示，这种程度的死亡率可以"忽略不计"，尤其是与脑叶白质切除术2%～20%的死亡率相比。最常见的死因是心力衰竭。不过也有一位28岁的"攻击性精神分裂症"患者死于肠破裂。尽管许多死亡病例不能直接归因于电休克治疗（可能是巧合），但该病例的死亡似乎与电休克治疗有关系。"除了患者生前接受过的电休克治疗，我们找不到任何其他可能致死的原因，"病理学家写道。要因人而异，因病而异，事先考虑可能会造成什么并发症："由于精神科医生常常面对的都是无法自主做决定的患者，他们更有责任将这一点牢记在心，无条件执行下去。"

随着抗生素首次投入批量生产，曾经致命的感染仅需几周时间就会被消灭得无影无踪；与此同时，电休克治疗成了治疗精神疾病的主要手段。第一篇关于电休克治疗疗效的对照研究发表于1944年。就职于马萨诸塞州贝尔蒙特的麦克莱恩医院的两名精神科医生肯尼斯·泰洛特森(Kenneth Tilloston)和沃尔夫冈·苏兹巴克(Wolfgang Sulzbach)对比了70名接受了电休克治疗的抑郁症患者与68名在医院病房接受普通护理(基本上处于放任状态)的对照患者的恢复率。两组患者的区别非常简单：一组患者接受了电休克治疗，另一组没有。两名医生希望据此来研究电休克治疗的有效性，并调查抑郁症治疗中的一个复杂问题：人们普遍认为，抑郁症患者往往会自行恢复，跟采取什么治疗手段无关。"由于抑郁症患者普遍预后良好，因此抽搐治疗的效果往往被低估，或者被贬斥得一文不值，"泰洛特森与苏兹巴克写道，"然而，我们的证据足以否定这些看法。"

这项研究持续了4年，与对照组患者相比，接受了电休克治疗的患者的康复率不仅高出30个百分点(接受电休克治疗的患者康复率为80%，而对照组为50%)，并且在未来1年内的复发率降低了50个百分点。其中最惊人的是4名抑郁史长达15年以上的患者，他们用了几周到几个月的时间就康复了，两年后也没有复发。尽管患者时常抱怨电休克治疗后的一时失忆，但从长远来看，电休克治疗其实有利于提升认知能力，尤其是对老年患者而言。据泰洛特森和苏兹巴克记述，患者摆脱抑郁的呆滞状态之后，无论在智力方面，还是在情感方面，适应环境的能力都比之前强得多。

　　尽管卡林诺夫斯基看好电休克治疗这门技术，认为它安全、有效、高回报，但他留在罗马的前导师乌戈·切莱蒂对他人肆意使用自己发明的电休克治疗愈发不满。在第二次世界大战结束后举行的第一届意大利精神病学大会上，切莱蒂发表演说："私人门诊很难取得应有的治疗效果……因为私人门诊不具备现代诊所常见的各种仪器、工具和分析条件。"他还说，不仅是设备不足的问题，私人门诊的利润空间十分大，一大批新锐学者在金钱诱惑下背离了自己的初衷。

　　切莱蒂觉得他创造出了一个怪物，如同玛丽·雪莱(Mary Shelley)长篇小说里的弗兰肯斯坦博士，不仅损害了自己的职业前途，还伤害了他本该义不容辞帮助的患者。他后来写道："我得出的结论是，必须停止使用电休克治疗。看到失去意识的患者遭受如此剧烈的痉挛反应，我心生一种罪恶感，总感觉自己背叛了这些患者。"由于担心自己在无意间将实验室研究推向深渊，即将迈入古稀之年、眉毛愈发浓密的切莱蒂反而更拼命工作了。他想竭力弥补自己的过失。

　　他并非对电休克治疗的疗效失去了信心，他和其他人一样相信这种治疗的潜力，尤其是对某些重型抑郁症的疗效。他只是认为抽搐治疗未必一定要引发抽搐。如果大脑是癫痫发作的中心，那么四肢抽动、脊椎弯曲、牙关紧锁这些动作不就可有可无了吗？为什么我们的身体要经受这么多痛苦的副作用？对切莱蒂来说，前方的道路清晰得如同他在显微镜下观察的脑组织染色切片。"未来掌握在生物化学家手中。"他这么写道。

19世纪末，当切莱蒂还是都灵大学的一名学生时，他的化学成绩不及格，哪怕参加了补考，也不过是勉强及格。即便如此，他晚年还是投身于这个分子、试管、移液管和分级溶液的世界。切莱蒂迷上了一系列他命名为"极度刺激生成物（acroaganines）"的化学物质。"acroaganies"一词由希腊词"akros（极端）"和"agon（斗争或防御）"组成，他认为这些物质是电休克治疗的化学基础。他提出，正如免疫反应会释放抗体一样，痉挛发作会通过释放自身"强防御性的高活力物质"来抵抗抑郁症和其他精神疾病。

切莱蒂早期用猪做实验，测试电休克治疗的安全性，现在他期待再次从猪身上找到答案，于是又去了罗马的屠宰场。切莱蒂对临宰的猪进行多次电击，接着提取死猪的脑脊液。切莱蒂认为这肮脏、黏糊糊的几毫升黄色液体中一定含有他渴求的极度刺激生成物。他希望可以提纯这种溶液，然后注入患者体内，从而免除治疗时通电或痉挛的需要。是否能根据大脑分泌的这种化学物质发明一种新的疗法，让治疗过程不那么残忍呢？这一发现会吸引新一代精神科医生重返实验室吗？要知道，正是在实验室里才会出现大胆出格的理论，进而掀起医学革命。

切莱蒂一直在化学领域郁郁不得志，年轻时在化学考试中受挫，晚年的化学实验研究也始终无果。极度刺激生成物和仙尘、黑胆汁一样，都属于虚构的化学物质。他的所有实验到了最后阶段也都陷入了僵局，一无所获。

精神分析学家们对电休克治疗持有不同的见解。有人认为，电休克治疗之所以有效，可能是由于患者怀有对即将到来的死亡的恐惧；也有人认为该疗法与来自父权人物的惩罚相似，所以才能起作用；还有人认为该疗法起效是因为患者被迫回归婴儿状态。美国顶尖的精神科医生伊迪斯·维格特 (Edith Weigert) 写道："各种休克治疗从根本上突破了患者的孤独症，患者从此情感更丰沛，更关注外界事物，更易于管理，也更善于交际。"虽然电休克治疗是生物精神病学的发明，但精神分析学家们还把它当成一项引导患者"敞开心扉"的工具，让他们更积极配合心理治疗。一名心理治疗师在1943年写道："无论人们如何质疑电休克治疗的作用机制，没有人可以质疑电休克治疗对精神治疗技巧和科学领域的重要贡献，这种治疗已经得到了反复验证。"

电休克治疗的生物学基础以及这种疗法对头脑的作用，这些都是未解之谜。"目前确实没有充分的理论证明电休克治疗的可行性，"卡利诺夫斯基于1949年写道，"但是这并不是反对使用该疗法的正当理由。经验总结而成的新知什么时候才能构建完善的理论基础，亟须救治的患者可等不到那一天。"对他来说，电休克治疗如何发挥作用的过程不重要，关键在于结果确实有效。

尽管电休克治疗有致残的副作用，但卡利诺夫斯基认为，任何一名拒绝为重症精神疾病实施电休克治疗的精神科医生都应被判处医疗失职罪。他认为，如果医生拒绝提供一种足以缓解患者数月以来的痛苦的治疗方法，那无异于拒绝向饥肠辘辘的人提供食物。他在与纽约州精神病学研究所的同事合著的教科书《精神病学：躯体治疗》（*Somatic Treatments in Psychiatry*）中说："外科医生不会因为有风险而拒绝为患者提供必要的手术。精神疾病和恶性肿瘤一样要命，并且造成的痛苦要可怕得多。因此，治疗时存在一定风险也是合理的。"

乌戈·切莱蒂对电休克治疗的生物化学前景的猜想是正确的，只不过这种前景并非来自于极度刺激生成物。早在20世纪30年代末期就已经有人使用肌肉松弛剂来消除电休克治疗带来的剧烈痉挛反应了。注射箭毒后，患者身体的肌肉将保持放松状态，而曾在癫痫大发作中导致阵挛期和强直期的典型电波动仍然会在大脑中发生。但是，这种做法很危险，因为会让患者在生死边缘徘徊。远古时期，住在亚马逊雨林的人们将一种攀缘植物的根茎煮沸，从中提取箭毒用来捕杀猎物。人们将箭毒涂在矛头或箭头上，射中猎物之后，这种黏稠的糊状物迅速进入猎物的血液循环系统，肺部周围的肌肉就会停止舒张和收缩。几分钟之内，和一头鹿体型差不多的动物便会倒地窒息而亡。然而实施电休克治疗时，只取致死剂量的十分之一，箭毒便可弱化抽搐治疗造成的剧烈痉挛。在肌肉被麻痹的15~20分钟内，只有大脑会发生局部痉挛，不会出现身体上的抽搐。加上人工呼吸降低了患者窒息的风险，电休克治疗伴随的骨折风险从此消弭。

然而，洛萨·卡林诺夫斯基拒绝使用箭毒。"我职业生涯中第一次，也是唯一一次死亡事件，就是因为我对那名患者使用了箭毒。"他在多年后忏悔道。尽管死亡病例很罕见，但毋庸置疑，如果使用不当，箭毒的麻痹作用会中止患者的呼吸，甚至是心跳。对卡林诺夫斯基和其他反对派而言，"比起可预期的并发症，箭毒要危险得多"。哪怕不用箭毒会出现无症状骨折，也好过用了箭毒导致意外窒息身亡。

　　尽管如此，箭毒的运用还是让人们看到了电休克治疗安全性提升的希望，也让人们认识到了发生痉挛的关键器官是大脑。患者的身体无须动弹，医生只要用记录脑电波的机器检测大脑随时间推移的活动变化情况，显示出代表癫痫大发作状态的陡峭曲线，那么治疗就算成功了。对于那些曾经被认定不适合电休克治疗的患者（如患有骨质疏松、椎间盘突出以及有过骨折史的人），这种改良后的电休克治疗为他们带来了希望。即便是骨骼脆弱、软骨退化的老年患者也可以接受电休克治疗了。这不仅推动了精神病学的进步，也推动了基础医学的进步。老年群体的抑郁症不仅会伴随其他慢性疾病，如糖尿病、癌症、高血压和心血管疾病，甚至还会加重这些基础疾病。抑郁症加剧了癌症的发病率和致死率，还打乱了患者服用控制糖尿病药物的规律，导致药物的控制作用被削弱。抑郁症患者死于心脏并发症的概率远远高于非抑郁症患者。到了晚年，未经治疗的抑郁症像是一颗危险甚至致命的定时炸弹。然而，早在20世纪40年代，电休克治疗就已经提供了一种可能性，也许能够让衰老进程变得更加健康。

　　1952年，在精神科医生仍在探索利用电流诱发痉挛的潜能之时，一种安全性更高的松弛剂进入了医学领域。在与乌戈·切莱蒂在罗马的实验室只有一步之遥的地方，一名化学家开始研究一种见效快、消散也快的肌肉松弛剂。最初，他称之为"短程箭毒"。短程箭毒的正式名称为琥珀酰胆碱或琥胆，标志着抑郁症治疗史上的一项关键突破，就连卡利诺夫斯基都接受了这种新药，在私人会诊时不再使用沙袋。加上全身麻醉与人工呼吸（全身麻醉时需插入气管保持呼吸通畅，通过人工呼吸保持通气）的步骤，琥胆将一种过时的休克疗法转化为一种现代的医疗程序。为了与过去划清界限，电休克治疗经历了多次更名。在之后的几十年里，它先后更名为电惊厥疗法、脑电波翻转法、中枢刺激法 (CS)、脑部刺激疗法 (BST)，甚至还曾被命名为呈有序化反应的中枢刺激法 (CSPR)，但最后保留下来的学名为电休克治疗，也就是鼎鼎大名的ECT。对精神疾病患者来说，它是一种可能挽救性命，也可能带来伤害的疗法。

然而，自20世纪60年代以来，电休克治疗几乎完全淡出了精神病学临床实践的舞台。两名医学史学家爱德华·肖特（Edward Shorter）和戴维·希利（David Healy）在他们2007年出版的《休克疗法》（Shock Therapy）一书中写道："如同青霉素不知从何时起不再被列为医疗物资一样，那一代人的电休克治疗记忆似乎也悄无声息地消逝了。"

精神活化剂

一身光滑的白毛、粉色的小鼻头、两颊的小胡须轻轻颤动——住在金属笼里的这个家伙，看起来跟内森·克莱恩（Nathan Kline）见过的其他老鼠没什么两样。克莱恩是纽约罗克兰州立大学医院精神病学研究部主任，他在观察这只特别的老鼠时，意外发现了它的行为与其他实验用老鼠的不同之处。它比一般的老鼠更活跃，对周围的环境更警觉，体内仿佛有一股看不见的力量，源源不断地为它输送能量，让它充满活力。如果给它一个轮子，那么它可以不吃不喝连续跑几个小时。这只无名的老鼠虽然只是几百只实验老鼠当中的一只，但正是克莱恩多年来苦苦寻找的那一只。

克莱恩衣着讲究，戴着一副厚框眼镜，别人说他"眼里闪着好奇的光芒"。此时，他正在访问美国顶尖药理学家查尔斯·斯科特（Charles Scott）的实验室。在他抵达之前，这只老鼠已经被注射了利血平，这是一种从植物根茎中提取的药物，早在数百年前便已为印度医学界所用。这种植物被称为蛇根草（snakeroot，印地语称为"sarpaghanda"），可以治疗多种疾病，不仅可以敷在被蛇咬或者被蝎子蛰的伤口上，还能治疗哮喘、高血压、失眠与精神疾病。圣雄甘地服用蛇根草来"进入内省与冥想的状态"。克莱恩对利血平再熟悉不过了，在他访问斯科特实验室的两年前，也就是1954

年，他参与了将利血平作为治疗躁狂症的一种药物引进美国的工作，这种药物被应用于治疗处于破坏欲极强的情绪爆发期的患者。克莱恩在罗克兰州立大学医院的一间病房里首次试验了这种药物。那间病房从此安静多了，家具、窗户不再像往常那样总是需要修修补补了，对患者的照料也没有之前那么费事了。就连为医院镶玻璃的装修工人都注意到，在这间特殊病房里的工作量减少了。

利血平是首批面世的镇静剂之一。与在精神病院中使用了几十年的巴比妥酸盐、鸦片之类的强效镇静剂不同的是，这种药物既不会产生嗜睡的副作用，也没有成瘾性。

1952年，巴黎的圣安娜医院试验了一种类似的药物，学名为盐酸氯普马嗪 (在美国市面上名为"氯丙嗪")。结果显示，这种药物在治疗精神分裂症方面比利血平更有效。当氯丙嗪首次上市时，临床精神科医生、出版过几本书的托马斯·班 (Thomas Ban) 正在奥地利工作。他认为这是一种神奇的药物："我终于可以睡个好觉了，那些我一度以为没救了的患者都好了起来，"托马斯回忆时，脸上挂着欣慰的笑容，"这在当时太不可思议了，全医院上下一时之间都没有反应过来。"

这两种神经安定药 (后来改名为抗精神病药物) 产生的影响，可远远不止让病房地面上少几块窗户玻璃碎片，或是让患者在夜里睡个好觉那么简单。这是人类历史上首次出现针对危在旦夕的重症精神疾病患者的药物，那些处于社会边缘的精神疾病患者变成了可以拿处方、接受定期医疗观察的门诊患者。这也是他们成年以后第一次走出精神病院的拘禁，进入社区、家庭或者中途之家[1]生活。"这是我这辈子最激动的几段时光之一，"约瑟夫·巴萨（Joseph Barsa）回忆道。他是克莱恩在罗克兰州立大学医院的同事，为人保守、身材敦实、头发有些稀疏。"在医院住了二三十年的患者开始好转，现在终于可以放他们出院了。医院的面貌也突然转变，全体职工洋溢在一种喜悦、激动、昂扬的氛围之中。"

尽管利血平不完美，有时甚至一点儿用都没有，但无论如何，因为它的出现，克莱恩转变了治疗精神疾病的思路。他开始思考，世上是否存在一种和镇静剂相反的化学物质。"既然存在一种化合物可以平复摇摆不定的情绪，"他写道，"那么就应该存在另一种能够再次催化情绪波动的化合物。"他并不知道自己猜想的化学物质会是什么样子，要去哪里寻找，也不知道它的原理是什么，但他相信这种物质一定存在。

1956年的春天，克莱恩首次试验利血平3年后，他认为自己在新泽西州的斯科特实验室找到了这种化合物。尽管老鼠被注射了利血平这种镇静剂，但它仍然活力满满。

它应该犯困、疲软、一动不动才对，而不是四处探头探脑，好像在找什么东西。这种悖论可以从化学层面给出解释。在克莱恩访问实验室的前一天，老鼠被注射了另一种叫作异丙烟肼的药物，这种药物似乎可以逆转利血平的抑制作用。克莱恩认为这种药也许就是激发它情绪波动的原因。

利血平与异丙烟肼的来源截然不同，前者是一种植物的根茎提取物，这种植物广泛生长于印度、喜马拉雅山脉以及印度尼西亚的大部分地区，花瓣是白色的，后者则是纳粹火箭燃料的产物。一种是从大自然中提取的化学物质，另一种则是在现代战争中打造出来的人工合成物。

肼是一种高度易燃的透明液体，纳粹在第二次世界大战后期开始使用该物质，用来向英法两国发射V-2导弹（德国研发的第一种弹道导弹，意为"报复性武器-2"）。第二次世界大战结束后，美国制药公司以低价收购了剩余的库存，研究它们是否还具备利用价值。这项工作无疑是极其危险的，零星一点火花便能引发一场大爆炸。但风险与收益往往是成正比的。1951年，一种化学物质在皮氏培养皿[2]中显现出非凡的抗结核活性。这就是异烟肼，商品名为"雷米封"。接着，制药巨头罗氏制药的化学家赫伯特·福克斯（Herbert Fox）往这种化合物中添加了碳原子和氢原子，发明了异丙烟肼。这是他最得意的发明，异丙烟肼的表现比母分子还要出色，具备链霉素等强劲抗生素所不能及之功效，比如消灭结核分枝杆菌。

来自新泽西州福克斯实验室的异丙烟肼被输送到美国各地，用于治疗各种感染了肺结核的动物。豚鼠、兔子以及恒河猴对药物的反应都不错，甚至彻底康复。后来，当异丙烟肼应用于人体，并展现出同样的效果时，大众媒体迅速铺天盖地渲染其功效。《纽约邮报》(New York Post) 的头版标题是两英寸的大号字体："治愈肺结核的特效药"。1952年2月，一段15分钟的广播内容在美国12家无线电台同步转播，主持人向听众播报："去年，肺结核夺走了500多万人的生命，这是人类自历史记载以来比战争、饥荒和瘟疫还要可怕的无差别传染性疾病。但是，肺结核肆虐的时代已经宣告终结了。据科学家与临床医生报告，纽约的各大医院对约200名肺结核患者的治疗取得了'惊人的成果'……在这之前，他们都是被判了死刑的患者。"

还有报道称一些患者感觉自己有点好过头了，甚至有欣快症[3]的兆头。斯塔顿岛的海景医院是一座耗资400万美元落成的建筑群，《纽约时报》称其为"一所空前的专门面向肺结核患者护理与治疗的大型高端医院"。这里的患者在服用新药的第二天就会感觉有所好转，尽管他们的肺部仍充满细菌造成的痛苦病变。"几个月前，在这家医院只能听见肺结核患者撕心裂肺的咳嗽声"，一篇新闻报道记述道。服用异丙烟肼之后，哪怕肺部穿孔，肺结核晚期患者都能"在大厅跳舞"，"再无患者卧床"，海景医院的医生可以证明，"病房内的景象焕然一新"，每间房间都洋溢着重生的喜悦。

这一现象引起了药理学家的关注。这些药物在人体内是如何发挥作用的呢？他们马上展开了细致的研究。异丙烟肼不仅与利血平来源完全不同，就连分子形态也截然相反。利血平降低了兔子和老鼠脑内的血清素含量，而异丙烟肼却提高了血清素含量。可是，这意味着什么呢？20世纪50年代中期，人们仍不太清楚血清素在大脑中的作用。毕竟，1952年时，哈佛大学年仅24岁的博士生贝蒂·托洛格（Betty Twarog）才首次在脑组织中找到了血清素分子存在的证据。（爱丁堡的科研工作者独立发现了脑组织中的血清素，并于1952年7月向英国药理学会提交了研究成果，比贝蒂·托洛格提交论文的时间晚了1个月。）在此之前，已经有学者在血清（因而被称为"血清素"）和肠道中（90%的血清素来源于此）研究血清素了。尽管一时间还无法给出解释，但学者们都开始争相研究血清素的调节作用。血清素是情绪调节的关键因素吗？利血平的镇静作用与异丙烟肼的兴奋作用是否都源自这种分子？当内森·克莱恩猜想世上也许存在一种与镇静剂作用相反的化学物质时，他也许没能料到会出现一种物质如此契合他的猜想。

　　如果异丙烟肼能够扭转对老鼠注射的利血平的抑制作用，如果它能让重症患者跳起舞来，那它能否逆转精神抑郁呢？克莱恩在新泽西州看到这只过度活跃的老鼠后不久，又在罗克兰州立大学医院的一些住院患者身上试用了异丙烟肼。他与同事哈利·卢默（Harry Loomer）、约翰·桑德斯（John Saunders）配合，挑选了17名经受同样重度抑郁症发作折磨的精神分裂症患者。其中有一名被称为"E.S."的42岁女性患者，她住院长达20年，抽搐治疗和利血平都对她无效。她"安静、沉默寡言，问她问题也没有反应"。她的护理员说"她一直都是心不在焉的样子"。在进行异丙烟肼治疗的前5周，她一直保持着这种沉默、忧郁的状态。然而，到了第6周，她与外界之间的无形隔阂仿佛消除了。"她大声说话，侃侃而谈，"卢默记录，"她说的一些话还很有道理。"整体而言，70%的患者在服用异丙烟肼之后都出现了好转迹象。

　　这个开局实为振奋人心。但是，最引人注目的发现不在医院，而是在哈德逊河另一边，抑郁症肆虐的繁华的曼哈顿市中心。每天下午4点半左右，克莱恩会开着他的黑色软顶雷鸟进城去见他的私人患者，有时会一直待到晚上

11点以后。他的办公室位于东区一座玄武石建筑的一楼，这栋建筑里存放着大量艺术品，被喻为"现代艺术博物馆的转移基地"。克莱恩的诊所配置了5名护士和3名精神科医生，每小时可以诊治4名患者，该诊所的客流量堪称临床精神病学的"麦当劳"。超过三分之二的就诊者都深受抑郁症折磨。克莱恩后来写道："折磨一词太过温和，无法体现抑郁症造成的极度痛苦与挣扎，以及患者多么渴望解脱。"1957年早期，在异丙烟肼的帮助下，许多前来就诊的患者终于得到了解脱。

一名患者告诉克莱恩："听我说，医生，这些药片拯救了我……我再也不觉得抑郁、害怕了。我去很多地方，主动与人交谈。我现在精力充沛……我原以为我会年复一年地抑郁下去。我永远心怀感激。"还有一名抑郁症患者是30岁的家庭主妇，在接受了7年的精神分析治疗之后，她开始连续3周每天服用3次异丙烟肼，病情终于有了起色。克莱恩发现，在31名患者当中，30个人的症状"完全消失了"。如果异丙烟肼能够在其他患者身上取得同样出色的疗效，那么它就会成为精神病学史上的传奇。

"精神病学掀起了一场革命，"《纽约先驱论坛报》(*New York Herald Tribune*) 的科学栏目编辑厄尔·乌贝尔 (Earl Ubell) 写道，"生物学的治疗方法似乎见效了。"

克莱恩称异丙烟肼为"精神活化剂"，这是一种与利血平等镇静剂作用正好相反的化学物质。然而，异丙烟肼的本名是"单胺氧化酶抑制剂"，或者简称为"单胺氧化酶"。虽然不如异丙烟肼的叫法那么朗朗上口，但是单胺氧化酶抑制剂的说法其实更精确。"单胺"是从氨基酸衍生出来的单个分子。氨基酸是所有生物体内蛋白质的组成成份，不管是微生物还是庞大的蓝鲸，体内都含有氨基酸。例如，血清素就是由色氨酸衍生的一种单胺，豆腐、巧克力和蘑菇等大多数富含蛋白质的食物都含有色氨酸这类氨基酸。另外，多巴胺和去甲肾上腺素这两种已被充分研究的单胺则是酪氨酸的衍生物。每种单胺对身体组织来说都是重要的信号分子，承担着从神经元向神经元、肌肉或器官传递信息的功能。你的任何想法、记忆以及动作都建立在单胺类递质的有序活动之上。

我们来试试重现它们的活动场景。假设你握紧拳头放在身前，右手对左手、指节对指节相互靠近。双拳之间留一点间隙，注意不要贴在一起。这个庞大而简易的模型展现了两种神经元在你的大脑内部相遇的情形。指关节之间的间隙很重要，因为它代表了突触，单胺通过突触从一个神经元（你的右手）流向另一个神经元（你的左手）。在这个中转站处，流经神经元的电信号会转化为一种复杂的化学信号，即血清素、多巴胺或是存在于人体内的任意一种单胺，重要信息会在一瞬间通过大脑的神经网络完成传递。因此，单胺被称为"神经递质"，即在神经元之间传递信息的化学物质。这意味着我们的大脑不仅是一个会放电的器官（延续到20世纪中期的观点），还会受到化学物质的驱动。

所有的化学反应都需要一个关断器。无论是调节体温还是血液含氧量，一切都需要保持在一定范围内。这个状态叫作"体内稳态"（homeostasis），这个词的大致含义是保持（stasis）同样（home）状态。对体内的单胺类递质来说，这种控制来自一种酶，一种叫作"单胺氧化酶"的较大的蛋白质团块。它可以掌控血清素和去甲肾上腺素，通过更改其化学结构，让它们暂时失效，从而终止单胺传递的一切信息。如果没有这个关断器，大脑就会充斥大量费解的信号，争夺突触的空间，让我们的意识过载。

异丙烟肼在不同程度上阻断了关断器的作用（所以叫单胺氧化酶抑制剂），它阻碍了单胺氧化酶的工作，让血清素与去甲肾上腺素等单胺（大脑突触上的信号分子）保持本来的状态。1928年，剑桥大学的化学家玛丽·黑尔（Mary Hare）发现了第一种单胺氧化酶，这种物质能够与另一种叫作"酪胺"的单胺相互作用。这会产生一种级联效应：阻断能够分解血清素和去甲肾上腺素的酶之后，这些单胺类递质的数量就会不断增多。大脑中的异丙烟肼如同将狼引入黄石国家公园一样。这种大型食肉动物不仅会减少鹿的摄食活动，还会间接促进草和树木的生长。同样，异丙烟肼通过阻断单胺氧化酶的活动会增加大脑中单胺类递质的数量，而单胺类物质是我们体内生态系统的基础。用合适剂量的异丙烟肼稍微提高血清素和去甲肾上腺素水平，我们就会形成新的体内稳态。

有了异丙烟肼和利血平，一种作为兴奋剂，一种作为镇静剂，克莱恩梦想着有一天人们能够像调节体温或血糖水平一样调控情绪，远离病理性的极端状态，回归健康常态。

但是，药物治疗与当时占据精神病学世界观主导地位的精神分析水火难容。由卡尔·亚伯拉罕、西格蒙德·弗洛伊德和梅兰妮·克莱因提出的理论，依然是当时公认的对抑郁症的成因与疗法的权威解释。内森·克莱恩最初接受过一名美国顶尖的精神分析学家（也是弗洛伊德的门生）的培训，非常熟悉精神分析理论的最新动态，而该理论聚焦于来自童年时期的丧失和剥夺感。克莱恩写道："该理论假定，抑郁症的起源之一是孩子因某些原因而无法从父母那儿得到自己需要的爱与支持。孩子对此感到无比愤怒，但出于愧疚感，他们无法坦然地说出来，因而在心中压制了这种愤怒。"他补充道，"事实上，孩子在潜意识层面与父母达成了一种共识，孩子会否定自己，就像他坚信父母会否定他一样，并且认为自己有很多缺点，不值得被爱。于是便形成了一种反应机制，并深层植入一个人的性格之中。因而该理论认为，无论何种压力触发了他内心深处埋藏的否定感和挫败感，他都会陷入抑郁情绪。"

精神分析学认为，抑郁既是客体丧失造成的情感余震，也是隐藏在无意识深层的内心冲突。只有提取这些成分，也就是"躺在沙发上"接受数小时的分析，患者才会开启一场治愈之旅。但是，他们可能需要耗费几年时间、花费几千美金，才能完全摆脱精神上的痛苦。在精神分析疗法下，异丙烟肼毫无立锥之地。精神分析学家认为，如果有任何研究称药物治疗有效，那也仅仅是因为药物掩盖了抑郁症的深层成因，如同借酒消愁一样。简单的化学变化无法化解抑郁症等根深蒂固的深层内心冲突。使用药物疗法的观点被当成了异端邪说，支持这种疗法无异于断送自己在精神病学界的职业。"这种压力如此明显，以至于我的一些好朋友和有名望的同事私下告诫我，说我这是在犯傻，"克莱恩写道，"他们告诉我，要是我固执己见，坚持离经叛道，那只会断送了自己的职业前途。"

"虽然他们的真诚告诫是出于好心，"他继续写道，"但显然，这些劝阻我的人们都认为治疗精神疾病的药物是一种危险的骗术。"他的一个同行后来评价道:"没有一个头脑清醒的人会在精神病学治疗中使用药物疗法,要么用休克疗法,要么用各种形式的心理疗法。"

克莱恩成长于大西洋城[4],从小穿梭在海岸木板路和繁忙的街道之间。这座城市似乎有一套特殊的城市管理方法。据《大西洋城报》(Atlantic City Press)报道称,大西洋城实权人物、外号叫"努基"(Nucky)的依诺克·强森(Enoch Johnson)"才华横溢,衣着华丽,政治手腕冷酷无情,毫无道德底线",在禁酒和经济紧缩时期,他将这座城市打造成了酗酒、娼妓和赌博的温床。"我们这里有威士忌、葡萄酒、女人、歌曲和老虎机,"强森说过这样一句话,"我并不否认,也无须致歉。要不是绝大多数人都需要这些东西,这些行业也不会盈利,更不会存在。它们真切的存在恰恰向我证明了这就是人们的需求。"大西洋城仿佛脱离了广阔的陆地,从此自立门户,背离了美国梦创立之初发誓恪守的职业道德。

对成长于此地的克莱恩来说,无休止的娱乐与享乐主义是一种常态,而非假期才有的享受。在他眼里,这就是生活最真实的模样。尽管大西洋城来来往往的人群如同海洋的潮汐,角色面孔一直在变,可大西洋城内的本色却始终如一，人们烂醉如泥，目无王法，城市杂乱无章。"我一直以为每个人都过着这样的生活，"后来克莱恩写道，"自然而然地，我就融入这种生活了。金钱就是用来挥霍的，商店里的商品就是用来出售的，生活就是用来享受的。"即使他的兴趣从青少年时期的文学与诗歌转向了后来的医学与精神病学，但他在大西洋城度过的童年岁月还是给他留下了一生的痕迹。

克莱恩似乎为自己制定了一套规则，并且活在自己的规则里。例如，一家制药公司的医疗主管拒绝了他试验异丙烟肼的投标，于是克莱恩绕了个圈子，邀请公司总裁在纽约的西奥多餐厅共进午餐，并且"在美酒佳肴的攻势之下"利用花言巧语，达到了自己的目的。克莱恩是出了名的情场浪子，在结婚9年后，他与妻子分居。他还在国际会议上故意与同行针锋相对，甚至在未经医学伦理委员会同意或批准的情况下，私自向精神病患者提供实验药物。总而言之，他一直在游戏人生，而他就是主角。

内森·克莱恩不是圣人，但是在抑郁症治疗领域，他不遗余力地将药物疗法推向主流，不仅惠及了数百万患者，还从科学的角度改变了世人对抑郁症的理解。在一个热衷于精神分析的年代里，他醉心于生物精神病学，似乎很享受外界对他的关注。他的畅销书《从悲伤到高兴》(*From Sad to Glad*)的封面充分展现了他的自信——上面写着这样一行字——"抑郁症：不靠精神分析也能战胜！"

1 中途之家：为出狱者与离院患者设置的中转站。——译者注

2 皮氏培养皿：用作细菌等培养用的有盖玻璃碟。——译者注

3 欣快症：感情呈现出一种病态高涨的状态。心情愉快，高兴异常，无忧无虑。对任何事情都漠不关心，满不在乎，几乎失去注意力，往往与痴呆同时出现。——译者注

4 大西洋城：美国新泽西州东南部海滨旅游胜地和疗养城市。大西洋娱乐城和美国西部的拉斯维加斯，并列为美国两大赌城。——译者注

百优解是不二之选

在克莱恩提出异丙烟肼药物疗法的10年前，广泛应用于抑郁症治疗的，是另一种药物——硫酸苯丙胺。这种药物最初是在寻找能够替代麻黄碱（一种提取自麻黄属植物的化学物质，麻黄在中医中的使用已有千年历史）的减充血剂过程中发现的。在伦敦莫兹利医院，孤僻的抑郁症患者在服用硫酸苯丙胺之后变得更外向、更健谈了。"几乎每一名服用硫酸苯丙胺的患者都更愿意与人交谈了，不过这种效果在抑郁症患者当中最为显著，"一名精神科医生写道，"他们战胜了抑郁症，其中一些患者入院以来第一次主动和别人说话。"开口说话会增进他们对自身和外部世界的好感。一名患者宣布她"现在是一个会快乐的人了"。还有一名患者说，服用硫酸苯丙胺的效果就像连喝了两杯威士忌，他感觉自己"充满活力与自信"。他还提到，这两者的主要区别在于，威士忌只有在他身心愉悦的时候才好喝，当他情绪低落时，威士忌只会加剧他的痛苦，但硫酸苯丙胺不会。

1937年，明尼苏达州妙佑医学中心（Mayo Clinic）的研究员在一项研究中发现，在早餐时和午餐前服用硫酸苯丙胺的30名患者当中，有21名患者几乎是立即见效。"我刚咽下硫酸苯丙胺，心中的抑郁与恐惧感马上就消失了。"一名45岁的男性患者说道。他自

1918年以来经历了多次抑郁发作。"换句话说，我仿佛体会到了之前精力状态最好的时候才有的感觉。"

　　硫酸苯丙胺与摇头丸、快速丸和冰毒都属于苯丙胺类药物。20世纪30年代后期，人们常将硫酸苯丙胺比作咖啡因，似乎患者在特浓咖啡的作用下摆脱了抑郁状态。伦敦莫兹利医院的研究员埃里希·古特曼（Erich Guttman）于1938年10月向英国皇家药学会汇报："硫酸苯丙胺是一种兴奋剂。尽管不能从根本上治愈抑郁症，但它可以改善症状，帮助患者克服最难熬的时期，或是为他们提供活下去的生存动力，这对常年深受抑郁症困扰的患者来说是很有必要的。"随着硫酸苯丙胺的推出，英美药房里的苯丙胺类药物种类愈发丰富。这类药物有助于缓解嗜睡、疲劳与全身乏力症状。大学生喜欢买一种叫作"兴奋药丸"的药物，吃了之后可以连续多天不睡觉，没日没夜地学习，不吃药的话是绝对做不到的。第二次世界大战期间，交战双方的士兵都会匆匆咽下苯丙胺，从而保持头脑警觉、眼神专注，哪怕是在彻夜不眠或长途跋涉之后，都能保证身体随时处于备战状态。英国军队向步兵与飞行员提供硫酸苯丙胺，而德国纳粹更喜欢柏飞丁品牌的甲基苯丙胺（一种冰毒）。

　　兴奋剂的后果早有预兆。有报道称，学生为了在考试季保持清醒服用了硫酸苯丙胺，之后出现了昏厥、死亡的情况。1939年，硫酸苯丙胺作为一种治疗"轻度抑郁症"的药物投入市场。生产硫酸苯丙胺的英国葛兰素史克制药公司强势推广该产品进入主流市场。例如，一张1945年的宣传海报上，一个西装革履的男人骄傲地站着，昂首挺胸，双手搭在髋部，微笑着凝视远方。他身后是放大版的本人面部表情，一脸困惑与绝望，那是过去的抑郁自我的缩影。海报的含义很清晰：一种新药让他重获新生。海报上还印着一句话："直到最近10年，硫酸苯丙胺才成为缓解抑郁症的灵丹妙药。"

　　硫酸苯丙胺为患者提供了一个除精神分析、电休克治疗以外的选择，它可以快速缓解轻度抑郁，提升精力水平和幸福感。波士顿的一流精神科医生、知名作家亚伯拉罕·迈尔森 (Abraham Myerson) 在1925年出版的《假如对生活失去热情》(When Life Loses Its Zest) 一书中这样描述苯丙胺疗法："硫酸苯丙胺无论如何都不可能彻底治愈抑郁症，效果也不持久，但是它有助于消除早晨的冷漠、抑郁情绪，对病情的改善效果非常明显，因而十分推荐在自然恢复的过程中使用。"由于定期服用兴奋剂，患者会出现烦躁、失眠、焦虑等症状，此时医生们经常会给患者开夜间服用的镇静剂。"医生同时开两种药效相反的药物，在临床上这种方式被称作'相互纠正'，"药理学家汉娜·斯坦伯格（Hannah Steinberg）写道。一种药物令患者情绪高涨，另一种药物帮助他们进入睡眠。

这些药物带来了丰厚的经济效益。仅在1949年，葛兰素史克制药公司就通过销售硫酸苯丙胺赚了700多万美元。最高峰时期，各大制药公司的硫酸苯丙胺药片年度生产总量达到了800吨，相当于全美国每年人均服用43剂硫酸苯丙胺。在安定、百优解与阿普唑仑之类的实验室药物面世之前，硫酸苯丙胺"为后续出现的新药订立了抗抑郁药物应当具备的基本特征"。历史学家尼古拉斯·拉斯马森（Nicolas Rasmussen）写道："最终，百优解是符合这些特征的不二之选。"与硫酸苯丙胺相比，之后出现的现代抗抑郁药的确更有效，哪怕对于重症抑郁症患者也是如此。

我服用西酞普兰的第1周很难受。当时是春天，我裹着羽绒被坐在沙发上，感觉自己得了流感。我迷迷糊糊的，一阵恶心反胃，翻来覆去睡不好。我咽下每日必须服用的药片，等待大脑适应新增的血清素。类似流感的症状很快就消失了，但是我的抑郁症还在，甚至更严重了。而且每天一定会出现恶心反胃的现象，这时刻提醒着我，自己是一个需要服用处方药的抑郁症病人。要是这些药真的有用，可以治好抑郁症，那么恶心反胃我也就不介意了，我可以忍受。但是抑郁症并未得到缓解，我竭力回避内心的阴暗面。

那时我25岁，我在想，作为一名自由职业者，我可以而且也应该想住哪儿就住哪儿。我已经在伦敦待了两年，不知道这是不是我痛苦的根源。毕竟，伦敦租金高昂、马路嘈杂，还有呼啸而过的警笛声，而且火车票太贵了，平时想找个安静的地方躲起来也没那么容易。尽管我的大部分朋友都住在伦敦，但我们很少碰面或是待在一起。我觉得我在伦敦过得并不开心，于是计划搬到柏林去。我去过柏林三次，觉得那儿很适合开始新生活。当时，我已经和露西约会了几个月，她也有类似的想法。因此，我们于2016年的夏天搬到了柏林，住进了一个朋友计划转租几个月的一居室公寓。我们都觉得这也许是一个全新的开始。

那段日子很美好，和露西的这一段恋爱充满了温情的回忆，让我永生难忘。我们一起学习德语，在鸟鸣婉转的古老森林里散步。当地是干燥的大陆性气候，冬天的气温最低降至零下15摄氏度，我们总是穿着厚厚的衣服。尽管这些美好的事物可以转移我的注意力，但我很快就明显地消沉下去了。抑郁的发作更频繁，情况也更危险。我备有充足的西酞普兰，可以维持到我们计划回英国看朋友的日子，但是这些药似乎一点儿用也没有。直到有一天，我决定停药了。

尽管西酞普兰和其他SSRI类抗抑郁药物没有成瘾性，但是如果贸然停药，身体会产生可怕的戒断反应。可惜没人告诉我这一点，很快我就后悔了。德语有一个专门形容抑郁症的词"Weltschmerz"，意为"世界之痛"。这次戒药的确让我感觉世界末日来临。我把自己反锁在卧室里，双手抱头坐在地板上，痛苦地剧烈摇晃脑袋。就在那个周末，我的一个朋友过来待了几天，但我几乎没怎么理会他。他一定听到了我的哭喊声。在他动身离开，准备坐飞机回家那天，临走之前，我拥抱了他，并向他道歉。他向我坦言，他没有意识到抑郁症会这么糟糕。那一刻，我觉得我们的关系更亲近了。

"我觉得自己被这种讨厌的药物困住了。"我当时写下了这句话。如果集体心理治疗和抗抑郁药都没有减轻我的抑郁症，既没有降低发作频率，也没有减轻症状的严重程度，那我接受这些治疗还有什么意义呢？如果精神病学的两大分支——精神分析疗法和生物疗法我都试过，还是没有任何起色，那我还有必要继续接受治疗吗？露西当时在一家初创公司上班，每天工作11个小时，我坐在我们的一居室公寓里，思考着自我了结，停止这种"世界之痛"。温斯顿·丘吉尔（Winston Churchill）将自己的抑郁症命名为"黑狗"，通过这个昵称区分精神状态和他本人。我第一次上的集体心理治疗课告诉我，我不能被定义为"一个抑郁的人"，我只是"得了抑郁症"。但是，抑郁症拖的时间越来越久，我再也无法以这种客观方式看待我的抑郁症。我也做不到给自己的抑郁症取昵称。我在日记中写道："这段时间我很难去想以后的事情，我很怕其他人、我的家人、媒体以及露西会知道我的抑郁到底意味着什么。这无异于置我于死地。"

搬到柏林才住了6个月，我们就决定搬回英国了，因为我需要家人和朋友的帮助，也需要寻求下一阶段的治疗。我预约了一对一认知行为疗法，医生给我开的西酞普兰药量加了一倍，这是安全范围内的最高剂量，再高一点就会引发严重的副作用，比如血清素综合征。体内血清素含量过高，轻则导致呕吐、腹泻以及肌肉颤搐，重则引发痉挛。更有甚者，2014年发表在《医学毒理学杂志》(*Journal of Medical Toxicology*)上的一份病例报告称其"可能会造成死亡"。该病例报告的作者补充说明道："临床医生必须意识到，大量服用西酞普兰可能会危及生命，应当密切监控患者在服药期间的神经、心血管以及其他体征，避免发生在极少数情况下的致命后果。"

接待我的是一名同理心很强的中年女医生，她总是称呼我"亚历山大[1]"。她建议由露西保管我的药品。她问我，家里有没有仅限露西一个人知道密码的保险箱？露西有没有办法把药藏到我想不到的地方？在那一刻，我们都默认我就是一颗定时炸弹。医生的这些建议只会带来两种结果：我病情稳定或走向自杀。不幸的是，后者的概率更高。

西酞普兰在我身上的副作用太明显了。药量加倍之后，焦虑程度超出了我的想象。我整夜睡不着，满脑子都在想一些以前不会胡思乱想的事情。我的心脏砰砰直跳，从喉咙深处到胸口泛起一阵阵恶心。我知道很多人吃了SSRI类抗抑郁药物都管用。但是，我服药都两年半了，还是没有任何好转的迹象，我也清楚地知道，西酞普兰并不适合我。

2015 年，美国的成年人群服用抗抑郁药的比例为 7.2%。2018 年，16.6% 的英国人在过去的 1 年内服用过抗抑郁药，其中有半数持续服用了整整 1 年。在澳大利亚，服用抗抑郁药的人数比例为 15%，自 2000 年以来翻了一番。无论在哪个国家，抗抑郁药的处方数量都在逐年递增。

这些数据实在是触目惊心。这也证明了每个国家都有相当多的人，连同他们的钱包，都在制药公司的控制之下。不过，这么多人服用处方精神药物，也证明了人们寻求专业救助的意愿度在逐步提升，无论所患的是抑郁症、焦虑症还是其他任何在这些药物治疗范围内的疾病。长期以来，人们都戴着有色眼镜看待精神药物和服用者，以至于许多人耻于求医问药。唯一的问题就是，抗抑郁药并不是人人通用的万能药。一些研究发现，只有对长期以来各种症状缠身的重度抑郁症患者，抗抑郁药物才有尝试的价值。只有在他们身上，抗抑郁药物才会展现出它的特效作用，才不辜负它在头条新闻中"神奇疗效"的美名[20 世纪 80 年代末期，一篇关于盐酸氟西汀（即百优解）的介绍成为头条新闻]。而对于轻度抑郁症人士也在服用抗抑郁药的事实，业界始终在激烈争论，褒贬不一的评论来了一轮又一轮。

2018年，《柳叶刀》杂志发表了一篇荟萃分析[2]。这篇评述文章整合了相似的研究，筛选了不同的研究方法，计算了结果平均值。它似乎让人们看清了急需阐明的现状：对21种抗抑郁药进行分析研究之后，富良川利（Toshi Furakawa）、格鲁吉亚·萨兰迪（Georgia Salanti）及同事发现，这些抗抑郁药的效果虽然都比安慰剂好，但只是略微好一点儿而已。有些情况下，药物治疗与安慰剂之间的差距如此之细微，以至于难以断定是否有必要开具抗抑郁药处方。患者会感受到自身抑郁症略微减轻吗？服药的副作用是否对生活的其他方面造成了负面影响？精神病学家们在国际会议、医学杂志上围绕这些问题争论不休。我现场观摩过这些争辩，看到精神科医生的研究愈发背离患者的实际需要，我感到十分愤怒。

长期以来，临床试验倾向于精心挑选不具有代表性的抑郁症患者来扩充精神疾病的多样性。试验通常偏向于选择自杀念头不那么强烈的慢性抑郁症患者，他们最贴合《精神障碍诊断与统计手册》第3版提出的重度抑郁症标准。这些人每两周内至少出现5种症状，属于抑郁症患者的一种特殊类型。当患者前来求诊时，医生或精神科医生是没办法决定接待与否的，他们必须作出判断：这个人应该服用抗抑郁药吗？他们必须在有限的时间与资源范围内予以回应，而这回应通常是开具西酞普兰等SSRI类抗抑郁药，也就是医生2016年开给我的处方药。

我总觉得自己受到了这种常规操作的伤害，本不必要的SSRI类抗抑郁药物扰乱了我的生活秩序。但是，2019年11月发表的一项研究提供了新颖的理解与清晰的分析。这是一项"务实"的随机试验，涉及了英国4座城市的179家诊所，追踪了640名未经任何筛选的实验对象的健康状况。伦敦大学学院的精神疾病流行病学讲师杰玛·刘易斯（Gemma Lewis）在一本合著的书中写道："我们的研究对象覆盖范围很广，既包括抑郁症状不多的患者，也包括重度抑郁症状患者。因此，我们获得的结果可以直接推广至目前正在通过基础医疗体系获取抗抑郁药的那些患者。"这项研究的结果让我感到安心。尽管此项研究覆盖的抑郁症类型如此广泛，但SSRI类药物舍曲林在许多方面的表现都毫无例外地优于安慰剂。SSRI类药物组实验对象对首6周作的自我报告显示，他们的心理健康与生活质量都有了显著改善。抑郁症患者身上常见的焦虑症状，其程度也显著下降。第12周，大部分（51%）患者的抑郁症状都得到了缓解，明显高于安慰剂对照组的缓解比例（31%）。值得一提的是，抑郁症的严重程度与临床改善程度没有相关性，药物在轻度与重度抑郁症患者身上都显示出了同样的疗效。因此，SSRI类抗抑郁药物相对安慰剂的优势，不仅是"对重度抑郁症患者效果更好"那么简单。

研读这项研究之后，我欣慰地发现，抗抑郁药物确实可以为经历各异的形形色色的抑郁症患者提供帮助。这项研究带给我们一些重要的启示：SSRI类抗抑郁药物可以改善患者的病情，缓解他们的焦虑——引发抑郁并导致抑郁持续发作的正是焦虑。其中，一半的普通患者可以通过服药缓解抑郁。虽然研究还不完善，而且抗抑郁药物的处方需要通过试错来确定，但是药物确实是精神病学疗法装备库当中一件强有力的武器。

1 作者原名为Alex Riley，Alex是Alexander（亚历山大）的缩略版本，直呼其名代表关系亲近。——译者注

2 荟萃分析：一种统计分析方法，用以将多个独立的临床研究结果综合起来进行定量分析，为临床治疗提供更加可靠的证据。与传统综述不同，荟萃分析要求作者必须按照规范化的流程，写明整个研究如何收集文献、按照什么标准进行评价、指标如何进行筛选合成、最终如何进行解读，以及得出什么样的结论，确保荟萃分析整个过程每一步都是客观可复现的。——译者注

G22355

　　20世纪50年代中期，第二届精神疾病学国际大会准备召开一场精神药理学家会议。会议地点设在苏黎世。桥梁、鹅卵石小道，以及坐落于宁静的利马特河边上的教堂尖塔，构成了这座迷人的城市独特的风景线。原本这场会议只是一场小型聚会，就跟同事之间共进晚餐闲谈两句没什么差别。但是，正如其中一名组织者所写，"治疗精神疾病的药物已经不再是'小众疗法'，它已经掀起了一阵热潮"。90多名专家学者纷至沓来，为了接待他们，主办方只好设法调整会议时间、扩充会场容量。10多家制药公司为这场为期3天、不同以往的会议提供了赞助。内森·克莱恩是会议开场演讲嘉宾之一。克莱恩写作时言之有理、激情澎湃，演说时耀眼夺目、魅力四射、妙语连珠，一场沉闷枯燥的医学研讨会因为他的演讲而传出了阵阵笑声。有人喜欢他，也有人讨厌他，认为他过于自恋——说他不像严肃的学者，更像是单口喜剧演员。

　　克莱恩这一生，既喜欢收藏海地雕塑艺术品，也喜欢收藏笑话。从曼哈顿私人诊所返回家中时，他总是迫不及待地拿女儿来测试自己新想出来的俏皮话。在于苏黎世举办的这场国际会议上，克莱恩的演讲安排在所有与会者都在场的时间段。克莱恩一出场就说了一个新段子，作为开场。他说，他找到了精神分裂症的成因。原来，精神分裂一直以来都是一种细菌惹的祸——狡猾的裂殖球菌！一种新的治疗方法很快就会和大家见面。至于听到他这个说法时，观众有没有发笑，没有相关记录可以考证。

在接下来的两天，克莱恩以"利血平"和"异丙烟肼"这两项研究成果博得了观众的欢心，这两种药物让他两次荣获令人艳羡的拉斯克医学奖。（拉斯克医学奖史上仅有两名两次获得者，克莱恩便是其中之一。）虽然有报道称，异丙烟肼会对患者带来有危害性的副作用，如头晕、昏厥，还有几例出现了肝功能损伤，但克莱恩认为这些说法都不可信，如果真的存在这些副作用，那也属于治疗过程的一部分。克莱恩在苏黎世会议上对听众说："众所周知，没有副作用的药就是没用的药。"人们总要权衡服药的成本与收益，在药物的损伤与疗效之间找到平衡。每一种药物都是一场化学妥协。后来发生的事告诉人们，服用异丙烟肼多少有点得不偿失。

在苏黎世会议的与会者当中，并非只有克莱恩一个人发现了有前景的抗抑郁症新药。人们很早以前就已经开始研究苯丙胺类药物了，在10年的毫无进展之后，两种抗抑郁药物在几个月的时间里相继诞生。来自瑞士乡村小镇明斯特林根的精神科医生罗兰·库恩（Roland Kuhn）在精神疾病学大会的最后一天向众人展示了他的研究。库恩在国际医学界没什么名气，所以没有收到精神药理学分会的邀请。他沉默寡言、冷静严谨、语音柔和，与克莱恩的性格截然不同。他既没有在精神药理学分会上做主题报告，也没有向他的一小波听众讲任何笑话。他凭一己之力为通往抑郁症治疗领域最伟大的一项发明打开了一扇窗。这一发现不仅为克莱恩的研究锦上添花，最终还取代了它。

但在1957年9月，还没人预料到这一点，哪怕是留下来听库恩演讲的那十几个人也没预料到。克莱恩甚至都不知道库恩是谁。

只有几千居民的悠闲小镇明斯特林根坐落于中欧地区第三大水体博登湖南岸，位于瑞士、德国与奥地利三国交界处。一年之中天气最冷的几个月里，这里黎明时分总有浓雾弥漫，直到旭日升起，光热驱散雾气。接近午时，从岸边眺望的视野重新清晰起来，德国南部的梅尔斯堡化为一个沙色小点，中间的平静湖水泛着迷人的蓝色。库恩在明斯特林根的精神病医院工作，这家医院由三座高楼建筑构成，坐落于博登湖边。库恩职业生涯的大部分时间里都直面这样的景色。有一段时间，他住在医院里，推开公寓的窗户就能闻到潮湿的空气，听到水禽的喧闹声。他仿佛在一个令人向往的度假胜地工作。这里平静如水、风景如画，一派安宁祥和的气氛，库恩喜欢待在这里，很少去别的地方。

他希望自己的研究能让明斯特林根名扬四方。[当时，瑞士是生物精神疾病学的中心据点，与明斯特林根紧邻的克罗伊茨林根因当地的精神分析研究所——由路德维希·宾斯万格（Ludwig Binswanger）领导的贝尔维疗养院（Bellevue）而闻名，但库恩和明斯特林根却鲜为人知。]自1953年以来，库恩一直在研究一种名为G22355的化学物质，它是氯丙嗪的衍生物，氯丙嗪是一种著名的镇静剂，最早是在巴黎被发现的。这两种化学物质具有相同的三环结构，3个蜂窝状结构连成一排，唯一的区别在于，G22355用几个氢原子和碳原子代替了氯丙嗪中的一个硫原子。结构上的细微改动带来了功能上的惊人改变。库恩发现G22355不适用于治疗幻觉或躁狂症，它要么完全无效，要么加重患者的症状。但对某一部分抑郁症患者来说，G22355的效果却很显著。

根据库恩在1956年1月21日的记录，葆拉·J（Paula·J）是首批服用该化学物质的患者之一，她"已经判若两人"。库恩写道："她身上所有的不安和焦虑都消失了。目前我尚不清楚为何这种药物能在短短一周内带来如此突然的转变，也不清楚这种转变是不是自然好转的结果。"然而，后一种解释在库恩看来似乎不太可能成立。葆拉·J在服用G22355之后，看起来和从前大相径庭。她睡得更香了，社交也更为活跃，待人友好，精力充沛，还喜欢上了一个人安静地看书。

库恩想继续探究下去：葆拉·J的经历会是昙花一现吗？G22355的疗效会是安慰剂效应吗？在100名同时患有抑郁症和精神分裂症的患者试药之后（如今，这些患者可能会被诊断为分裂情感障碍），库恩发现，其中有40名患者的情绪在服用G22355之后变得高涨了。无论如何，这都算不上是一种医学奇迹，但是对如此复杂多样的重症患者来说，这仍是一个意义重大的成果。1957年8月31日，库恩在当地简报《瑞士医学周刊》（Swiss Medical Weekly）上发表了一篇文章，他写道："愧疚感、贫穷或罪责妄想都消失了，或者对情绪的影响没有那么大了。患者们也不再关注或在意此类情绪了。"先前卧床不起的患者开始早起，几个月以来第一次主动开口说话，给医院外面的人写信。病房里的这些之前一直沉默寡言的患者开始主动社交，甚至变得人见人爱，善于活跃他人的情绪。如同阳光穿透了冬日清晨弥漫在明斯特林根的浓雾，G22355似乎驱散了笼罩在患者心头的阴霾。

在《瑞士医学周刊》上发表文章的一周后，库恩南下，前往50英里之外的苏黎世参加精神疾病学会议。他用母语德语写道："抑郁症给人的印象是悲伤、易怒和不满，而服药之后，别人却能从他们身上感受到友好、欢愉和容易相处。"克莱恩喜欢用"心灵""自我""本我"等术语来描述异丙烟肼，打破精神分析与药物治疗之间的壁垒，而库恩与他风格迥异。库恩精通医学与科学推理，他的发言像是哲学说理，声音单调、内容冗长而乏味。在一众生物精神科医生的喧嚣声中，他的这个毕生难得的发现更像是一种猜测性的喃喃细语。他的成果展示结束后，会场一片沉寂。抑郁症治疗的最新变革，在参加被排到日程表最后的这场演讲的十来个人当中没有掀起任何波澜。

内森·克莱恩的好友海因茨·莱曼（Heinz Lehmann）没有赶上库恩的这场演讲。在苏黎世的会议结束后，他在乘飞机返回加拿大的归家途中，才注意到了这名瑞士精神科医生的研究。1937年，莱曼曾请求一个朋友帮忙，以邀请他前往魁北克滑雪度假为由逃离了德国。他抛弃了在德国的全部财产，只带着滑雪板和一箱衣服抵达机场，飞往蒙特利尔，定居下来。他于1947年成为凡尔登新教医院的临床主任。10年后，他与内森·克莱恩等人共同荣获拉斯克医学奖，该奖项表彰他关于氯丙嗪的研究成果以及将该药物引进加拿大和美国的贡献。1957年9月，莱曼从苏黎世返回加拿大之后，阅读了罗兰·库恩的德语论文，迫不及待地订购了一批G22355，作为给患者试用的样品。他能否像当初推广氯丙嗪一样将这种药物推广开来呢？虽然库恩认为定性观察足以判断一种药物是否有效，但莱曼是一名崇尚科学方法的精神科医生，他需要量化的证据。莱曼开展了一项临床试验，根据症状随时间的变化来衡量患者的康复、改善或恶化情况。作为实验对象的84名患者患有各种类型的抑郁症，既有内源性也有反应性，既有慢性也有急性。实验结果显示，约有三分之二（60%）的患者要么完全康复，要么明显好转，达到了离开医院、回到自己家中或社区生活的标准。

尽管库恩和莱曼在精神病学方面的研究方法和风格大相径庭，但他们一致发现这种药物最适合用于治疗内源性抑郁症。在内源性抑郁症患者中，平均来看，四分之三（75%）的患者在服药后有所好转。"药物效果在重度抑郁症患者身上非常显著……他们的症状包括疲劳、反应迟钝，还伴有压抑、忧郁甚至绝望的情绪，"库恩写道，"所有症状都是在早上比较严重，到了下午和晚上有所缓解。"库恩继续写道，在试用G22355几天至几周后，"患者表示自己感觉好多了，疲劳感一扫而空，四肢的沉重感也消失了，胸口不闷了，感觉很畅快"。连续几个月不断消瘦的患者胃口变好了，逐渐恢复到了健康时期的体重。失眠或是早醒之后难以再次入睡的患者们不仅可以睡个好觉了，醒来后还感觉精神焕发。库恩写道："他们不再感到疲倦……这种效果一般只有接受了睡眠疗法之后才会出现。"

1958年，也就是库恩首次开展药物试验的两年后，G22355获得了上市认证许可，它不再以代号命名，正式更名为丙咪嗪（美国市面上称"妥富脑"），成为三环抗抑郁药新家族（该家族因三环分子结构而得名）的第一个成员。丙咪嗪在美国和欧洲作为一种处方药流通，成为抑郁症治疗史上又一座里程碑——该药物与单胺氧化酶抑制剂有着截然不同的化学通路。"丙咪嗪在药理上的特性具有特殊意义，"药理学家弗里茨·弗雷汉（Fritz Freyhan）于1960年写道，"因为它无法用酶抑制作用来解释，但另一方面它似乎是目前可以买到的最有效的抗抑郁药。"尽管丙咪嗪会增加突触中单胺类递质的浓度，但它并不会阻断单胺氧化酶或其他任何一种酶。相反，它会挤进单胺类递质的通路，让这些递质返回最初将它们释放出来的神经元。丙咪嗪如同纳米级的旅行者，让这些化学物质被重新吸收、再循环和再利用。用生物化学的专业术语来说，这叫作"再摄取"。另外，后来的研究发现，丙咪嗪尤其擅长阻断去甲肾上腺素的再摄取，去甲肾上腺素这种神经递质与睡眠、食欲、应激反应有关。按照前文设想的突触模型，这一过程发生在紧握的右手两侧，化学物质在指关节间进行迂回流动。未来，药物治疗领域将是再摄取，而不是抑制单胺氧化酶的天下。20世纪60年代，单胺氧化酶抑制剂产生的副作用使得该类药物毫无前景可言，但再摄取不存在这些问题。

虽然对生物精神科医生来说，丙咪嗪增加了备选药物的数量，但仍有人质疑该药是否优于现有疗法。海因茨·莱曼于1958年写道："我们应注意到，丙咪嗪的效果在即时性与强度方面远不如电休克治疗那样显著。有自杀倾向的重度抑郁症患者，尤其是在非住院治疗的情形下，仍需要电休克治疗来迅速控制病情。"

尽管电休克治疗的使用量在20世纪60年代锐减，但人们仍然以它为标杆来衡量此后出现的任何一种新疗法。1966年的一项研究显示："许多临床医师都认为电休克治疗是治疗抑郁症的最佳手段。因此，任何一种有望替代电休克治疗的手段，如果不能超越电休克治疗的效果，那至少也要在客观上证明两者的疗效相当，这一评判标准很重要。"20世纪60年代中期，来自美国和英国的两项大规模研究（共包含来自4个城市的500多名患者）对丙咪嗪进行了测试，都无一例外地证实了电休克治疗的效果更佳。药物治疗大概缓解了其中50%患者的病情，而电休克治疗的缓解比例可以达到70%，甚至80%。如果患者存在抑郁症的典型特征——妄想，那么电休克治疗的效果会更加显著。如今，人们更习惯称这种抑郁症为"精神病性抑郁症"，这是一种可能危及性命的抑郁症，相较于没有妄想症状的抑郁症，这种病症的自杀率更高。但出乎意料的是，精神病性抑郁症的治愈率很高。20世纪七八十年代的研究运用了模拟对照的方法，有一组使用的是麻醉剂与肌肉松弛剂作为安慰剂，没有进行电击或诱发抽搐反应，这进一步证明了电休克治疗对这类抑郁症尤其有效。"研究结果确实表明，真正的电休克治疗比模拟电休克治疗在治疗抑郁症上更有效。并且，因为研究对象当中有22名患者属于有妄想症状的类型，所以这份原始结果才显得尤为重要。"这是一项针对70名患者的研究得出的结论。

虽然这些都是几十年前的研究了，并且由于现代伦理标准 (禁止对有高危自杀倾向的精神病患者进行模拟治疗)，研究者不能再重复进行这些试验了，但这些研究都指向了同一个大方向。纽约大学的南茜·佩恩 (Nancy Payne) 与纽约州精神疾病学研究所的琼·布鲁迪 (Joan Prudic) 写道："电休克治疗相较于药物疗法，存在明显而关键的优势。事实上，至今没有任何研究发现有任何一种疗法，包括尚处于发展阶段的其他任何形式的脑刺激，可以在治疗重度抑郁症方面超越电休克治疗。"

然而，在20世纪60年代，人们仍然将丙咪嗪当作电休克治疗的代替方案。尽管丙咪嗪会产生一系列的导致身体失控的副作用，如头晕、口干，但剂量较轻时，这些副作用都只是暂时的，或是可恢复的。如果服药后口干得厉害，忍不住一个劲儿地砸吧嘴，内森·克莱恩会推荐服用含甘油的菱形含片，如派恩兄弟有限公司的止咳糖。他写道："别的糖果，只要含一会儿就会甜得发腻。"丙咪嗪比电休克治疗更好掌控，不需要全身麻醉，也不需要注射肌胆碱，并且没有失忆的风险（大部分患者都担心会产生这一副作用，虽然失忆一般都只是暂时性的），但人们还是有所顾虑：相比电休克治疗，丙咪嗪的安全性究竟如何？

有报告记录的首例因服用过量丙咪嗪而导致的事故发生在丙咪嗪上市后不到1年。1959年2月19日晚10点，一名先前接受过电休克治疗的29岁护士，自己拿起一瓶丙咪嗪药片，全部吞下，该剂量相当于日常剂量的20倍。刚开始的45分钟，她没有感觉到任何异样，于是就睡下了。不知不觉快睡着的时候，她希望自己一觉过后再也不要醒过来了。在位于布里斯托尔的巴罗医院里，两名医生调查了这一事件的后续，并在《英国医学杂志》（*British Medical Journal*）上发表了他们的调查报告，指出这是一起"过量服用丙咪嗪导致的自杀未遂"事件。"她完全想不起来做过什么梦，在第二天早上6点半醒来。醒来后，她处于一种焦躁不安的状态，四肢、头部与脖子都不由自主地抽动，据她描述，就像是癫痫发作，抽搐幅度剧烈，非常可怕。"两名医生在报告中写道，"这种状态持续了一阵子，但她没有自行呼救的行动能力，直到她的母亲早上带着为她买的茶过来看她，看见她可怕的发作状态，才问她发生了什么。"她无法回答，只能努力地指向旁边的空药瓶。

首例过量服用丙咪嗪的事件没有造成死亡，但三环类抗抑郁药确实存在致死的风险。一旦大量服用，人体肌肉就会开始抽动，接着心脏停止跳动，尽管这个风险很小。一项研究发现，每100万名拿到丙咪嗪处方的患者当中，平均4人死于过量服药，也就是0.0004%的比例。这个数字意味着该药物应当被严格地监管，医生用药时也需谨慎，尤其要注意那些存在高自杀风险的患者。这种药物存在自相矛盾之处：丙咪嗪可以挽救抑郁症患者的性命，却也会被他们用来实施自杀计划。这就是这种心理障碍疾病最悲惨的后果。

异丙烟肼并不如内恩·克莱恩一开始认定的那么有效。虽然他最初在报告中表示31名患者当中有30名对异丙烟肼反应良好，但扩大试验规模之后，结果却不尽如人意。部分研究显示，反应良好的患者约占75%，而在其他研究中这一比例却低至25%。如何才能解释如此巨大的差异呢？为什么同样一种药物，在一项研究中对四分之三的抑郁症患者有效，而在另一项研究中却只对四分之一的患者有效呢？是剂量的问题吗？是处方指示的服用时间长短的问题吗？最后结果表明，可能性最大的一种解释是：这些处于抑郁状态的患者可能患有不同疾病，但却被笼统地归为患有抑郁症。有些人可能得的是内源性抑郁症，而有些人则可能更偏向反应性抑郁症。异丙烟肼似乎拓宽了抑郁症的定义，最后归纳出一种全新的抑郁症类型：非典型抑郁症。

顾名思义，非典型抑郁症是一种不同寻常的疾病形式。之所以这样定义，是因为它与内源性抑郁症的典型特征完全相反。后者的抑郁症状更偏向躯体方面，表现为体重减轻、失眠以及认知迟钝（于是不会出现任何显著的焦虑情绪）。非典型抑郁症则表现为吃太多（贪食），比平时睡得多（嗜睡），以及过度活跃（表现为身体震颤、烦躁不安与极度焦虑）。虽然这两种状态似乎完全相反，但这两者往往被归为同一种诊断：单相抑郁症。（双相情感障碍是一种躁狂与抑郁交替发作的周期性疾病，已在1959年有了独立的诊断标准，还有了专门的治疗药物——碳酸锂。）

20世纪的大部分时间里，医生与精神科医生并未忽略非典型抑郁症这一亚型的存在。他们遇到了无数出现这些症状的患者，但问题在于此类患者通常是最难治疗的。伦敦圣托马斯医院精神科医生迈克尔·谢坡德（Michael Sheperd）称，非典型抑郁症是他在精神病学职业生涯的拦路虎。"至少两年以来，这些患者一直在抱怨似是而非的抑郁状态、愈发严重的情绪化、无时不刻的焦虑，有时候他们甚至害怕上街或独自出远门，"谢坡德在1960年举办于克利夫兰的一场会议上这样说道，"他们还会表现出脾气暴躁、易怒、过度反应、暴力倾向等特征，与许多内源性抑郁症患者的表现很不一样……以我20多年的行医经验来看，无论采取任何方法，这类抑郁症患者都是最难对付、治愈可能性最低的类型。"

非典型抑郁症患者通常在服用异丙烟肼5到8天后有所反应。唯一的问题是，无论是出于偶然，还是为了观察有没有彻底康复，一旦患者停药，抑郁症就会像高压区的空气流入低压区一样，不可抑制地复发。复发和恢复都是异丙烟肼等单胺氧化酶抑制剂的典型特征。因此，患者不得不长期服药来维持精神状态的稳定。三环类抗抑郁药物与SSRI类抗抑郁药物都表现出了同样的特性。SSRI类抗抑郁药物是第三代抗抑郁药物，于20世纪80年代首次应用于抑郁症治疗。

丙咪嗪对非典型抑郁症的治疗并非毫无作用，只不过需要更长时间才会见效，可能需要4周，甚至更久，才能让患者摆脱抑郁。与此同时，电休克治疗会加剧非典型抑郁症患者固有的焦虑症状，因而最好避免对此类患者施用电休克治疗。

非典型抑郁症不仅是一种诊断，更是我们研究疾病时必须吸取的一个教训。它表明，药物无效不一定意味着临床试验的失败。即使某种治疗对大部分患者无效，也可能对一小部分人有效。1959年，圣托马斯医院的两名医生彼得·戴利（Peter Dally）与埃里克·韦斯特（Eric West）在报告中写道，如果治疗时不将抑郁症潜在的多样性考虑在内，"那么，在一项大规模实验中，若只有少数患者的病情显著改善，那也许该实验结果就不会被当成有意义的统计结果，于是被搁置一旁。然而这一小部分改善可能是最有意义的。"

埃米尔·克雷佩林曾怀疑自己创建的分类系统过于简单，不能对多种多样的抑郁症给出完美的分类。非典型、内源性、精神病性与反应性抑郁症，这些种类的抑郁症既有各不相同之处，也有共同的核心特征。尽管抑郁症类型是人为构建的概念，但是分类的确可以帮助患者获取最适合自身病情的治疗。

事实证明，这一点对异丙烟肼（提取自导弹燃料的化学物质）类药物而言尤为重要。不久之后人们就会发现，此类单胺氧化酶抑制剂也会引发人体内一系列的化学爆炸。因此，给一些很可能不会从中受益的患者开具这种药物无疑会导致灾难。大约每500名患者当中就有1名患者在服用异丙烟肼后出现肝功能受损的症状，患上肝炎，皮肤呈现病态的蜡黄色。出现上述不良反应的患者中有五分之一因此而丧命。内森·克莱恩在新成立不久的罗克兰州研究所（前身为罗克兰州立医院）刚晋升为主任，他反驳说：没有充分的证据可以支持这些说法。"第一批服用异丙烟肼的40万名患者，有些人离婚了，有些人滑雪时出了事故，有些人得了黄疸，"他写道，"离婚和滑雪出事故不会怪罪到这种药头上，可是偏偏得了黄疸就要归咎于此。事实上，这种案例从来都没有科学的统计依据，随便提出一个问题就会无端引发这么多严重的质疑。"1961年，距离异丙烟肼首次施用于斯塔顿岛上的晚期肺结核患者已经过去了10年，世界上大部分国家都将异丙烟肼移出了药箱。

在克莱恩生命最后阶段的手稿中，他回忆起精神疾病学是如何花了6年时间才"发现"这种抗结核药的。"异丙烟肼这件事就像是'钻石宝地[1]'事件，"他写道，"医学界反复被自家废弃后院里埋着的宝藏绊倒，却始终没能发现它的价值。"尽管克莱恩个人对这份宝藏情有独钟，但是对精神疾病学来说，这并不算是什么巨大损失。20 世纪60 年代初，临床上已经出现了 3 种新的单胺氧化酶抑制剂类处方药：苯乙肼、异卡波肼和反苯环丙胺。直到今天，这些药物依然在抑郁症治疗方面发挥着作用。与其他任何一种药物一样，这几种药物也并非零风险。不过，人们认为反苯环丙胺最安全，因为人们对它的化学特性比较熟悉。虽然它是一种单胺氧化酶抑制剂，但它也是苯丙胺类药物的一员，更易于识别，也更安全。这种药物不大可能引起肝功能受损，因此医生可以放心地将它开在处方上。

1　钻石宝地：一个非裔农民听说其他农民在自家地里发现矿石，变得富可敌国，于是对自己现有的生活不满。他卖了自家的地，离家去寻找属于自己的宝藏。但没有找到，郁郁而终。这片土地的继承者有一天在地里看到了闪着蓝光的东西，他捡起来拿回了家，便忘掉了这件事。直到有一天，有个来访者到了这片地里，看到地上闪着蓝光的石头，他兴奋地告诉土地的继承者这是一块钻石。这片地最后成了全球最大的钻石矿。如果当初那个农民知道自家地里便有宝藏，那么此刻发财的便是他了。——译者注

致命头痛的神秘案例

1962年6月23日，一名27岁的男子走进莫兹利医院，缓缓踏过希腊石柱投射在医院门口的阴影。他头晕目眩，身体摇摇晃晃，脖颈与头骨下方连接处的后脑勺部位疼得厉害。心脏每跳一下，那个地方就跟着突突地疼一下。他往前走着，头僵硬得像块木头。一名护士测了他的血压，有点偏高，但并没有超出正常范围。没过多久，他就晕倒了，血压骤减。几小时后，该名男子死亡。验尸报告显示，他死于脑后动脉破裂引发的大出血，这里恰好就是他头痛的位置。

莫兹利医院的其他3名患者出现了同样的"钻心刺骨的头痛"，尽管结果没那么严重，但巧合的是，他们的处方中都出现了反苯环丙胺。这几份病例报告都是由莫兹利医院的住院总医师J.L.麦克卢尔（J. L. McClure）撰写和汇报的，他也是29岁的巴里·布莱克威尔（Barry Blackwell）的指导医师。布莱克威尔是一名刚毕业的医学生，他听到这些报告后不以为意。3例头痛与1例死亡……那又怎么样？成千上万的英国人都在服用反苯环丙胺来对抗抑郁症，他们都没出现任何问题。更何况，美国没有类似的病情报告，而美国开具的反苯环丙胺处方数量比英国更多。如果这种药有问题，那问题应该最先出现在美国。

　　20世纪50年代初，巴里·布莱克威尔还是剑桥大学的医学生，他大部分时间都泡在当地酒吧，或是去打橄榄球，而不是看书学习。小时候，他曾在印度和尼泊尔的战火中东逃西窜，后来搬到了英格兰南部的一所乡村寄宿学校，又要躲避德国导弹对伦敦、布里斯托尔等城市中心的轰炸。进入大学后，他迎来了人生中难得的一段愉快时光，一段充分享受自由和社交的时期。毕业之后，他与其他医学生一样，进入了伦敦的盖伊医院实习。这家医院位于伦敦桥南部，医院大楼在漫天烟尘下显得灰蒙蒙的。这是一所顶尖的医学教学机构，还拥有世界上历史最悠久的橄榄球队。刚进医院的那几个月，他先后在外科、急诊和内科科室实习。虽然他早期没有发表过任何研究成果或报告，但他却发现了自己热衷于当医生的原因：他喜欢和患者交谈，倾听他们的故事，将他们的个人经历与当下的健康状况联系起来。"和患者接触的经历改变了我，"他后来回忆说，"这激发了我的能量与好奇心。"在看到抽象疾病之下的鲜活患者之时，他才真正成长为一名合格的医生。

　　不管是否出于个人意愿，巴里·布莱克威尔似乎注定要揭开这个席卷病房的医学谜团。医院食堂呈矩形布局，天花板上悬着一排排的吊灯，空气中弥漫着咖啡的香气，他有一天在食堂吃饭时，听见一群医生在讨论一名年轻的女性患者。这名女性患者最近头痛得厉害，接着就大出血了。布莱克威尔坐得离他们很近，每一句话都听得一清二楚。

他想起了指导医师的报告，于是问道："她吃反苯环丙胺了吗？"

他们回答："是的，她确实在吃这种药。"

这次偶遇之后，布莱克威尔决定花些时间研究反苯环丙胺与这种剧痛无比、甚至可能致命的头痛现象之间的关联。头痛的罪魁祸首一定是这种药吗？这样的病例这么少，会不会只是一种巧合呢？假设这些患者只是刚好服用了反苯环丙胺而已，他们的处方与这种奇怪的头痛现象之间是否缺失了一环？布莱克威尔坐在医院的图书馆里翻看着最近几期《柳叶刀》，试图找出过去20个月里关于头痛与反苯环丙胺之间的关联。他找到了6份患者报告，可是没有从面前的书页中看出任何明显的规律。无论男女老少，也不分职业或地域，都会出现头痛现象。唯一微弱的线索在于头痛发作的时间：他们基本都是在夜晚头痛。尽管这并不足以解开谜团，但是集齐剩下的拼图碎片之后，这条时间线索就解释得通了。

在还没有得出任何确切的结论之前，布莱克威尔便在《柳叶刀》上发表了一篇简短的文章，提出头痛现象可能远比先前预想的还要普遍。反苯环丙胺原本是一种用来治疗抑郁症的药物，但是否有更多人在服药后痛苦不堪，甚至丧失性命呢？布莱克威尔只找到了6个病例，因为他只查阅了一份期刊最近发表的文章。那么，其他医学期刊的情况如何？更重要的是，是否有相似的头痛与死亡病例没有公之于众？他无法回答这些问题，只能寄希望于别人可以解答。

那个时代还没有手机短信和电子邮件，但他仍然很快收到了回复。一名在诺丁汉工作的药剂师在当地图书馆阅读最新一期的《柳叶刀》时，读到了布莱克威尔的文章，他认为自己知道头痛与反苯环丙胺之间缺失的那一环是什么。他直接写信寄给伦敦莫兹利医院的布莱克威尔医生，并在信中解释道，他的妻子出现了同样的后脑勺疼痛的情况，不止一次，而是两次，并且每一次头痛都是在晚餐吃了一块奶酪三明治之后开始发作的。"黄油或牛奶没有造成头痛，"他写道，"如果奶酪就是缺失的那一环，那么反苯环丙胺药物副作用的阵发性也许可以得到解释了。"

奶酪是否会与反苯环丙胺发生反应，造成如此剧烈的疼痛，并且在极少数情况下致人死亡？布莱克威尔并不相信这一点，这种说法太难以置信了。但是随着他了解到更多病例，并且有时间去认真思考这一现象时，那天在食堂无意间听到的对话突然变得意味深长。心中涌动的新发现几乎让他欣喜若狂，也许那个病例身上就有他想要的答案。他不仅在图书馆里翻阅医学期刊，还翻遍了厨房的饮食搭配记录（档案量可真不少，专门用来监测患者过敏反应与副作用），找到了那名女性患者头痛发作当晚的饮食清单。他知道她是素食主义者，不吃肉。那天晚上，她吃了一个奶酪派。

对布莱克威尔来说，下一步该做什么似乎已经很明显了，这名年轻的实习生自信而天真。他从医院的药房里给自己开了20毫克的反苯环丙胺，连续服用2周。等他认为自己服用了足够的药量之后，他坐下来吃了一份奶酪早餐。

三环类化合物与单胺氧化酶抑制剂可以提升大脑突触中神经递质的数量，也催生了一个被广泛认同的抑郁症理论：抑郁症是大脑化学物质失衡的表现。这个结论合乎逻辑。如果这些药物有效，并且是对大部分患者有效，那么，我们可以反向推断得知抑郁症最终还是由于缺乏大脑神经递质导致的。关于抑郁症的两大失衡理论在20世纪60年代首次被提出，第一个理论认为失衡的是去甲肾上腺素，第二个理论认为是血清素。两者都是盖伦体液说的现代翻版，只不过将情绪低落的关键决定因素归结为缺乏神经递质，而不再是黑胆汁过多。

一些观察结果可以支持这一观点。例如，在服用了减少大脑中去甲肾上腺素数量的药物后，无精神病史的人会出现类似抑郁症的症状，有时甚至需要接受电休克治疗。（后来的研究将对这种关联性提出质疑。）苏格兰与荷兰的研究小组发现，抑郁症患者脊髓液中血清素的代谢产物水平较低，这表明血清素供应不足。最后，与死于车祸或自然老死的人相比，自杀的人后脑区域的血清素含量更低。血清素的这些分布规律也可以用其他一些机制来解释。事实上，这两种失衡理论的提出者对于他们的结论都非常谨慎。"必须强调一点，这一假说充其量只是对一种极其复杂的生物状态的过度简单化"，约瑟夫·希尔德克劳特（Joseph Schildkraut）于1964年写道。他当时31岁，是马里兰州贝塞斯达的一名精神疾病学研究学家，也是去甲肾上腺素失衡理论的提出者。

换言之，这两种化学物质失衡理论都不能被看作科学真理，至少在一开始算不上。这两种理论最初提出的时候是作为一种指南或者框架而存在，方便研究团队在此基础上开展更确切的实验与评估。然而，到了20世纪末，这些假说式理论都被提升至科学事实的高度，这主要归功于第三类抗抑郁药物。与单胺氧化酶抑制剂和三环类化合物相比，这第三类药物的副作用很少。尽管它们并未在疗效方面有所提升，但提升了安全性。

即便如此，第一种被纳入公共处方的SSRI类抗抑郁药物其实十分危险，且最终证实是一次失败的尝试。这种药物就是齐美利定。从1978年首次对老鼠大脑做测试开始，到1983年被禁用，它存在的时间很短。起初，在瑞典对该药物开展早期试验时，除了恶心、头痛之外，并未发现什么严重副作用。然而后续更详细的研究发现，这种药物会将吉兰－巴雷综合征的发病风险提升25倍，这种神经疾病会引发肌肉无力，最终导致全身瘫痪。在瑞典一年半的健康统计记录中，这种原本极为罕见的疾病竟出现了13例之多。

接下来，盐酸氟西汀出现了，它的商品名为百优解。1972年，研究人员首次在实验室利用一种抗组胺类分子制成了该药物。15年后，它才作为治疗抑郁症的特效药获批进入市场。和齐美利定一样，百优解也存在安全隐患，而且还出现过质疑它是否确实有效的声音。

此外，推出一款能够改变历史走向的药物也是需要时间的。人们后来才发现，百优解在治疗抑郁症方面并不如其他大部分抗抑郁药物（如单胺氧化酶抑制剂、三环类化合物或其他SSRI类抗抑郁药物）有效。虽然疗效稍逊一筹，但百优解还是在美国立法变革的助推之下一跃成为主流。此前，礼来（即百优解生产商）等制药公司只能向全科医生与精神科医生分发传单与小册子，但法条修改后，这些公司可以针对客户制作广告了。广播、电视屏幕与新兴互联网网站上，铺天盖地的SSRI类抗抑郁药物广告与戒烟、降低胆固醇和男性生发配方广告一起席卷了全美。礼来公司聘请了一名曾供职于麦当劳、家乐氏与品食乐集团的营销大师。

百优解等SSRI类抗抑郁药物面世后，服用抗抑郁药物开始常态化。《新闻周刊》（Newsweek）这样描述："百优解已经拥有了与舒洁面巾纸同等的知名度，与矿泉水同等的社会地位。"

SSRI类药物也让抑郁症的单胺假说变得广为人知。医生们常常把这句话挂在嘴边："这些抗抑郁药物能修正大脑的化学物质失衡。"这种说法虽然不算错，但还远远称不上正确，只要看这些药物的生效时间就知道了。SSRI类药物、三环类化合物与单胺氧化酶抑制剂都能够以惊人的速度提升大脑单胺类递质数量的水平，有时在短短半小时内便能达到峰值，但患者的抑郁症状可能在3周乃至1个多月后才会有所改善。换言之，这些药物在人体内的反应与实际生效时间并不吻合。如果抑郁症确实是由大脑中的血清素失衡引起的，那抗抑郁药为什么不能在患者服用后半小时内见效呢？这样不是更合理吗？这样岂不是更好？

这种"滞后期"是一个明显的漏洞，在精神疾病学领域已经存在了几十年。许多学者争先恐后地希望找出一种恰如其分的理论来解释"滞后期"现象。其中最具说服力的观点可能是：血清素可以刺激因压力而受损的大脑区域重新生长。对老鼠做的实验证明，海马体（大脑中央与记忆有关的组织）经过长时间的抗抑郁治疗后能够生长出新的神经元。但老鼠跟人类不一样。学界仍存在激烈的争论：人类成年以后，神经发生（即大脑重新长出细胞的过程）还会再次出现吗？此外，见效更快的药物的确存在。例如，新近研究表明，服用氯胺酮后，无须3周，几个小时内就能缓解患者的抑郁症。

尽管这类药物被命名为"抗抑郁药物"，但它们与抑郁症并不是全然相反的，它们的作用原理不一定能解释抑郁症的成因。"人们往往会认为，任何一种抗抑郁药物的作用原理的反面就是抑郁症的成因，"田纳西州范德堡大学的药理学教授丽莎·蒙特吉亚（Lisa Monteggia）表示，"我认为我们研究的是一种抗抑郁反应。"通过考察目前的药物如何发挥作用，蒙特吉亚希望研究出更精准有效、副作用更小的治疗方法。如果这些药物利用了大脑中的一条逃离抑郁症的通路，那也许人们能够研发一种专门针对这条通路的药物，并且不影响大脑的其他部分。"我们在改善抑郁症方面卓有成效的研究成果也许还不足以揭开抑郁症的发病原理，但是没关系。"蒙特吉亚说道。

不知道这些药物到底是如何发挥作用的，我们有的只是描述患者在服用抗抑郁药物后有何感受的整体报告。"抗抑郁药物的作用是帮助你缓冲生活中的压力，"帝国理工学院的药理学家大卫·纳特（David Nutt）说道，"所以你在服用抗抑郁药物期间感觉压力没那么大了。压力小了，你就可以逐渐摆脱抑郁症的折磨了。"

所有的SSRI类抗抑郁药物，如百优解、左洛复、帕罗西汀与威博隽，那一片片小药片，既是祝福，也是诅咒。过量服用的风险微乎其微，以至于有任何轻微抑郁症状的人都会买这些药来吃。如果只要每天服用一片药就可以解决情绪，那谁还会去谈论自己的问题、袒露自己的病态思维过程呢？用精神科医生彼得·克莱默（Peter Kramer）的话来说就是"服药后感觉好到有些忘乎所以了"。

2018年初，我开始服用一种新的抗抑郁药物：舍曲林，又名左洛复。百优解在《新闻周刊》上声名鹊起，口号也十分吸睛——"恭喜康复"，舍曲林的广告也毫不示弱，制药公司推出了一个形似鸡蛋的吉祥物，还科普了一些基础化学知识。在首播于21世纪初的一则广告中，一张简单的突触示意图演示了单胺类递质从A神经传递到B神经的过程；旁白温柔地解释道，抑郁症患者脑中的这种流动不够活跃，但舍曲林能够修正这种失衡："只有当你更清楚地知道哪里出错的时候，你才能设法让它回归正轨。"

当时我没有留意到这些商业广告（一方面，广告播出时我才10岁；另一方面，我没有生活在美国），但既然选择了舍曲林，我当然希望舍曲林会比西酞普兰更有效。尽管这两者结构相似，但我希望这种SSRI类抗抑郁药物的效果会截然不同。这完全是有可能的。也许一个人服用某种SSRI类药物之后不管用，但服用另一种后却可以彻底摆脱抑郁症呢？因此，我逐渐减少西酞普兰的剂量，开始服用新的抗抑郁处方药。

　　我每天服用100毫克，也就是一粒白色药片。接着增加50毫克的增强剂，变成了两粒药片。好转的过程如同冰川融化的速度一样缓慢。接下来的几周、几个月时间里，我感觉自己的情绪平和下来了，我逐渐留意到那些我曾以为再也感受不到的事物。我恢复了努力生活下去的基本渴望，感受到自由活动、心怀目标的欢愉。有些时刻，我感觉胸腔泛起一阵暖意，我觉得那就是"爱"。这样的清醒和顿悟并非一下子体会到的，我几乎意识不到自己的变化，但是随着时间的推移，我的心灵力量逐渐强大起来，抵御情绪变化的能力更强了。露西比我更早注意到了我的恢复状况，但是我们还在犹豫要不要庆祝我的好转，因为我们都明白，我并没有彻底康复。我们每天都保持警觉，留心任何可能暗示我在痛苦挣扎的信号。

　　我和许多同样服用舍曲林的患者聊过，包括我的朋友、家人以及我们本地的一名工匠——他在我家里工作的时候，坦诚地分享他服药的经历，这让我感到非常惊讶。关于副作用的讨论总是围绕一个主题展开：性爱。舍曲林与其他SSRI类抗抑郁药物一样，在缓解焦虑、抑郁情绪的同时，还会让一个人性欲消退。有时候，性爱变得毫无吸引力，甚至索然无味，让人丧失高潮体验。

对那些也许已经因为孤独或生活中的失败一蹶不振的人来说，这种副作用会对亲密关系造成巨大的压力。一名精神科医生告诉我，他的一名患者宁愿忍受抑郁症的痛苦，也不愿服用这些抗抑郁药物。失去性生活对他来说太难以承受了。不幸的是，他选择了自杀，因为这两种痛苦他都无力承担。

我的副作用反应比较轻微。舍曲林完全不会产生西酞普兰带来的那种恶心感，但仍然不是最佳选择。抑郁症偶尔还会以更残酷的方式找上门来。发作频率已经没有以往频繁了，对我来说这已经是一种莫大的解脱，但自杀的念头还是会再次支配我。精神上的痛苦像一阵飓风席卷了我的大脑，缺乏动力会让我日复一日地感到疲惫和倦怠。这些药物发挥任何作用了吗？难道我服用的药物只是在一开始的几周发挥了一种类似安慰剂的作用吗？我是否被欺骗了，因为初次服用舍曲林会产生一些病情缓解的假象？这些问题贯穿了我接下来两年的生活。直到2020年3月决定停止服用舍曲林，我才真正感受到这种药物对我的生活带来的影响。

科学家们常常会去掉某一种因素，观察实验结果，从而了解这种因素的作用，这种调查方法在遗传学和生态学中很常见。一只缺少某种基因的老鼠在成长过程中会发生什么？生态系统缺少一个物种之后如何循环？于我而言，将舍曲林从我的身体中清除出去之后，我才意识到它对我有多么重要。

巴里·布莱克威尔早餐吃了奶酪，之后就待在病房里，方便在紧急情况下迅速得到救治。半小时过去了，他没有出现任何症状，又过了几个小时，还是没有任何事情发生。他沮丧而困惑地回到了患者身边。

家中两个孩子很小，还有一个即将出世的小宝宝，布莱克威尔需要赚取额外的收入来养家糊口，于是他偷偷地在周末兼职，在救护车上担任医护人员。一天晚上，一名男子打电话给急救中心，说他的妻子在吃完一块奶酪三明治后头痛得厉害。救护车停在外面，医护人员走进屋里，发现她血压很高。接下来半个小时，布莱克威尔看着她的血压飙升，而后又回落至正常水平，头痛也慢慢缓解。就在布莱克威尔快要对反苯环丙胺谜团心灰意冷之时，这件事又让他重新投入了研究。

他决定再做一个实验，这次实验对象不是他自己，而是莫兹利医院的一名志愿患者，她正在服用反苯环丙胺。这名患者吃下奶酪后，布莱克威尔坐在她床边，观察她的血压与脉搏。两个小时后，她并未出现任何异常，于是布莱克威尔离开了病房。

没过一会儿，他的蜂鸣器响了起来。一名护士要求给那名患者开止痛片。她头痛得厉害，需要服用阿司匹林。晚上在莫兹利医院巡房时，他的一名同事匆忙穿过走廊，赶着去照看两名头痛难忍的患者。这两名患者都服用了反苯环丙胺，而当天医院自助餐厅的菜单正好轮到了每周一次的奶酪碟。罪魁祸首就是奶酪！布莱克威尔记下这些病例，于1963年10月在《柳叶刀》上发表了一篇论文。他记录道，在过去9个月时间里，在莫兹利医院的服用反苯环丙胺的患者当中，出现了12个高血压和头痛病例，其中8名患者确凿无疑吃了奶酪。

他的论文遭到了同行的奚落，他的同事们纷纷嘲笑他。布莱克威尔后来写道："从某种程度来说，认为一种日常食物可能会致人死亡这一想法，其荒谬程度堪比过去人眼中地球是圆的，或者人类是猴子的后代之类的说法。"一家制药公司的医药代表表示，布莱克威尔的发现"不科学，也不成熟"，而事实的确如此。但布莱克威尔从此不再是这个医学谜团的唯一研究者。他在《柳叶刀》发表第一份报告几周后，伦敦威斯敏斯特医学院的一个研究小组找到了缺失的那一环：酪胺 (tyramine)，这种分子是酪氨酸（tyrosine）的衍生物，而酪氨酸这个词的词源正是古希腊语的"奶酪"（tyros）。

酪胺是一种关键的单胺，与血清素、多巴胺以及去甲肾上腺素等更知名的神经递质一起发挥作用。酪胺的主要功能是收缩血管，它是一种血管收缩剂，可以缩小血液在循环系统内的流动空间，就像用手指捏住软管末端就会增加管内压力一般。当肠道在消化奶酪时，我们通常察觉不到这种反应，并且这种收缩反应是可逆的。服用单胺氧化酶抑制剂之后，分解单胺类递质（如酪胺）的酶就会被阻断。收缩血管的信号无法被及时切断，导致体内稳态平衡被打破。血管压力持续上升，冲击脑后方脆弱的血管直至其破裂。

内森·克莱恩在纽约的罗克兰州立研究所的办公室里读到了这篇关于奶酪反应的令人担忧的报告，他很快意识到历史正在重演，一开始是异丙烟肼，现在是反苯环丙胺。尽管导致头痛的风险很低（0.0001%），致死的风险更低（0.00001%），但美国食品药品监督管理局还是于1964年2月24日将反苯环丙胺撤出了市场，而巴里·布莱克威尔收集的证据为这一决定提供了有力支持。在此之前，医生开出了350万份服用反苯环丙胺的处方，其中

500人出现过钻心刺骨的头痛反应——正如莫兹利医院最初的记录。500人里，有40人死于脑出血。

和异丙烟肼不一样的是，克莱恩与其他精神科医生仍在全力争取在医院范围内使用反苯环丙胺。因此，反苯环丙胺在被禁用的当年又回归了药品栏，但这次附上了严格的饮食指南。

然而，导致头痛的不仅是奶酪这一种食物。在巴里·布莱克威尔在莫兹利医院报道了首批病例后，又发现了一系列含有大量酪胺、可能会对服用单胺类氧化酶抑制剂的患者带来巨大风险的食物。一些患者吃了腌制的鲱鱼和其他罐头装鱼肉（如凤尾鱼）后出现了高血压。有人认为一些头痛现象是由保存不良的肉类与开始发酵的野味引起的。忌口食物的清单越来越长：酸奶、袋装汤、酵母提取物、啤酒、蘑菇，甚至还有香蕉皮（有些加勒比风味的菜肴会加入炖煮后的香蕉皮）。

当患者知晓了这类食物的危险之后，头痛、大出血或死亡的风险便可忽略不计了。单胺氧化酶抑制剂直到今天仍用于治疗抑郁症，尽管只能在少数情况下对一些特殊病例使用。爱尔兰考克大学精神疾病学系教授泰德·迪南（Ted Dinan）说道："真正从单胺氧化酶抑制剂中受益的患者，是那些从第一天起你就能辨别出来的类型，比如嗜睡、贪食碳水化合物、抑郁发作时极度焦虑。"也就是说，表现出非典型抑郁症特征的患者。20世纪八九十年代的几项临床实验发现，在表现出非典型抑郁症特征（如体重至少增加10磅、每日睡眠超过10小时、遭受惊恐发作等焦虑反应）的患者中，约有四分之三在服用单胺氧化酶抑制剂后有所好转。这类患者当中只有半数在服用三环类抗抑郁药后有效果。迪南说在他30多年的行医生涯中，他开出的单胺氧化酶抑制剂从来没出现过任何问题。他为适合的人群开出这类药物，并且做好必要的前期预防措施，所以从来没有失手过。如果他遇到一名非典型抑郁症患者，他不会等到所有疗法都失败之后才想到单胺氧化酶抑制剂，而是从接诊第一天起就给患者开这种药。"他们吃了确实管用，"迪南动了动手指，"就像施了魔法一般。"

1970年，生物精神病学领域的18个领军人物聚在巴尔的摩的泰勒庄园医院，讨论各自的毕生重要成就。巴里·布莱克威尔以题为"机缘巧合、科学发现与奶酪"的演讲开场。洛萨·卡利诺夫斯基已迈入古稀之年，愈发瘦骨嶙峋，他讲述了化学性惊厥与电休克治疗问世以前的历史。内森·克莱恩与罗兰·库恩自豪地谈论着他们各自选择的抗抑郁药物家族——单胺氧化酶抑制剂和三环类抗抑郁药，并直言不讳地宣扬他们担得起"发明抗抑郁药的先驱"的名号。提及异丙烟肼时，克莱恩说道："史上各种药物中，只有它在被认证具有治疗某种特定疾病的资格后，在这么短时间内就得到了这么广泛的运用。"1957年，美国有40万人服用了异丙烟肼。当异丙烟肼成为处方药的时候，丙咪嗪还要再等整整一年才能问世。但是，库恩告诉他的听众，早在克莱恩开始让住院患者试用异丙烟肼的一年前，也就是1956年1月的时候，他就已经开始丙咪嗪的临床试验了。

　　然而，到底谁才是抗抑郁药物疗法的代言人呢？毫无疑问，内森·克莱恩两次荣获拉斯克医学奖，出了一本关于抑郁症的畅销书，还在广播、电视上展现他的"生活情趣"，他的形象可以很好地反映抑郁症药物治疗的前沿发现和振奋人心的成就。20世纪60年代，他登上美国《财富》(Fortune) 杂志封面，位列美国十大名人之一。冷战期间的紧张局势引发了全球科学研究、太空探索和技术创新的热潮，而克莱恩却说服了各国政府和非政府组织对心理健康进行投资。1955年，包含克莱恩在内的三名著名精神科医生说服国会每年向精神疾病学的新药物治疗研究捐款200万美元。"在20世纪50年代，这是很大一笔钱，以至于管理资金方为如何发放这笔钱而苦恼不已，"历史学家、药理学家戴维·希利（David Healy）在他的《抗抑郁药时代》（*The Antidepressant Era*）一书中写道，"为了申请这笔资金，克莱恩的付出是最多的，他不辞辛劳地游说重要人物，介绍研究成果，凭一己之力为建立新精神病学立下了汗马功劳。"

克莱恩在职业生涯期间会见了世界医学研究领域的顶级领袖，如世界卫生组织的副总干事托马斯·兰博（Thomas Lambo）以及著名慈善家、社会活动家玛丽·拉斯克（Mary Lasker）。他两次做客热门访谈节目《迪克·卡维特秀》（*The Dick Cavett Show*），坐在奥逊·威尔斯（Orson Welles）、珍妮丝·乔普林（Janis Joplin）、杜鲁门·卡波特（Truman Capote）与史蒂夫·汪达（Stevie Wonder）等一众名人坐过的位置上。

在1970年的巴尔的摩会议上，克莱恩给自己关于单胺氧化酶抑制剂的演讲起了一个不同寻常的标题："一篇未完成的传奇小说（*An Unfinished Picaresque Tale*）"。巴里·布莱克威尔时年36岁，刚移民至美国不久，还不知道"picaresque"一词是什么意思，于是查询了手头的《牛津英语词典》，他发现"picaresque"是"一种由松散片段构成的小说风格，讲述的是一个粗鲁、狡诈但引人入胜的英雄人物的冒险故事"。布莱克威尔很想知道克莱恩的这个标题想指代的是药物还是克莱恩本人。就像异丙烟肼等单胺氧化酶抑制剂会让服用者产生中毒反应一样，克莱恩固执的性格和工作态度对他自己也是有害的。

由于单胺氧化酶抑制剂时常作为治疗抑郁症的第二选择，克莱恩开始热衷于研究下一个项目：内啡肽。这是一种由身体自然产生的让人"感觉良好"的物质，也成了一种新型止痛药的研究起点。内啡肽的字面意思是"内源性吗啡"，科学家希望这种物质，尤其是β-内啡肽在没有成瘾风险的前提下达到与吗啡同等的镇痛效果。内森·克莱恩与海因茨·莱曼是老相识了，他们打算一起住进曼哈顿的豪华公寓，在精神病患者身上测试这种物质。它是否会成为药物治疗的一种新替代方案，是否能够取代丙咪嗪，就像丙咪嗪取代单胺氧化酶抑制剂一样？这种物质十分新颖，没有经过药物试验，也没有科学家深入研究过，如果它的效果如克莱恩和莱曼所愿的话，内啡肽将会引起业界人士竞相追逐。一名作者提到克莱恩时这样写道："他总会冒出各种想法，散发着一种投机取巧式的傲慢与自大。"他邀请了β-内啡肽的独家供应商李卓皓 (C.H. Li) 到他的13层公寓里，公寓墙上挂着斑马皮毯子，落地窗门外直通阳台。为了达到自己的目的，他满口"甜言蜜语"，让李卓皓觉得这家主人有一种"敢为人先"的精神，并同意为他提供一些人工合成的β-内啡肽，这在那时可是千金难买的商品。

但精神药理学已不再像过去一样粗放。20世纪50年代，克莱恩等人面临的主要困难就是如何获得利血平、异丙烟肼之类的新药。只要他们手中有样本，他们就可以向任何人提供，无论是住院还是门诊患者（正如克莱恩于1957年的做法）。但是自从20世纪60年代的沙利度胺药害事件致使1万名婴儿出生时伴有严重的发育缺陷（约有半数婴儿在出生几个月后不幸夭折）之后，与药物实验相关的立法开始收紧，尽管沙利度胺没有获得美国食品药品监督管理局的认证[主要归功于美国食品药品监督管理局的检察员弗朗西斯·凯思琳（Frances Kesley）]。这反映出若是像开具普通的阿司匹林那样，随意轻松地给患者开具试验性药物，那就会造成不可挽回的损失。如今，新的试验药物至少要在两种实验室哺乳动物身上试验并证明安全性，才能得到美国食品药品监督管理局的官方认证，之后还要让患者及其亲属签署同意书。但克莱恩总是目空一切，想要抢先一步，有时在没有得到上述认证和同意书的时候，他就开始药物实验了。李卓皓担心他太冒进了，之后他还说到，克莱恩"太喜欢站在聚光灯下了，他想要万众瞩目"。根据后来的一项诉讼显示，克莱恩向23名住院患者提供了一种未受监管、未经认证的药物，最终患者的病情没有得到任何改善。

1977年12月，在波多黎各圣胡安的加勒比希尔顿酒店举行的国际会议上，克莱恩介绍了自己对6名患者进行的早期试验。伴着由外面传来的婚礼的欢笑声与音乐声，克莱恩坚定地宣称β-内啡肽具有抗精神疾病、抗焦虑与抗抑郁作用。他穿着一件灰色格子外套，白发卷曲、胡子花白。根据一名作者后来的记录，这个场景让他看起来"有点像查尔顿·赫斯顿（Charlton Heston）笔下的摩西"。但是克莱恩不再如往日那般呼风唤雨。曾经在苏黎世会议上讲笑话，开启生物精神疾病学新纪元的克莱恩已经不复存在。此刻站在讲台上的他，在听众眼中只是一个危险的逆行倒施者，更像是《旧约》，而非《新约》中的人物。参加会议的艾弗拉姆·戈德斯坦（Avram Goldstein）是内啡肽领域的一名前沿研究者，他在克莱恩的展示结束后站了起来，发表了10分钟的演说。他说克莱恩的研究"毫无意义"，再继续下去，他将会名誉扫地。他的研究没有设置对照组，而且参与的患者数量太少。克莱恩在试验开始之前便声称这种药物是一种奇迹疗法，就算出现任何积极的结果，那也很可能只是安慰剂效应。"大量珍稀而昂贵的合成β-内啡肽被浪费在一个原则上无法取得任何积极结果的实验当中，"他还说道，"在没有可靠科学证据的情况下，提高公众的期待……长远来看，不足以对科学进步作出任何贡献。"

接下来的5年时间，克莱恩如同"接受凌迟"一样度日如年。法院光审查他的档案就花了3个月时间。美国卫生及公共服务部的代表也对他"纠缠不休"。他光是律师费就花了10万美元。1982年3月，他坐在曼哈顿中心的法院里，签署了一份禁绝他"以任何方式开展任何学术研究性质的新药开发"的表格，他的科学家生涯就此终结。同年12月，他从工作了30年之久的罗克兰州立研究所退休，但他仍在曼哈顿开着一家私人诊所。"不幸的遭遇已经过去，"克莱恩在一份声明中说道，"我将继续致力于为我的患者和医学界服务，减轻精神

疾病对患者和社会所带来的影响。"几个月后，1983年
2月23日，内森·克莱恩在手术台上溘然长逝，享年66
岁，死因是主动脉（将血液从心脏输送至全身的主要导管）破裂。他去
世后，罗克兰州立研究所更名为内森·克莱恩研究所。
如今，他的两座拉斯克医学奖金色小雕像以及两份获
奖证书还存放在复印机旁的一个废弃房间里。这份他于
1964年荣获的证书上，有一段用金色和蓝色的墨水以
及像是童书专用的精美花体字手写的颁奖词："没有任
何一名精神科医生可以像克莱恩医生这样，在精神疾病
的护理及治疗领域引发一场有史以来最伟大的革命。成
千上万的人如今过着充实的正常生活，如果没有克莱恩
医生的发现，他们仍继续深陷绝望、沮丧之中。"粗鲁、
狡诈，但引人入胜——内森·克莱恩的人生就是一则未
完结的传奇故事。

第三部分

获取心理治疗

我们生活在一个世俗的、流动的社会里。人们似乎在感恩节或圣诞节翻看老照片时才会想到他们的远亲和近邻。因此，传统形式的家庭和邻里关系在今天虽已没有以前那般重要，但人们仍在现代都市生活中寻找着情感的寄托。心理学对人际关系的关注、专业心理治疗的发展，都是对这些需求作出的世俗、科学、理性的回应。

——杰拉尔德·克勒曼（Gerald Klerman）、玛娜·韦斯曼（Myrna Weissman）以及他们的同事们（1984）

与手术不同，人们不能期望一种心理治疗百试百灵。这是因为心理治疗的技术不是外科手术所需的那种硬技术，而是一种与人交流的软技能。交流必须考虑到文化因素。因此，心理治疗体系的话语必须贴近治疗对象读过的神话、传说、信仰和使用的语言。

——贾斯万特·辛格·内基（J.S.Neki）

我们应该鼓励那些年长者担当整个社区的祖父母角色。

——内森·克莱恩

你就做梦吧，弗洛伊德

　　"他不会死的！"莉兹·特姆金·贝克 (Lizzie Temkin Beck)崩溃地喊出声来，"我的儿子不会死的！"她最小的孩子亚伦才7岁大，在操场中玩耍的时候，他被别的孩子从滑梯上推了下来，摔断了胳膊。接下来的几天里，他的伤口感染了，细菌在他的血液里成倍增长，于是医院下了病危通知书。医生说，像亚伦这样的败血症患者，死亡率高达90%。换另一种不那么悲观的说法就是：亚伦·贝克尚有一线生机 (10%的存活率)。

　　幸运的是，亚伦·贝克最终保住了性命。尽管他的8岁生日是在医院度过的，但他最终还是痊愈了，很快重返校园。亚伦·贝克落下了一些功课，不过很快就迎头赶上了。他下定决心一定要赶上同学们，结果不仅赶上了同学们，甚至还跳了级。亚伦·贝克在很小的年纪就学会了直面自己的不足，并扭转了这种不利局面。他后来坦言道，"从心理层面来讲，这份经历让他明白了，当我掉进一个坑里，我能从坑里爬上来，而且靠自己的力量就能爬上来"。

　　亚伦·贝克在艺术方面天赋异禀，性格坚韧不拔，沉稳自信，他决心去做的任何事都获得了成功。他以全班第一的成绩从高中毕业，接着以优异的成绩从布朗大学的英语和政治学专业毕业，然后他决定学习医学。有人曾对他说，身为一个犹太人，如果在本科阶段所学专业不是医学或生物学的话，就不会有任何医学院录取他。然而亚伦·贝克完成了一年的预科学习，如愿进入了医学院。他于1946—1948年在外科、皮肤科、传染病科和神经科轮岗实习，而最后一个科室激发了他的兴趣，因为这里有一套极为精准的诊断体系，他还能在显微镜下观察到疾病的真实形态，就像当年爱罗斯·阿尔茨海默在埃米尔·克雷佩林位于慕尼黑的诊所里透过显微镜观察到了阿尔茨海默病一样。

亚伦·贝克觉得精神病学就像闹着玩儿似的。当时，各个流派的精神分析在美国医院和大学占主导地位，而亚伦·贝克认为这种方法不够准确，缺乏科学依据。"我们在患者身上观察到的任何迹象都会被解读成某种源于内心深处的无形的黑暗力量。"他说道。当他见到真正的精神疾病患者时，他不愿意冒然解释他们的精神痛苦，也不愿意将这种痛苦的根源定位于性发育的某个阶段。"我觉得这些分析都是在胡说八道。"他后来坦言道。不过，不管亚伦·贝克是否情愿，他还是被安排到了位于马萨诸塞州弗雷明汉的库欣退伍军人医院的精神病科轮岗实习了半年。当时，业内相当缺少有潜力的精神科医生，这次职业变动似乎是一个千载难逢的机遇：要么留在滥开处方、竞争激烈的神经学，要么涉足尚有发展空间的精神病学。在花了好几年时间学习精神病学之后，亚伦·贝克竟然开始对精神分析理论产生了信心，并参加了精神分析师的培训。他说，他的同事们"可以解释任何现象，他们可以理解精神病、精神分裂、神经症以及其他任何一种病况。你总是可以从他们那里得到一个完美、合理或者看上去很合理的精神分析解读。并且，精神分析的确治愈了大多数人的病。"

结束精神分析师培训不久后，亚伦·贝克意识到自己的希望建立在并不那么坚实的基础上，这些解读所参照的理论往往缺乏一定的科学依据。

1959—1961年，亚伦·贝克一直在研究弗洛伊德的抑郁症理论当中的一个标志性观点：抑郁症是愤怒内化（"敌意反转"）的产物。根据亚伦·贝克的推断，如果事实果真如此，那么患者会因自感生活失意而做大量仇恨、受虐、自我惩罚的梦。事实上，他发现患者梦到的大多是寻常的场景。一名患者梦到一双她喜爱的鞋，令她沮丧的是，这双鞋是同一边的。一名男性患者梦到一台自动售卖机，他投下硬币之后，无论等多久，都没有任何饮料或零食掉下来。尽管梦境的细节略有差别，但亚伦·贝克发现，许多抑郁症患者似乎经常梦见沮丧，或为一些琐事担忧的场景。不过，他们在梦中并不会仇恨自己。

在亚伦·贝克看来，这是第一个证明弗洛伊德的理论可能有误的迹象。而第二个迹象来自一个简单的实验。亚伦·贝克和患者们玩一种卡牌游戏，他可以暗中操纵谁是赢家——可以是他自己，也可以是参与游戏的患者。按照亚伦·贝克的假设，如果抑郁症患者真的沮丧至极，自怨自艾，那他们应该不会享受赢牌的快乐，只会觉得自己应该受到惩罚。在他们看来，失败才是人生的常态。而亚伦·贝克再一次发现他的假设并不成立。和非抑郁症的参与者相比，抑郁症患者比其他任何一组实验对象都更享受胜利的快乐，自尊心的提升也更加明显。在亚伦·贝克看来，这意味着这些抑郁症患者的世界观是悲观的，他们不理智地认为生活处处与他们作对。但是，一旦他们看到事实证明并非如此（比如在卡牌游戏中），他们的自我感觉就会得到大幅改善。

就像神话当中的俄狄浦斯杀死了自己的父亲一样，亚伦·贝克也为"精神分析之父"弗洛伊德敲响了丧钟。但是，一个卡牌游戏的观察结果不足以推翻数十年以来心理治疗遵循的信条，区区几个梦境也无法推翻"敌意反转"理论。亚伦·贝克亟须提出一套原创理论，唯有如此，他的发现才能经得起检验，与他一心想要超越的由弗洛伊德开创的精神分析学一决高下。

亚伦·贝克开始在与患者的互动中扮演一个更积极主动的角色，就像玩卡牌游戏时那样。他并没有像其他精神分析师那样坐在一旁，放任患者的记忆和思绪随意流动，恰恰相反，亚伦·贝克会在他们深陷情绪漩涡时询问他们在思考什么。患者在回答该问题时，经常会得出与现实相悖的结论，大多还都很荒诞可笑。"一名才华横溢的院士质疑自己的智力水平，一名上流社会的优雅女性坚持说自己丑陋不堪，还有一名成功商人认为自己其实毫无商业头脑并且濒临破产。"亚伦·贝克写道。这些是极端的案例，但他接触过的大多数抑郁症患者都可以从这些个案中找到共鸣。无论是他们对自己的看法，还是他们假想的别人眼中的自己，或是他们对未来的预测，通常都是悲观、不理智的。

"抑郁症患者在自我评估时倾向于放大自己的失败和缺陷，贬低或忽视自己身上的所有优良品质。"亚伦·贝克写道。此外，他们觉得这些想法 (不管多可笑或多矛盾) 都是事实，就像他们因为重力的作用才站得稳一样，都是不可更改的事实。"这种思维模式，究其本质是因为他们想不到其他更合理、更可信的解释。"亚伦·贝克写道。通过措辞谨慎的询问，亚伦·贝克尝试着向抑郁症患者解释他们"对现实的扭曲看法"，引导他们更理性地看待自己、他人和未来。

亚伦·贝克将这一技巧称为"认知疗法"，这是认知心理学领域的一个分支。阿尔伯特·埃利斯 (Albert Ellis) 是认知心理学的领军人物。20 世纪 50 年代，埃利斯提出，起决定性作用的是我们对生活事件的看法和先入为主的偏见，而不是事件本身。这一思路可以追溯到古希腊斯多葛派[1]哲学家。在 9 世纪的美索不达米亚，阿布·扎伊德·巴尔希的著作《心灵的寄托》奠定了认知疗法的理论基础。然而，这场认知革命直到 20 世纪 70 年代才迎来曙光。

阿尔伯特·埃利斯、亚伦·贝克与其他身处这场革命中的人们，很快加入了一场医学杂志辩论。自 20 世纪 50 年代起，人们普遍认为代替过时的精神分析的下一个心理治疗方法是行为疗法，而不是认知疗法。

行为主义心理学起源于伊万·巴甫洛夫（Ivan Pavlov）流口水的狗[2]，后来又逐渐发展出鸽子啄杠杆[3]和老鼠踩踏板[4]等实验。行为主义认为，刺激（比如说听到铃声就会有食物）和身体反应（流口水）之间的双向作用机制可以用来解释我们的日常行为。人类行为虽然比铃声与食物之间的条件反射要复杂得多，但我们仍然可以将人类行为看作在与环境持续互动的过程中塑造出的一系列结果。这些互动决定了我们的社会关系、语言、感知、记忆以及我们的喜恶。

从行为主义心理学的角度看，抑郁症是人们应对消极状况时习得的一种特质。对此，最广为人知的就是"习得性无助"模型。20世纪60年代末和70年代初，宾夕法尼亚大学（亚伦·贝克也曾在该学校工作）的皮特·塞利格曼（Peter Seligman）针对抑郁症开展了一项著名实验。这是一场大胆、残忍的实验。实验者找来一些中等体型的杂种狗，准备了一条绑束带，带上有四个孔，分别用于狗的四条腿，他们把狗套进绑束带之后，将它们悬在半空，这些狗的后爪上贴着铜片，并通过这些铜片接受"剧烈、有规律"的电击。不管它们如何挣扎或呜咽，电击都将持续50秒，然后才会停止。接着，那些狗被放进铺着细平布的隔间，布下的金属丝网地板会释放出和刚才强度相同的电击。此时，这些狗会站在原地不动，身体随着自己无力掌控的电流颤抖。它们甚至不会尝试跳过前方可以轻松越过的障碍。它们看上去很无助，因为它们意识到自己无力逃避这场厄运。

那些没有被绑束带拴起并悬空挂起的狗，由于它们不认为电击是摆脱不掉的，所以它们会反复尝试躲避脚下的电击。它们会撞到隔间侧面，吠叫不止，屎尿横流，直至最终跳过障碍物，走到安全区域。而让那批无助的狗离开隔间的唯一方式，就是拿一根长绳拖拽它们通过障碍物。塞利格曼称之为"引导疗法"。他写道："首要问题似乎是让患者'开始行动'。"

习得性无助与抑郁症的相似性显而易见，其中的关联很有探究的价值。塞利格曼发现，被迫陷入无助状态的老鼠还会出现体重减轻和厌食现象，并且它们大脑中的去甲肾上腺素水平也会降低。这一单胺类物质的失衡是关于人类抑郁症的第一个化学失衡理论的基础。就像对狗使用的引导疗法一样，对抑郁症使用的行为疗法是用积极正面的体验来扭转环境中消极刺激因素的影响。治疗师的工作内容就是帮助患者戒掉在家中整天坐着或躺着的坏习惯，督促他们重新去做以前喜欢做的事情。1973年，一名心理学家在《美国心理学家》(American Psychologist) 杂志上发表了一篇文章，他写道："尽管治疗第一步是关注抑郁症患者感受到的强烈痛苦，但治疗的长期目标应该将重点放在那些抑郁症患者缺失的积极行为上。"部分研究表明，行为疗法这种通过希望来对抗无助的方法对超过80%的抑郁症患者都是有效的。

行为主义心理学家一度认为心理学领域已经完全在他们的掌控之中。然后，在20世纪70年代，认知疗法被誉为下一项重大创新。可是，认知主义心理学家们却开心不起来。"认知主义心理学家拒绝接受精神疾病的条件反射理论，因为他们认为他们提出的理论更胜一筹，这个理论代表了认知主义心理学取得的进步，堪称'认知革命'，"在南非工作的行为主义心理学家约瑟夫·沃尔普 (Joseph Wolpe) 写道，"他们将自己当成新典范的推举人，将自己的理论与条件反射理论之间的关系看作（广义）相对论和牛顿物理学之间的关系，认为自己拓宽了定义的边界。"沃尔普认为这种说法只不过是在营造一种假象。他认为认知疗法已然是行为疗法的一部分，自1958年发表《相互抑制下的心理疗法》(*Psychotherapy by Reciprocal Inhibition*) 这一论文以来，沃尔普一直致力于建立行为疗法。认知主义心理学家对非理性想法的强调、用积极来对抗消极的方式，在沃尔普看来还是在谈条件反射。他曾经写道："无论认知疗法的内容多么复杂，它始终是行为疗法之下的一个子类型。"

伯鲁斯·弗雷德里克·斯金纳 (Burrhus Frederick Skinner) 是美国著名的行为主义心理学家，他认为我们做的任何事都是条件反射的产物，因此，自由意志只不过是一种幻觉。他与沃尔普一样感到不满。1977年，也就是斯金纳教授从哈佛大学退休3年后，他写了一篇名为《我为什么不是一个认知心理学家》(*Why I Am Not a Cognitive Psychologist*) 的文章。文章详细介绍了行为主义心理学对各种现象 (从性到街头犯罪) 的解释方式，他还提到，认知心理疗法重点关注患者内心想法和处理信息的过程，虽然这种疗法卓有成效，但同时也存在危险性。对他来说，抑郁症和其他精神疾病一样，都是对环境的条件反射。斯金纳担心，如果忽略环境这一外部条件，比如无视失业、贫穷、恶劣的住房环境或者疾病等影响人们心理健康的因素，那么政府就无须费心出台各种政策来改变现状了。"对认知状态和过程的关注是一种注意力的转移，而这很可能是无法解决上述种种问题的主要原因，"他写道，"我们需要改变行为，而改变行为只能通过改变自然和社会环境来实现。当我们开始将目标设置为改变'人们的心灵和想法'，而不是改变人们所生活的这个世界时，我们就已经误入歧途了。"

对亚伦·贝克和他的学生们来说，这就好像夹在了两股相互对峙的势力中进退两难，双方都不愿让步。一方是那些生物精神病学家，他们研发的三环类抗抑郁药的种类愈发丰富，在抑郁症的缓解和治愈方面获得了惊人的效果。另一方则是成立了专门协会（行为治疗进步协会）的行为主义心理学家。该协会不甚欢迎亚伦·贝克等认知心理学家，因此他只能自立门户，创建了自己的医学期刊。一些认知心理学家从他们的行为心理学家同行那里收到了"中断并停止研究"的威胁信件。"我们感觉只能靠自己，我们必须为我们在心理学科的地位而奋斗，必须争取我们应有的权利与公平待遇，"露丝·格林伯格（Ruth Greenberg）回忆道，"我不认为有谁真的打击到了亚伦·贝克，但我也不认为他会收获太多拥护者。"其他学生则认为这些早期事件令人热血沸腾。亚伦·贝克的学生以及同事布莱恩·肖（Brian Shaw）说道："在不被看好的时候想出可以挑战权威的观点或理论，这非常振奋人心。"

历史有时充满戏剧性。认知和行为疗法曾相互对立，但二者很快合而为一，成为抑郁症治疗中最流行的方法之一：认知行为疗法。在对患者的消极思维模式作出解释的同时，医生也会建议抑郁症患者写下每周的活动日记，记录一些积极的体验。"行为疗法技巧可以用于促进认知变化，"认知疗法治疗师马乔里·维沙尔（Marjorie Weishaar）于1993年写道，"抑郁症患者可能觉得日常活动是没有用的，或者先入为主地认为在床上躺着才更舒适，但让他们增加日常活动之后，他们就会发现自己的想法是不对的。"内在想法和外部环境对治愈抑郁症而言同样重要。

认知疗法中有一句颇有名气的话：亚伦·贝克在他出生的那天就治好了他妈妈的抑郁症。1918年，全球性流感大流行无情夺走了500万～1000万人的生命，亚伦·贝克的姐姐碧翠斯（Beatrice）也没能幸免于难。碧翠斯去世2年后，亚伦·贝克出世，他母亲的痛苦终于得以消解，可惜只是暂时性的。亚伦·贝克是家中3个男孩的老幺，他的母亲对小儿子的保护欲很强。

亚伦·贝克不清楚母亲当时是否更想要一个女儿，而不是一个儿子，但即使母亲有这样的想法，她也从未说出口，也从未表现出任何可能导致亚伦否定自己存在价值的言行。亚伦·贝克的父亲是一个坚忍内敛的店主，培养了亚伦观赏鸟和植物的兴趣，而他的母亲在这个家始终处于一种阴晴不定的状态，因为自从失去那个孩子以后，她心中的伤口一直都在隐隐作痛。

这样的人生开端，似乎注定了亚伦·贝克今后要走上帮助抑郁症患者的职业道路，仿佛与生俱来的命运使然。然而，和许多其他的心理治疗师不同，他想要证明他的认知方法在某种程度上的有效性和有效程度。他希望他的理论不仅在逻辑上自洽，在实际应用中也能发挥效力。

首先，他需要设法衡量一个人的抑郁程度。相比于"我今天感觉更好，而且我睡了更长时间"这样的定性指标，他希望能够量化抑郁症的严重程度随时间推移的变化，因为这样才能判断他实施的心理治疗是否有效。1961年，他发表了贝克抑郁量表（Beck Depression Inventory, BDI）。之后的几十年间，这份健康问卷被应用于几千项研究当中。2011年的一篇文献表明，这份问卷在精神病学界的被引用量排名第三。贝克抑郁量表涉及了抑郁症的21个方面，要求受试者为每一个方面选择一条最合适的描述。亚伦·贝克的抑郁症患者一踏进他位于费城的门诊就要填写这份问卷，选择最符合他们当下情况的描述。问卷的第一个话题是心境，有5个答案可供选择：

> 0. 我不觉得悲伤。
> 1. 我感到忧郁和悲伤。
> 2a. 我总是忧郁、悲伤，且无法摆脱。
> 2b. 我非常悲伤、难过，因此而感到非常痛苦。
> 3. 我非常悲伤、难过，甚至无法承受。

在回答完关于悲观、缺乏满足感、突然泪流不止、易怒、内疚感、远离社交、睡眠障碍、食欲不振等20个话题的问题后，亚伦·贝克便能快速掌握患者的情况。一名患者曾说："当我回顾我的一生，除了失败就是失败。"另一名则说："我以前还会哭，但现在已经丧失了哭泣的能力。"一名重度内源性抑郁症患者提到了"我每天早上都醒得很早，而且只睡不到5个小时"，以及"我对性爱完全失去了兴趣"等描述。基于每种症状的严重程度，亚伦·贝克接下来会追踪接受不同疗法（包括心理治疗、药物治疗或其他治疗）的患者的抑郁症随着时间推移而产生的变化，并检查他们在接受治疗的几周或几个月后的情况是趋于好转还是恶化。

后来，亚伦·贝克继续发展了他的理论。他训练自己着重关注自我认知对现实的扭曲现象。1962—1967年，亚伦·贝克对精神病学"不闻不问"，他每天上午和下午都在家记录他的所有想法、这些想法在他脑海中的比重以及如何解释并调整这些想法，从而更好地了解实际情况。他总是用光他能找到的每一张纸、每一个笔记本和每一个信封，总是在打网球、午睡，还有和他的妻子菲莉丝（Phyllis）去看电影的路上写下他的想法。（他妈妈喜欢在压力大的时候去看电影，她的小儿子也养成了同样的习惯。）他在笔记本上尝试着不同的色彩搭配，不断地在纸上重新整理并重新评估他自己的认知。"1963年以后，他在线圈笔记本、笔记本封面和封底、袖珍笔记本、速记本、3厘米×5厘米记事卡片，或者随便一张纸上逐行有条理地写下他的'消极'想法，他的行为愈发疯狂，难以用语言来描述。"历史学家蕾切尔·罗斯纳（Rachel Rosner）写道，"亚伦在自我分析时使用的模版后来成为整个认知疗法体系的治疗方案基础。"亚伦·贝克会告诉菲莉丝他的一切想法，而菲莉丝学过新闻学，她总是可以很好地帮他梳理这些想法。"她是我对照现实的帮手，"贝克说道，"她总是会接纳我的新想法，让我觉得我的想法并不荒谬。"

近一个世纪前，当西格蒙德·弗洛伊德尚未开始在维也纳的公寓里治疗患者的时候，他也有一段主动与世隔绝，分析自己无意识欲望的时期，这跟亚伦·贝克的做法是类似的。就像弗洛伊德的圆框眼镜和粗雪茄一样，亚伦·贝克在世人心目中也有一套标志性形象——几乎没有人见过不打领结的亚伦·贝克，而且他总会在特殊场合系上鲜红色的领结。他举止文雅，一双蓝色眼睛明亮清澈，柔和的眼神与弗洛伊德的锐利凝视形成鲜明对比。

当亚伦·贝克从理论和形象上都在远离精神分析学时，他和埃米尔·克雷佩林之间的距离就更近了。通过将经验诊断（克雷佩林主张的方法）和谈话疗法（弗洛伊德主张的方法）相结合，亚伦·贝克为多种疗法之间的密切合作铺平了道路。未来的医生将双管齐下，同时运用药物疗法和心理疗法来救治抑郁症患者。然而，对亚伦·贝克来说，只有一种疗法可以实现治愈的目的。"我们不是说药物不会见效"，亚伦·贝克坐在他的认知情绪诊所（Cognitive Mood Clinic）里告诉《纽约时报》的一名记者。这家诊所设在费城的一间破旧的办公室，屋子里的椅子破旧不堪。"我们只是说认知疗法更有效。"

1 斯多葛派：由于学派创始人芝诺通常在雅典集会广场的廊苑聚众讲学，故该学派称为画廊学派或斯多葛派。主张顺从天命，恬淡寡欲。——译者注

2 巴甫洛夫流口水的狗：著名的心理学家巴甫洛夫的实验。每次给狗送食物之前，先打开红灯、响起铃声。这样经过一段时间以后，铃声一响或红灯一亮，狗就开始分泌唾液。实验表明：原来并不能引起某种本能反射的中性刺激物（铃声、红灯），由于它总是伴随某个能引起该本能反射的刺激物出现，如此多次重复之后，这个中性刺激物也能引起该本能反射。后人称这种反射为经典性条件反射。——译者注

3 鸽子啄杠杆：第二次世界大战时期，心理学家斯金纳造了一个教动物完成任务的机器：斯金纳箱。箱子里有一个杠杆，按下杠杆，就会有一粒饲料掉出来。斯金纳把鸽子放进箱子里，鸽子偶然啄到杠杆，就能吃到饲料，这是一种正强化。时间一长，鸽子就会主动去啄杠杆。——译者注

4 老鼠踩踏板：心理学家斯金纳所做的实验。斯金纳箱中有一个按钮，每次小白鼠触动按钮，就会掉下食物，结果很快小白鼠就学会了按按钮。然后斯金纳更改了规则，每次按按钮不会掉落食物，结果小白鼠触动按钮的行为很快就消失了。斯金纳又做了一次实验，这次不是每次按完按钮都会掉下食物，而是随机掉下食物。过了一段时间，同样更改规则，停止掉落食物。小白鼠在停止掉落食物后的很长一段时间，还是坚持不懈地触动按钮。——译者注

不只一种心理治疗

　　玛娜·韦斯曼是一名来自波士顿的社区工作者，她言语温和，但从不拐弯抹角。20世纪60年代后期，她在耶鲁大学找到了一份新工作，与20世纪杰出的生物精神病学家杰拉尔德·克勒曼共事。虽然克勒曼在职业生涯中潜心研究药理学方法，成为了研究丙咪嗪等三环类抗抑郁药物的专家，但他也希望涉足心理治疗领域。一个问题始终盘旋在他的脑海中，他希望韦斯曼可以告诉他答案：谈话疗法（无论是婚姻咨询、小组咨询还是精神分析）会影响抗抑郁药的效果吗？谈话疗法是否会让这些药物在患者大脑中发挥的作用失效？颇负盛名的英国行为心理学家汉斯·艾森克（Hans Eysenck）发表了一篇著名的科学文献，他似乎认为谈话疗法的确会影响药物疗效："心理治疗的效用与治愈率似乎呈负相关的关系"，他写道，"患者接受心理治疗的次数越多，治愈率就越低。"

　　克勒曼想在临床试验中验证这个猜想，就像他过去测试三环类抗抑郁药一样。为此，他需要制作一本可以供不同治疗师参考的手册，帮助他们使用同一种方法治疗一位又一位的患者。正如精准控制丙咪嗪的剂量一样，他寻求一种可复制的，并且可以和其他疗法进行对比的谈话疗法。韦斯曼每周抽出两天时间和克勒曼讨论、完善这份手册的编写。

这便是人际关系疗法的开端。它是谈话疗法的一种形式，与认知疗法大概在同一时间出现，但它受到了更全面的抑郁症观点的启发。亚伦·贝克关注的是心智的内部运作规律，而韦斯曼和克勒曼则将注意力放在我们形成强大的社会纽带的能力上，以及当这种纽带开始弱化或断裂时会产生的后果。他们受到哈里·斯塔克·沙利文（Harry Stack Sullivan）研究的启发，这名精神分析师曾写道："精神病学是一门关于任何情况下都存在的人际关系的科学……永远不能脱离一个人在生存环境中形成的复杂的人际关系来讨论他的人格。"

如今，韦斯曼已成为哥伦比亚大学的精神病学教授，她在三楼办公室的窗台上放了一个像框，框里是一张亚伦·贝克的照片，照片的背景是乔治·华盛顿大桥和哈德逊河。她说："我们是朋友，不是竞争关系。"他们没有竞争的理由。韦斯曼或贝克都不知道他们各自的理论是否准确，也不知道他们的方法是否会在治疗抑郁症方面有效。尽管如此，韦斯曼在耶鲁大学就职期间，还是得到了一些重要人物的支持，她因此开始思考抑郁症的根源。

在20世纪六七十年代，从社会角度谈论抑郁症的任何理论都一定会提到英国精神分析师约翰·鲍尔比的研究。在韦斯曼开始着手这项工作时，鲍尔比仍然活跃于科研界。韦斯曼还记得在阶梯教室聆听鲍尔比演讲时的情形，当时他已经有点秃顶、垂着双下巴、嗓音沙哑。当时，韦斯曼认为鲍尔比是一个伟大的存在。(他也是杰拉尔德·克勒曼的好友。)鲍尔比是新一代的精神分析学家，他从进化论和动物生态学(一种研究动物行为的科学)中汲取灵感，在科学的指引下追求客观真理。他并没有过多关注弗洛伊德学说中的欲源带理论(口唇、肛门和生殖器区)，而是提出儿童早期生命中最重要的发展是基本依恋。婴儿紧贴着母亲，紧紧抓住母亲，并喜欢被摇晃。婴儿为引起周围人的关注而哭泣，有人冲着他们微笑时，他们也会跟着笑。婴儿渴望他们母亲的关注，无论母亲做什么动作都会效仿。鲍尔比推断，从出生开始，人类就准备好了建立深刻的依恋关系，如果没有依恋关系，我们便无法生存。与其他灵长类动物相比，人类在刚出生时大脑还没有发育完全，更没有自理能力，因此需要成人多年的照顾和母亲的关爱。鲍尔比在他1958年所著的题为《孩子与母亲纽带的本质》(*The Nature of the Child's Tie to Its Mother*)的论文中写道："婴儿哄骗和奴役他们的母亲的行为，是大自然赋予他们的与生俱来的能力，有利于他们的生存。"他还说："这种行为就像知更鸟胸前的红色羽毛和老虎的斑纹，属于人类这个物种的标志"。

鲍尔比在他1969年的著作《依恋与丧失》(*Attachment and Loss*) 中写道: "精神疾病是我们在生理上对依恋关系的需求所付出的代价。" 依恋关系并不局限于亲子关系,而是可以表现为我们生命中发展出的任何强大的社会联结,而所有这些联结都是以起初我们与母亲之间的纽带为基础后期形成的。这本书出版时,杰拉尔德·克勒曼和他在耶鲁大学的同事们正在提供一些支持鲍尔比理论的最有力的证据。在几次调查和问卷之后,他们发现,抑郁症患者在出现症状的6个月前"与社会脱节"的概率是非抑郁症患者的3倍。离婚、患病、亲近之人离世、失业、工作环境变化、换工作、家庭成员搬家、生下死胎、怀孕……这些事件都可以视为依恋关系的破裂,而它们也证实了鲍尔比认为抑郁症之根源在于社会的理论是合乎道理的。

这一理论在伦敦也有支持者。鲍尔比曾在伦敦学习,并在那里度过了大部分的职业生涯。在20世纪70年代,社会学家乔治·布朗 (George Brown) 和他的同事蒂里尔·哈里斯 (Tirril Harris) 在坎伯韦尔发现了丧失与抑郁症之间的联系。坎伯韦尔位于伦敦南部,那里居住着五花八门的人,既有地位显赫的富家小姐,也有如同狄更斯笔下的生活在阴冷潮湿环境中的家族。环境的差异意味着生活事件的丰富多样。"有些事情是预料之外的，有些事情是大家翘首期盼的；有些是重大灾难，有些只是日常生活的细微变动，"布朗和哈里斯在他们合著的书《抑郁症的社会起源》(*Social Origins of Depression*)中写道，"这里想重申一点，关键在于丧失和失落感，而不是变动本身。"不管人们将其称为丧失、失落感还是与社会脱节，抑郁症都可以被看作我们社会关系的产物，是由我们的社区内部的不平衡造成的，而不仅是突触间的化学物质传递问题。

　　了解抑郁症的基本知识才能开展人际关系疗法。与药物治疗一样，先给出诊断似乎比较符合治疗逻辑。患者是否符合抑郁症的标准？他们的症状数量和发作频率如何，他们需要怎样的治疗？其次，在来自纽黑文和伦敦的研究的指导下，玛娜·韦斯曼和杰拉尔德·克勒曼能否指出引起抑郁症发作的原因？"人们来问诊时，我们需要了解他们生活中发生了什么。生活事件与抑郁症息息相关。"韦斯曼回忆道。他们依赖谁？他们的生活中是否有一个人给他们带来了麻烦或者对他们造成了压力？最近是否发生了一些出乎意料或扰乱生活计划的事，哪怕这种改变是积极的？"你会发现那些与症状发作相关的问题，"韦斯曼说道，"尽管对外人来说，发生了什么是显而易见的，但当局者迷。所以首先要澄清这一点。"只有了解了患者的问题所在之后，他们才能对症下药，采取补救措施。人际关系疗法持续12~16周，它提供了一个亲密谈话的窗口，帮助患者辨别当前承受的生活压力，为患者提供如何解决或接受压力的指导。

手册中的大部分内容都出自韦斯曼之手，但克勒曼补充了他认为不应遗漏的重要部分。他提到，每一个患者都有权得知他们生病了，也就是知道他们并非天生抑郁，而只是患有抑郁症。疾病无法定义他们的为人，抑郁症患者就像那些感染病毒或细菌的患者一样，都会好起来的。"患者角色"一词于19世纪50年代首次被添加到医学理论当中，这一表达让患者享有更多关注自身健康的自由，尽管这可能打乱他们长期以来的计划。没人会强求一个患有肺炎（一种不会传染的细菌感染）的人去参加婚礼或邀请朋友来家里吃饭，那同样的，人们也不应强迫患有抑郁症的人。

1979年，美国国家心理健康协会认为开展大规模心理治疗试验的时机已经成熟。作为抑郁症治疗合作研究计划的一部分，认知疗法和人际关系疗法作为美国的两种主流疗法而中选，并与当时作为治疗典范的药物丙咪嗪进行对比。人们会将这三种疗法与最基础的护理或药物治疗中的安慰剂组进行比较。这一计划在乔治·华盛顿大学、匹兹堡大学和俄克拉荷马大学三个地点实施，采用同样的方法与相同的健康调查问卷，唯一的区别在于这260名患者接受的疗法。与16周后的情况比较如何？在实验结束的18个月后呢？此次试验持续了两年，在多地进行，接受了同行评议，是寻找答案的最佳方案。

　　亚伦·贝克认为这是让认知疗法展示其真正价值的大好机会。早在1977年，他和同事就已经发表了他们的第一项临床实验结果。他们发现，同样是接受了12周治疗，接受认知疗法的患者达到完全康复的比例是接受丙咪嗪治疗的患者的3倍（接受认知疗法的完全康复率为79%，而接受丙咪嗪疗法的完全康复率仅为24%）。更重要的是，认知疗法的效果维持了3~6个月。至此，接受丙咪嗪治疗的19名患者当中已经有13名再次接受了药物治疗（比例为68%），而接受了认知疗法的22名患者当中仅有3人（比例为14%）需要再次接受治疗。亚伦·贝克推断，这种长期效果得益于患者在认知疗法中了解到了他们的危险思维模式，并能够运用新技巧来管理自己的想法。就像有人可能会突然意识到他这么多年来一直在犯的一个语法错误，患者也会从他们的治疗中吸取教训，以后鲜少重复犯同样的错误。亚伦·贝克将这种情形称为对情绪的"掌控感"。没有任何一种药物能够带来这种"掌控感"。

这项研究也存在问题。首先，抑郁症患者的样本数量太少了：只有41个患者参与了这项研究（其中22个患者接受了认知疗法，19个患者接受了丙咪嗪疗法）。也许那些认知疗法可以起效的患者恰好集中到了一起。唯有更多的患者参与这项试验，才能减少这种结果上的随机偏差。不过，最大的问题并不是它的内容，也不是亚伦·贝克是这篇论文的合著者，关键在于这篇论文刊登于《认知疗法与研究》(Cognitive Therapy and Research) 这一由亚伦·贝克自己创建的期刊上面。这篇论文是该期刊第一卷的核心，这让亚伦·贝克的新期刊一炮打响。所有参与了该试验的人都愿意相信这种疗法会奏效，而这种富有感染力的激动心情可能会传递给正在接受治疗的患者，让他们误以为治疗是有效的。

抑郁症治疗合作研究计划更加中立。这项计划远离实施认知疗法和人际关系疗法的场所独立开展，治疗师也是专门为该试验而培训的。培训持续了3个月，但亚伦·贝克抱怨称这还不够，他认为要成为一名掌握认知疗法的治疗师，至少需要接受一年的培训。治疗师们不仅需要学习认知疗法的理论，同时也需要学习如何以一种人性化、善解人意、支持性的方式来实践这一疗法，必要的时候应该以一种令人愉悦的方式开展治疗。杰弗里·扬（Jeffery Young）是亚伦·贝克的同事，与贝克私交甚好，也是此次培训计划的培训师之一。扬表示："流水线似的按照模版规范来培训治疗师之后，认知行为疗法原有的一些具有个人特色的闪光点就被磨灭了。"亚伦·贝克担心，如果治疗师只接受3个月的培训，那将会是对治疗师本人的考验，而不能检验他的宝贝疗法的效果。他沮丧地说，试验中的治疗师就像是即将实施精密心脏外科手术的实习医生，尚未做好准备就要披挂上阵了。

美国国家心理健康协会设置如此短的训练时长有他们的考虑——他们希望能够在模拟真实世界的环境中测试认知疗法。通常情况下，都是心理学专业刚毕业的学生为患者实施认知疗法，而他们往往不能完全掌握亚伦·贝克的所有方法。如果他们希望这种疗法在美国乃至在国际范围内得到广泛应用，那么它必须有可拓展的空间。"培训计划的直接目的是在不同研究中心有效训练治疗师，让他们获得特定的水平，能够掌握他们将要采用的治疗方法"，试验协调员艾琳·埃尔金（Irene Elkin）

和特蕾西·谢伊 (Tracie Shea) 写道。按照亚伦·贝克偏好的那样去单独训练每一名治疗师可能会培养出更有能力的专业治疗师，但这一做法的效率太低。

亚伦·贝克退出了这项研究。扬回忆道："我觉得他下意识地认为'这项结果并不会那么尽如人意'，而这也的确是事实。"虽然这三种疗法都比安慰剂的效果要好，但只有人际关系疗法和丙咪嗪在严重抑郁症患者身上的表现更出色。认知疗法在这一组患者身上的效果明显逊色许多。

为什么会出现这样的情况？认知疗法治疗师认为，人际关系疗法植根于精神分析学的丧失理论，因此这类治疗师能够更得心应手地诊治病情较为严重的患者。他们在实践中运用与人际关系疗法非常相似的谈话疗法已有几十年之久，而刚接受认知疗法培训的治疗师则没有同样程度的经验，而这样的经验在应对最棘手患者时是十分必要的。埃尔金和谢伊都认识到了这种差异："认知疗法治疗师的培训项目强度最大。这一项目运用了新的或相对较新的框架来看待抑郁症患者的问题，并对其进行治疗。人际关系疗法培训项目的强度较低，该项目使用相对普遍、已为参与该计划的治疗师所熟知的框架，在这个框架下开展的培训，虽然为治疗师们提供了一些在治疗中能使用的新程序和方法，但培训的主要目的是让治疗师集中注意力，引导他们，有时是对他们的通常做法进行一定程度的限制。"

即便如此，对亚伦·贝克和他的同事们来说，这项试验还是带来了一项积极的结果。在治疗结束的1年后，接受了认知疗法的患者当中复发或重新接受治疗的数量是最少的。与1977年进行的第一次研究一样，亚伦·贝克和他的同事们将这一点归结为患者了解了他们的思维模式，学会了控制这些负面思想的方法。药物或许可以通过提高单胺类物质的水平来使某人感觉有所好转，但认知疗法就像心理健康的保健教程一样，是在最后一次治疗结束后很长一段时间里都可以运用的一系列工具。"我觉得认知疗法在短期疗效上与其他干预措施（如药物疗法）的效果不相上下。"史蒂芬·霍仑（Steve Hollon）说道。他是亚伦·贝克的同事，与亚伦私交甚好，同时也是自20世纪70年代以来认知疗法领域的前沿研究者。他还说："但我认为，认知疗法的主要贡献在于其长期疗效，它能预防患者好转后状态又一落千丈，预防抑郁症的复发，以及预防最初发作的可能性。"

认知行为疗法之所以成为心理治疗中最常用的疗法，必然存在一定的优越性。"以解决问题为本的思路是有效的，人际关系疗法也是有效的，"澳大利亚悉尼黑犬研究所所长海伦·克里斯滕森 (Helen Christensen) 说道，"但毫无疑问，现有的研究成果告诉我们，认知行为疗法是最有效的。"

2017年的秋天，在集体心理治疗结束两年后，我搭乘公交车从我们在布里斯托租住的公寓出发，前往城郊的一家心理健康中心。在等待室等候治疗师期间，我填写了PHQ-9抑郁症筛查量表。之后，我们去了一个小房间，房间里只有一张桌子、一张电脑椅和一张放了软垫的椅子。我坐在椅子上，和治疗师一起重温我熟悉的认知行为疗法的所有步骤。

我写下了我的"个人总结"，列出了一些我觉得很让我沮丧的想法或事件。之后，我们会花六周的时间来研究这些关键的问题。每周我还会写行为激活[1]日记，事无巨细地描述我每天要做什么，以及确保我为家务和令我愉悦的活动都留出了时间。如果有什么事让我对我自己和我当下的状况感觉不错，我会记录在我的"积极数据库"当中。有了作业和影印资料，这跟让我躺在沙发上高谈阔论我的理想或脑海中的任何想法之类的形式都截然不同了。与精神分析不同，认知行为疗法严格地关注当下的现实。治疗中会记录并讨论消极的思维模式，将之与现实进行对比，并希望借此方法来树立起一个更加健康的观视角度。例如，我怀疑我是否有资格成为一名作家，可是事实是我的投稿多次被各科学期刊选中。当这一点在我的脑海中逐渐清晰起来之后，我对自己选择的职业道路就恢复了信心。当"我的家庭陷入困境"等消极想法再次出现时，我会提醒自己正和露西在一起过着幸福的生活。

每一次治疗结束后，我都能感到一阵淡淡的喜悦，因为我正在慢慢进步。我觉得我可以通过训练，让自己远离抑郁状态。当我搭上回公寓的公交车时，我能看到窗外树木上枯黄的叶子为了行将而至的冬天而零落。这些树也在为了即将到来的冬天而作出改变。

第6次治疗是最后一次，也是对整个治疗过程的一次回顾。我在过去这几周学到了什么？什么方面还需多加努力？我可以将行为激活日记和积极数据库应用到我的日常生活了吗？我认为我不太需要回顾过去，我需要更多的训练。第一次治疗时，我全程都在陈述我的问题，所以用来解决我与之抗争了2年多的精神疾病的，其实只是4次50分钟的治疗。这就好像一个医生为一个骨折病人打了石膏，再在他骨头长好之前硬生生将这个支撑物取走了一样，断裂的骨头可能已经长好了，但也可能因此而再次骨折，而这一次需要更长时间来恢复。

在这次低强度的认知行为疗法结束之后，我的PHQ-9抑郁症筛查量表显示我仍处于中度抑郁水平。我诚实地完成了这次回顾：我想要继续接受治疗，想获得高强度的认知行为疗法，让自己的状态更好一些。在我们告别前，我的治疗师告诉我，接下来她会安排一名治疗师通过电话回顾的方式来跟进我的情况。我应该会在2周左右接到来电，到时回顾的时长应该不会超过45分钟。如果他们觉得有必要延长治疗时间，我就可以接受高强度认知行为疗法，不过排队的人太多了，我至少要再等2个月。

在接下来的一周，我收到了治疗师的来信。这封信的内容是出于好意，却让我感觉未来的希望更加渺茫。"我建议你继续练习你在治疗中学到的技巧，"她写道，"如果你的情况出现恶化，或者你觉得自己出现了危机，你应该寻求家庭医生或应急服务机构的帮助。认识你很高兴，祝你接下来的康复过程一切顺利。"在我的脑海中，这封信是我被抛弃的证明。他们不重视我，所以我无法继续这项我认为有用的治疗。认知行为疗法在发明之初就决定了疗程应该持续12~16周，我觉得医院提供这样低强度的治疗不过是在敷衍了事——要是我自杀了，这就能证明卫生系统已经尽力帮助过我了。

科学文献的相关数据也让我大失所望。低强度认知行为疗法在几个临床试验中都表现不佳。尽管从短期看它与SSRI类抗抑郁药物或12周的认知行为疗法取得的效果差不多，但这些益处并不能在接下来的几个月维持下去。例如，2017年，针对英格兰东北部400人的研究发现，在对低强度认知行为疗法反映不错的患者中，有超过半数的人（54%）在试验后的12个月内抑郁症状复发。相比之下，从7场临床试验的平均数据得出，接受了常规（持续12~16周）认知行为疗法的患者，其抑郁症复发率只有29%，只有前一种试验的一半。实际上，相比其他抑郁症疗法，高强度认知行为疗法的疗效持续时间最长。2016年，一份包含了英国73家全科诊所及其469名患者的研究发现，与"常规疗法"的对照组相比，12~18次认知行为疗法的疗效至少可以维持4年。更重要的是，该项研究的大部分患者都患有至少两年的严重抑郁症。他们的状况非常糟糕，除抑郁症外还患有不同的长期疾病，在接受了一个疗程的抗抑郁药物治疗后也不见起色。然而，一个疗程的认知行为疗法却能让他们在治疗结束后的很长时间里都能维系健康状态。

　　几十年来，大众已经充分了解认知行为疗法的长期疗效。正是这种长期益处让它从其他心理治疗和抗抑郁药物中脱颖而出。SSRI类药物只在患者服药的时候才会发挥作用，一旦停药，抑郁症便会复发。虽然具体原因仍不明确，但亚伦·贝克在20世纪70年代提出的心理疗法所包含的教育意义可以解释这一不同之处。患者通过治疗，懂得了如何在知道生病的根本原因之后去应对抑郁症状。他们会注意到那些可能会慢慢演化成绝望和无助感的消极想法。抑郁症患者只需注意这些想法并理智地思考，比如"我并非在任何方面都是一个失败者"，他们便会获得一种自救的能力。这是一种掌控自己心理健康的方法，血清素浓度上升无法教会患者这项技能。如果这就是认知行为疗法的用意所在，那只有5~6次的低强度版本不足以让患者学会这种方法。

　　糟糕的治疗可能比不治疗的伤害更大。失败会让一个人对可能帮助他们的人失去希望和信心。就拿我来说吧，当时我认为要求接受更多认知行为治疗是在浪费所有人的时间，因此没有接听评估我是否需要继续接受治疗的电话回访。我想其他人可能更迫切。而且，谁知道我的抑郁症在2个月后会变成什么样呢？我听说有些人足足等了8个月才终于接受了治疗。我的病情究竟需要糟糕到什么程度才会有人认真对待？露西按照我的治疗师的建议，给我的家庭医生打了电话，替我预约了另一名应急服务机构的医生，这名医生为我推荐了一种叫做文拉法辛的抗抑郁药。这种药物不仅会改变大脑中的血清素含量，同时也会改变另一种神经递质——去甲肾上腺素的水平。我听说过这种药物，也在报告中读到过，这种药物的戒断反应非常严重。在柏林见识到西酞普兰带来的可怕影响之后，我害怕我同样会被这种药物困住。露西和我都觉得这是一个糟糕的对策，属于一种医学上的试错，而我们不愿成为牺牲品。在听说我有自杀倾向后，这名医生说道："我希望我今晚不用担心你是否还活着。"说完就结束了对话。

我没接话，起身离开了。我和露西手挽着手，慢慢地踱回了家。她和我一样想放声尖叫，发泄这种郁闷的情绪。

低强度认知行为疗法并非毫无作用，对有些人可以产生长期效果，但6周的治疗不应该戛然而止，尤其是在某人的心理健康出现改善的时间点突然中断。与其告知患者在接下来几周可能会接到一个电话，医生更应该做的是继续治疗患者。哪怕只是停止几周，这段治疗的空窗期也会导致前期治疗取得的成效前功尽弃。抑郁症患者在勇敢地向专业人士求助后，不应该再经历一遍这样的流程。

医疗健康系统并不是为抑郁症或其他精神疾病而设计的。该问题是由缺乏资金而不是缺乏知识造成的。为了避免产生不必要的副作用以及让患者对药物产生依赖，明智的选择应该是首先采用认知行为疗法来治疗抑郁症，并且只有在此疗法失败后再尝试如SSRI类的抗抑郁药。但这一美好设想并不能反映临床的现实状况。相比于整整12~16周以患者为中心的认知行为疗法，开具抗抑郁药物的处方更划算，也更容易实施。

世界范围内专用于心理健康的资金严重不足。例如，在英国，35亿英镑的医疗保健预算中只有1%分配给患有抑郁症或焦虑症的成年人，平均到每个人头上大约为500英镑。相比之下，一个人在临终之际分到的帮助身体康复的资金能达到60000英镑。正如精神病学家理查德·莱亚德（Richard Layard）和大卫·克拉克（David Clark）在他们2014年出版的《隐性繁荣》(Thrive) 一书中所写的那样："我们耗费巨资，试图延长生命的长度 (常常收效甚微)，但在提高生命质量上却投入甚少。"

我们可以从多个方面来证明心理健康是值得投资的，包括经济方面 (抑郁症患者康复后工作效率更高，因此心理健康可以带来经济效益)、科学方面 (这些疗法只有在适用的患者身上才奏效) 以及全球化方面 (抑郁症已成为全球范围内第一大致残性疾病)。但与道德层面的原因相比，最有说服力的数据模型都会显得微不足道：抑郁症患者有极高的自杀风险，并且家庭中的几代人都会受到影响。如果抑郁症患者得不到他们需要的治疗，就会发生无法估量的悲剧。

1   行为激活：通过为患者安排愉悦感和掌控感较高的活动来激活他们的行为，在增加积极强化作用的同时避免回避退缩行为，使患者重新投入到正常的生活状态。——译者注

"妈妈不开心，全家都糟心"

当人们说他们"正在接受治疗"时,通常指的是认知行为疗法,但这一方法并不适用于所有人。例如,人际关系疗法可以为那些希望解决生活中麻烦事的患者提供指引。不管一个人囿于自己内心的想法还是复杂的社会情况,心理治疗都应该针对他们的关注点展开。"心理治疗不应该只有一种形式,"玛娜·韦斯曼说道,"我觉得那些说着'这才是心理治疗'的人是在伤害患者。那些说'只能用百优解治疗患者'的人也是如此。"

人际关系疗法只是韦斯曼的研究领域之一。在1974年取得博士学位后,她主要是一个流行病学家:她以时间和人口数量增长为坐标轴记录疾病信息,就像制图师跟随城市发展的脚步不断更新图纸一样。韦斯曼在正确的时间和地点投身于学术界。她在耶鲁大学读书时,社会上掀起了一场声势浩大的关于公民权益的活动,为每一个人争取平等工作机会的权利,拒绝种族、性取向或性别歧视。"20世纪70年代,我申请了博士项目,我结婚比较早,当时已经生了4个孩子,最大的还未满7周岁,"韦斯曼后来写道,"我并不符合一个'耶鲁人'在公众眼中的典型形象。"若非前人为推动平等付出的努力,那么,一名有4个孩子的妈妈几乎不可能成为任何博士项目的候选人。

在博士阶段，她将研究重点放在了慢性疾病上，如癌症和心血管疾病，这些是公众最关心的疾病，在流行病学领域已有充分研究。人们从未如此细致入微地研究过抑郁症以及其他精神疾病。当时关于精神疾病的少数调查也只涉及一些抽象的表述，比如"幸福"或"社会功能"。随着《精神障碍诊断与统计手册》第3版以及贝克抑郁量表第3版的出现，症状群和严格的诊断成了精神病学的支柱，取代了弗洛伊德提出的抑郁性精神病或焦虑反应的概念。这成了抑郁症研究的转折点。生物精神病学家使用的各种不同的诊断都可以用重度抑郁症这个简洁的术语来代替。更年期忧郁症、非典型抑郁症、反应性或内源性抑郁症都是重度抑郁症。唯一的细微差别在于患者是否出现忧郁的症状。早上的抑郁症状是否比下午更严重？患者是否表现出任何过度内疚或思维和行为明显迟缓？体重最近是否大幅减轻？这并不是一种单独的疾病实体，起码在《精神障碍诊断与统计手册》第3版上不是，而是重度抑郁症中一种更倾向于内源性亚型。

尽管重度抑郁症的概念无疑是对抑郁症复杂本质的过度简化，但《精神障碍诊断与统计手册》第3版仍是寻找可能需要精神卫生护理的人群的绝佳工具。这本指导手册统一了不同地区的诊断标准，可以用来研究美国各地的人群，更重要的是将他们进行对比分析。韦斯曼与制作这本手册的精神科医生（被称为"新克雷佩林派"）有过往来，她从中看到了能让精神疾病脱离身体疾病，成为一个独立的分类，并研究其在美国人口中的分布情况的机会。

　　韦斯曼的两个研究方向——心理治疗和流行病学，其实是密不可分的。如果不知道抑郁症有多普遍，那又何谈治疗它呢？倘若不了解患者，那又如何为他们提供药物或心理治疗呢？她的第一份调查囊括了511个生活在纽黑文地区的居民。韦斯曼在调查中指出，精神病学家一直以来都在舍本逐末，关注的人群不对。在20世纪70年代，大多数人认为抑郁症患者主要为更年期女性，而从韦斯曼的调查来看，她并未找到任何支持这个说法的证据。的确，女性抑郁症患者数量是男性的2倍，但这些女性并不全都是到了更年期，更多的是在二三十岁这一生育黄金年龄患上了抑郁症。尽管人们认为青少年的"自我"发育还不成熟，但其实他们也会得抑郁症，而且他们身上也会表现出重度抑郁症的标志性迹象和症状。

　　这只是一项小范围研究，研究对象是同一社区的500个人，可能无法代表美国和全世界其他社区的情况。该样本中首次发病年龄相对较低，这种现象可能另有原因。为了支持或反驳这些初步结果，韦斯曼需要来自美国多个地区的更多样本。

与她进入耶鲁时的情况一样，韦斯曼发现当时的政治氛围对她接下来的研究十分有利。当时的美国总统吉米·卡特（Jimmy Carter）以及他的夫人罗丝琳·卡特（Rosalyn Carter）投资了数百万美元用于心理健康研究以及循证疗法[1]的宣传。韦斯曼将她的纽黑文小型调查的手写稿交给了卫生教育和福利部的秘书约瑟夫·卡利法诺（Joseph Califano），并强调了抑郁症的早发性。如果调查结果得到证实，那青少年和年轻女性是否会成为心理治疗或抗抑郁药治疗的主要目标人群？不久后，美国最大规模的抑郁症调查资金到位了。

1984年10月发布的心理健康流行病学流域研究项目涉及来自美国5个不同研究地点（圣路易斯市、巴尔的摩市、洛杉矶市、北卡罗来纳州和纽黑文市）的17000人。时任耶鲁大学抑郁症研究中心主任的韦斯曼和她的同事们重点关注他们所在的纽黑文市，这是位于康涅狄格州的一个绿树成荫的城市，生活着12.6万名居民。该项调查数据所呈现出的结果并不令人感到陌生。在普里亚·维克拉马拉特内（Priya Wickramaratne）这名善于处理大批原始数据的统计学家的帮助下，韦斯曼发现，平均来看，女性患抑郁症的可能性确实是男性的2倍。首次发作的平均年龄为27岁，而发病率在中年和更年期人群中逐渐下降（与先前的理论相反）。平均而言，有将近5%的美国人曾经历过或正在经历抑郁发作。换句话说，当韦斯曼走在纽黑文市绿树成荫的街上时，遇见的每20人中平均就有1人要么正在遭受抑郁发作的折磨，要么刚从先前一次发作中缓缓走出来，要么可能在未来患上抑郁症。

韦斯曼的调查很快扩展到了其他州市和国家，参与者的数量达到了几千名。尽管不同国家和地区的患病率不同（比如中国台湾地区和韩国的抑郁症患病率要比新西兰和法国低很多），但不管在哪个国家和地区，她都能发现相似的规律。女性患抑郁症的概率都是男性的2倍左右。第一次发作的人群也都是青少年或刚刚成年的年轻人，离婚和分居的人患上抑郁症的风险比其他人高出2~4倍。

1985年10月，两名著名的美国精神科医生理查德·格拉斯（Richard Glass）和丹尼尔·弗里德曼（Daniel Freedman）称赞这样的流行病学研究出类拔萃，却也为其深感担忧。不仅抑郁症和其他精神疾病的发病率高于预期，而且大部分精神疾病的患者都没有接受任何形式的帮助或精神病治疗。"心理健康流行病学流域研究项目和之前流行病学调查的数据都表明，社区中大部分精神疾病患者都没有得到治疗，"他们在《美国医学杂志》（The Journal of the American Medical Association，简称JAMA）

上发表的文章如此写道，"社会为那些未接受治疗的精神病患者所付出的经济代价是未知的，单就被耽误的生产效率来说，这可能是一个天文数字。"他们旷工，工作中缺乏兴趣，去看家庭医生后却毫无进展，医生根本不相信他们身体上的疼痛可能与他们的精神状况有什么关系，这些因素叠加共振，雪上加霜。格拉斯和弗里德曼提到，仅在美国，未经治疗的精神疾病造成的经济损失每年就将高达1850亿美元。

结合她在人际关系疗法和流行病学领域的专业知识，韦斯曼发现自己可以为心理健康领域现实与目标之间的差距贡献微薄之力。除了美国国家心理健康协会的抑郁症治疗合作研究计划之外，已经展开过人际关系疗法与抗抑郁药物疗法的联合治疗实验，结果表明，与单独使用抗抑郁药物相比，加上人际关系疗法之后可以显著减轻精神疾病患者的症状。尤其值得一提的是，三环类抗抑郁药物似乎能够作用于认知迟缓、失眠以及便秘等身体上的不适症状，而人际关系疗法则可以提升患者的自尊水平，减轻内疚感、自杀念头以及失眠症状。"我们的数据，"韦斯曼于1978年在《纽约时报》发表文章称，"展示了药物与心理治疗的结合能够带来叠加效应，并且我们也看到在接受4至12周治疗之后，患者的状态会出现明显的改变。他们可以正常行动了，自我感觉好多了，食欲更好了，可以安然入睡了。而且最重要的是，发作结束时，他们开始试图找出自己患上抑郁症的源头是什么。"

人际关系疗法直到今天依然是治疗抑郁症的一线谈话疗法。不同临床试验给出的数据略有不同，但通常可以认为人际关系疗法与认知行为疗法、抗抑郁药物同样有效。平均来讲，大约半数接受了人际关系疗法的患者都出现了好转，他们的抑郁症状降到了一个健康的阈值内。研究还表明，因为人际关系疗法关注患者的社会关系和他们对生活剧变的理解，所以在治疗妈妈们的抑郁症时效果特别显著。

玛娜·韦斯曼有过许多跟社会脱节的经历，而正是这些经历推动了她在人际疗法上的不懈研究。她离过婚，有过渡到新的职业、搬迁到新的城市的经历，直到1992年，她才停下繁重的工作，关注自身的健康。同年4月3日，杰拉尔德·克勒曼在和糖尿病搏斗多年之后，因肾脏疾病去世，享年63岁。韦斯曼和克勒曼当时已经结婚7年了，而此前他们各自的第一段婚姻都没能修成正果。

整个学术界似乎都在为克勒曼哀悼。布朗大学的精神病学家马丁·凯勒（Martin Keller）写道："医学界失去了一个充满活力、高产的杰出人才。克勒曼十分擅长挑战和激励学员，而且尽管这种作法通常会让学生在实施治疗时产生一丝焦虑，但他的风格深受赞赏，引起学生们争相效仿。"克勒曼的葬礼在纽约举行，仪式上，《一般精神病学汇刊》(Archives for General Psychiatry) 的编辑丹尼尔·弗里德曼说道："杰拉尔德总能清晰阐释他接触到的概念和理论。我们都为他的离世而感到悲痛，但他的努力已见成效，未来的前景更是不可限量。"他的影响力超出了生物精神病学的范畴，推动了心理治疗领域的发展。

尽管克勒曼的离世并非毫无征兆（他几年来一直都在做透析），但这件事仍令韦斯曼的生活发生了翻天覆地的变化。两人生活圈子高度重合。他是她的导师、亲密的同事、挚友以及她4个孩子的继父，同时他也是深爱她的丈夫。"我无心再做（人际关系疗法的）研究，"她说道，"我必须停下来。"早在1984年时，她就已经出版了《抑郁症的人际关系疗法》(Interpersonal Therapy in Depression) 第1版，她也已经意识到，她自己的研究小组成员和其他地区的治疗师都在应用这种疗法。所以，她无需再全身心投入这项研究。哥伦比亚大学的2名同事约翰·马科维茨 (John Markowitz) 和莉娜·维尔德利 (Lena Verdeli) 接替了韦斯曼的位置。从那时起，人际关系疗法已被世界各地的精神病学家采用并改良。她的手册经历了4版的改良润色，被翻译成了7种语言。最新一版出版于2018年。在所有版本中，作者一栏都出现了杰拉尔德·克勒曼的名字。

与人际关系疗法的宗旨一样，韦斯曼对待生活的态度是：关注当下的问题，不过多地沉湎于过去。她不想被贴上离婚和守寡的标签。现在，她又结婚了，4个孩子已经长大成人，还有了7个孙辈。她送走了2任丈夫，初婚以离婚收场。但是，为这些生离死别悲痛是人之常情，只有长年累月都沉浸于悲伤中无法自拔才需要心理治疗。悲伤与抑郁之间的界线是很模糊的，并且几乎无法界定。但韦斯曼知道，如果没有经历完整的悲伤过程，那就很可能会产生心理问题。"抑郁症（可能）与由于未能经历完整的哀悼过程而产生的异常悲伤反应有关。"《抑郁症的人际关系疗法》第1版指出，"延迟或未被疏解的悲伤反应可能会被新近发生但没那么重大的丧失事件再度引发。在某些情况下，如果患者的年龄与已经离世的所爱之人相仿，而他们当时没能好好缅怀哀悼死者的话，就会激发延后的悲伤反应。"

为了让自己更坚强，顺利回到工作岗位中，韦斯曼知道、她必须接受在克勒曼死后她经历的反刍、内疚、愤怒以及困扰。她让位给其他后来者，由他们去继续开拓人际关系疗法的未来，然后将自己的研究重点从抑郁症在大洲间的传播转向了抑郁症的家族遗传。

几十年来，韦斯曼都在研究精神病学最有趣的规律之一：如若父母患有抑郁症，那么孩子患有抑郁症的风险往往偏高。尽管背后的原因尚不明确，但有一点显而易见：抑郁的父母无法养育、照顾孩子，也无法在孩子成长过程中关心他们。韦斯曼说："这不像造火箭一样错综复杂，而是显而易见的事实。如果你有孩子，你就会知道养孩子有多么磨人，更何况抑郁症患者怎么能照顾好孩子呢？"她用自己在纽黑文市的调查作为对照，测量了一群儿童从童年到成年，再到身为父母这长达几十年的时间里存在的风险。10年后发现，若父母患有抑郁症，则孩子患抑郁症的风险是其他孩子的3倍。(15年、20年及25年后，这一数值也几乎没有变化，最近新测出的30年后的结果也是如此。)

看到这样的数据就知道下一步该怎么做了。"流行病学中有'可变危险因素²'这一概念，"韦斯曼说道，"而这里的可变危险因素则是抑郁的父母——可以通过让他们接受治疗来改变这一危险因素。"

一次，韦斯曼去夏威夷参加了一场会议。会后，她在机场等着回美国的班机起飞时，与一名精神病学家聊起了天。这名精神病学家告诉她，一个震惊世人的药物试验研究成果即将发表。该项研究名为STAR*D(抑郁症的序贯治疗研究)，研究对象是现代药物疗法以及彻底治愈(几乎完全没有任何抑郁症状）所需的时间，研究是针对4000名患者展开的。如果一种药物没有用，那么研究人员就会立刻换另一种药物。如果这种药物也失败了，那么研究人员就会立刻开具第3种药物。韦斯曼问她是否能够研究这些患者的孩子。假如父母接受治疗，那孩子的抑郁症状会随之改善吗？在美国各地几个研究小组的帮助下，韦斯曼在研究中验证了这一点。就像一个基石物种[3]可以决定其他物种的繁衍生息一样，远离抑郁症所带来的健康益处，似乎也能从父母传给孩子。这里的关键在于缓解，而不仅是治疗。只有那些摆脱了抑郁症影响的父母，才能令孩子受益。（基于问卷中对他们的抑郁症状、焦虑、破坏性行为障碍以及他们的社会功能的评估得出的判断。）

《纽约时报》报道了韦斯曼的研究。为了庆祝这一研究成果的发表，已经长大成人的孩子们为她买了一件定制T恤衫，上面印着"妈妈不开心，全家都糟心"的字样。

这项关键研究发表于2006年，重点是从父母角度来讨论抑郁症的预防。但这项研究也在精神病学界造成了一些困惑，甚至影响到了一部分受试者。"从这项研究中，我们无法得出治疗父母可以使孩子的状况得到改善这一结论。"田纳西州范德堡大学的临床儿童心理学家、抑郁症序贯治疗研究试验基地之一的领头人朱迪·加伯（Judy Garber）

说，"我们只能从中看到，如果父母正在好转，那么孩子也会好起来。可能的原因有很多。"加伯提出，首先，对于状况有所改善的孩子，其父母的抑郁症严重程度可能相对较低。并且，研究也没有考虑到父母孩子共同经历的生活事件。或许这一关联应该反过来，是孩子们的存在让父母的治疗产生了更好的效果。

虽然韦斯曼可以看出因果顺序是从父母到孩子（而不是从孩子到父母），但她同时也知道需要对这项研究进行微调并再来一遍。"所以我们进行了另一项研究，那是一项临床试验。"韦斯曼说道。说起来简单，但却要完成计划研究、申请资金、选择患者、进行试验、分析结果、同行评审、编辑手稿、科学论文发表等整个过程。该研究于2015年在《美国精神障碍学期刊》(*Journal of American Psychiatry*) 上发表。研究发现，如果患有抑郁的母亲能够接受艾司西酞普兰的治疗，那么孩子在社会功能和心理健康方面就会出现大幅改善。"与之前得到的结果是一样的，"韦斯曼说道，"如果母亲因治疗而有所好转，那么孩子们也会好起来。"在韦斯曼位于曼哈顿匹兹堡大学的办公室以西几百英里处，她在哥伦比亚大学的一些前同事在继续研究人际关系疗法。2008年，他们使用了在韦斯曼帮助下创造的人际关系疗法，再现了她在抑郁症序贯治疗研究试验中获得的结果。如果母亲接受了人际关系疗法，那孩子的心理健康和社会功能也会得到改善。

孩子要接种疫苗和看牙医，保证身体健康；同样的，保证孩子心理健康的责任不应该全压在他们的父母身上。在一个理想的社会里，政府应该为家庭提供循证治疗。这些治疗可以是普遍的（无论风险应用于所有家庭），也可以是有针对性的（只给予高风险人群所在的家庭），这两种分配方法是预防医学的主要形式。海伦·克里斯滕森认为，普遍预防是唯一的出路。"你不知道谁会得抑郁症，"她说，"我们也许能列出风险因素，但这些风险因素并不能告诉我们在场哪个人将会抑郁……所以你必须要为每个人提供这种预防措施。"

对儿童和青少年来说，教室一般是开展通用心理治疗的最佳场所，可以请治疗师到现场或通过线上活动来完成心理治疗。然而，目前支撑实施此类举措的证据十分薄弱。在智利和英国开展的大型学校临床试验发现，与其他方式（如控制注意力或开展社会、个人和健康教育课程）相比，普遍心理疗法并不能显著减轻孩子们的抑郁症状。事实上，由巴斯大学的研究员领导的一项研究发现，在学校接受了认知行为疗法的孩子们，在试验结束12个月后更有可能出现情绪低落的状态。2017年，奥克兰大学国家健康创新研究所副教授罗宾·惠克特（Robyn Whittaker）和她的同事在合著论文中一针见血地指出："抑郁症的普遍预防仍然困难重重。"

目前大部分的证据都支持针对性预防。例如，在2009年，朱迪·嘉伯和她的同事们为存在焦虑或绝望症状（已知抑郁症前兆）或是父母有抑郁症病史的青少年提供了认知行为疗法。"我们管自己的发现叫调节效应，"嘉伯说道，"那些父母目前没有抑郁的青少年们从干预措施中获益。多亏了这个项目，他们的抑郁症发作次数减少了。但当我们把目光转向那些父母目前正在经受抑郁症折磨的青少年群体时，这种干预却没有带来什么改变。"这种情况出现的原因尚未可知。"可能是基因的原因，也有可能是因为那些父母的抑郁症更加严重，"嘉伯说道："我们发现，从某种程度上来说，父母患有抑郁症的孩子参与治疗的比率较低。或许这些家长很难将他们的孩子送到学校接受干预。"不管原因是什么，我们目前已经知晓的是，抑郁症是一种在家庭内部出现的疾病，也应当被当作家庭问题来处理。不管是认知行为疗法还是人际关系疗法，心理治疗都是抑郁症长期治疗中的强大法宝。对精神病学来说，最大的挑战是如何将这些服务真正传递到那些需要它们的人的身边，无论他们身处何方。

1　循证疗法：心理治疗工作者往往把经验、直觉、基础理论、某些实验结果的推理或零散的非系统的有关人心理研究的结果作为心理治疗的依据。——译者注

2　可变危险因素：一些危险因素可以改变，如环境状况、生理指标以及行为。而另一些影响因素，如基因、性别等，不可改变，即不可变危险因素。——译者注

3　基石物种：在一个群落中与其他物种相互影响并决定其他物种生存的物种。——译者注

"比我们欧洲人更快乐"

　　20世纪80年代末，梅拉妮·阿巴斯（Melanie Abas）在伦敦莫兹利医院接受精神病学培训期间，面对的是一些患有最严重类型抑郁症的患者。"他们几乎不吃东西、不活动，也不怎么说话。"如今已是伦敦国王学院全球心理健康教授的阿巴斯在谈到她的患者时说道，"他们找不到活着的意义，他们觉得生活了无生趣，毫无希望。"任何能改善这种疾病的治疗方法都能挽救生命。阿巴斯通过家访以及与他们的家庭医生沟通来确保这类患者服用抗抑郁药物的时间足够长，从而保证药物生效。与莫兹利医院研究晚年抑郁症的专家雷蒙德·莱维（Raymond Levy）合作时，阿巴斯发现，如果患者服用了种类与剂量合适的药物，服用时间再长一些，那么哪怕是病情最难对付的患者也会有所改善。当其他疗法的尝试都失败之后，她会转向电休克治疗。"在我入行早期，它曾带给我很多信心，"阿巴斯说道，"抑郁症是一种只要坚持便可被治愈的疾病。"

　　1990年，好奇心驱使着她拓宽自己的眼界。阿巴斯受邀前往津巴布韦大学医学院做研究，随之便搬到了津巴布韦首都哈拉雷。津巴布韦的往昔不同于今日，这个国家那时拥有独立的货币——津巴布韦元。那时经济稳定，恶性通货膨胀和修复冲击所耗费的天文数字是10多年后的事情了。哈拉雷以"阳光城"著称，那时才从英国的统治下解放出来10多年而已。津巴布韦在独立前被称作"南罗得西亚" [得名于塞西尔·罗德斯（Cecil Rhodes），他是一名住在南非的英国商人]，直到1980年，津巴布韦才重新夺回本国的主权。尽管哈拉雷阳光明媚，但当时整个国家正在去殖民化的道路上苦苦挣扎。

1992年，一场被称为"人类记忆中最严重的旱灾"席卷了津巴布韦。河床干涸，超过100万头牛因缺乏食物而饿死，老百姓家中的橱柜空空如也。儿童与老年人营养不良，免疫力低下，再加上缺乏治疗肺结核、霍乱、疟疾等传染病的药物，整个国家民不聊生。在津巴布韦，每1000个新生婴儿当中就有87名在5岁前夭折，死亡率是英国的11倍。阿巴斯及其团队发现，孩子不幸夭折给家庭留下了悲痛和创伤，并且丈夫可能会因孩子夭折而认为妻子是一个"失败"的母亲，于是就虐待她。此外还有艾滋病，截至20世纪90年代中期，艾滋病病毒感染了这个国家四分之一的人口。

出乎意料的是，尽管经历了这种程度的惨剧，遭遇了贫穷与疾病的双重打击，抑郁症这种在社会生活中因变故而产生的常见心理疾病在津巴布韦却非常罕见。当时哈拉雷的一项调查表示，每4000名前往门诊部就诊的患者中只有不到一人 (0.001%) 患有抑郁症。"在乡村诊所中，被诊断出患有抑郁症的人数更少。"阿巴斯于1994年写道。相比之下，位于伦敦南部的坎伯韦尔地区约有9%的女性患有抑郁症。此前，阿巴斯就在当地的莫兹利医院工作。可以这样说，她从一个抑郁症盛行的城市搬到了一个抑郁症寸草不生的城市。这与她之前熟悉的研究大相径庭。之前，她忙着用药物或者电休克治疗处理重症抑郁症患者，但在哈拉雷，她的研究不得不从头开始：寻觅可能需要她帮助的人。

这种低抑郁率与最早出现于18世纪启蒙运动时期的种族主义教条不谋而合。在启蒙运动这个灵光乍现和深刻思考的年代，法国哲学家、作曲家让－雅克·卢梭（Jean-Jacques Rousseau）提出了"文明是人类的祸害"这一观点。他把历史上人类与自然和谐相处的观念以浪漫的文学形式表达了出来。"没有什么比原始时代的人类更温柔的存在了，"他写道，"人类能力发展的这一时代……一定是最快乐安稳的时代了。"他认为生活在"文明"世界之外的人们过着愉悦而平和的生活，根据卢梭的说法（尽管这一说法并非他首创），那群人是"高贵的野蛮人"。这种西方世界观迅速风靡全球。例如，英国皇家海军的船长兼探险家詹姆斯·库克（James Cook）在会见澳大利亚的原住民后，留下了这样的文字记录:"他们生活在一片宁静之中,不受条件不平等这一复杂现代社会特征的困扰;大地与海洋源源不断地为他们提供生活所需的一切,他们不垂涎富丽堂皇的房屋或高端的家居用品……他们生活的地方气候温暖宜人,空气质量极佳,因此他们几乎不需要穿衣服……"总而言之,他们"比我们欧洲人更快乐"。

澳大利亚原住民、非洲布须曼人、美洲原住民以及因纽特人都是公认的人类纯净灵魂的代表。他们没有受到文明社会的生活方式和语言的影响,也无须面对现代生活的压力与紧张节奏。对这些文明来说,别说轻微抑郁了,"不快乐"三个字对他们来说都如同生活在启蒙时代的人对羊毛长袜、衬裙和荷叶边装饰的概念那般陌生。卢梭认为人类的天性就是倾向于平和状态的,这一状态却被个人表达、工业革命、科学突破以及文明所带来的全体繁荣幻象迷惑、破坏。在卢梭笔下,这种"'进步'表面上朝着个人发展的完善前进了许多步,但实际上是走上了物种衰退的不归路"。文明是西方社会大快朵颐的一颗毒苹果。无药可救,无路可退。其他欠发达的文化也危在旦夕,可能同样面临着现代文明的腐蚀,被迫远离原始的平和状态。

这一观点在19世纪列强"争夺非洲"的闹剧中被证伪。随着欧洲国家寻求更强大的地缘政治力量,非洲人被重新定义为迫切需要文明开化和基督教信仰指导的"野蛮人"。欧洲人向非洲人灌输殖民者的价值观，殖民地上的生活与平和丝毫不沾边。黄金、钻石、稀有恐龙化石等自然资源，有时甚至整个村子都被洗劫一空，殖民者们将战利品运回欧洲销售或展览。几千万欧洲人漂洋过海前往非洲观看这些"野蛮人"的原始泥屋、礼仪服饰、鼓、舞蹈、深色皮肤与卷发。任何叛乱或暴力起义，最终都会因为双方实力悬殊而作罢；落后的长矛与弓箭对抗先进的步枪与子弹无疑是以卵击石。殖民侵略的伤害无法估量。

无论殖民者说的是法语还是英语，德语还是意大利语，西班牙语还是葡萄牙语，他们都有一套固定的说辞，都在毫不掩饰地表明殖民侵略的事实。他们说，非洲国家在未经殖民前是文明的荒芜之地，非洲是一片人烟稀少、住房简陋、教育落后的蛮荒大陆。可几个世纪以来，非洲人民都生活在小村庄里，有自己的首领，依靠农业自给自足。非洲大陆的每一寸海岸线、稀树草原、沙漠和森林，都是如此。

20世纪中叶，西方的精神科医生代替了传统的治疗师和萨满[1]，踏上了这片土地，接触到了这里的文化。他们说抑郁症是一种西方世界特有的疾病，是文明的产物。也就是说，人们无法在非洲东部、维多利亚湖或撒哈拉沙漠以南的任何地方寻得抑郁症的踪迹。精神科医生杰弗里·图思（Geoffrey Tooth）于1950年写道："总体来讲，典型抑郁症症状似乎在这里很少见，至少在这些未受外国文化影响的非洲原住民身上如此。"这些外来的入侵者们，也就是西方人，虽然并不是来自外太空，但却是其他世界的产物——他们深陷城市生活与现代化带来的压力。"我的大多数英国同事纷纷质疑：在一个发展中的非洲黑人国家，人们真的需要或将来需要西方风格的精神病学的帮助吗？"一名20世纪80年代在博茨瓦纳工作的精神科医生写道，"这些人不停地说着或是暗示着他们肯定不像我们。现代生活的洪流、噪声、喧闹、混乱、紧张、速度与压力让所有人陷入疯狂——没有这些东西，生活将无比美好。"

在当时的津巴布韦，殖民政府对精神病学的管控一定非常严格。当时津巴布韦仍被称为南罗得西亚，这个国家的真相一旦公之于众，那么卢梭提出的"不受现代生活裹挟，与大自然和平相处的快乐之人"这一观点就会被推翻。自从16世纪第一批葡萄牙探险家在航海时发现这个区域以来，就有报道称，非洲南部有数座由花岗岩建成的巨大城市，当地人口多达几千人，并有证据表明该地区以前与中国、印度和中东有贸易往来。这其中极具代表性的是南罗得西亚，这里有几百处废墟遗址，最令人印象深刻或最具争议的当属大津巴布韦（Great Zimbabwe, 意为石头城）遗址。在欧洲的殖民传教士、探险家与精神科医生到来之前，这里的文明曾经蓬勃发展。大津巴布韦建于11世纪，人们在此居住了四五百年，遗址由三座堡垒式建筑组成，建筑规模与建筑线条的流畅优美令人叹为观止。一排令人赞叹的干石墙建在山顶，高11米，某些地方宽5米，墙体完全由当地开采的花岗岩打造而成，一直蜿蜒至下方的山谷。"山丘建筑群"（Hill Complex）巧妙融入由花岗岩组成的天然峭壁之中，矗立于隆起的土堆之上。这座非洲卫城的楼梯通向在巨石之间形成的天然阳台。下方是被称为"大围场"的椭圆形建筑，它曾是一座古老城市的中心建筑。考古学家和数学家估计，在鼎盛时期，大津巴布韦的常住人口达到了1~1.8万，几百人住在弧形墙之后，其他人则在外面的木屋里艰难度日。

　　但没有一个殖民政府愿意承认殖民地文明的真正起源。若南罗得西亚能重新找回遗失的历史，那么当地居民就可能再度寻回民族自豪感与个体独特感，掀起革命，最终走向独立。因此，从19世纪70年代到20世纪，为殖民政府工作的记者与考古学家们一直声称当地的班图人没有能力建造出这种有围墙防护的堡垒式建筑，恰恰相反，他们提出大津巴布韦是神话中希巴女王、东南亚的"额尔西亚"人、南亚的旅行者或是中东阿拉伯人的作品。"对旅游指南、博物馆展品、教科书、广播节目报纸和电影的紧张审查从未间断过,"大津巴布韦博物馆的一名前馆长回忆道,"有一次,博物馆董事会的一名成员威胁我说,如果我公开说是黑人建造了津巴布韦,那我的工作就保不住了……上一次考古学受到如此直接的审查,还是在30年代的德国。"

长期以来,欧洲人对非洲人建筑能力的判定一直和智力水平联系在一起,对患上抑郁症等精神疾病的倾向性的判定也是一样。1953年,刚刚在日内万成立的世界卫生组织发表了一份题为《健康与病态的非洲人大脑》(The African Mind in Health and Disease) 的报告,作者约翰·卡罗瑟斯 (John Carothers) 是一名英国医生,20世纪40年代在肯尼亚首都内罗毕的马哈瑞精神病院工作。这份报告为撒哈拉以南非洲地区的其他精神科医生的治疗奠定了基调。他引用了几名作者的话,而他们认为非洲人民的大脑发育程度与西方儿童的大脑发育程度相当。在报告中,卡罗瑟斯说黑人"几乎不具备设立长远目标、意志坚韧、独立自主等品质,也没有远见"。在早期的一篇论文中,他将"非洲人的大脑"比作一个接受了脑叶白质切除术的欧洲人的大脑。他任职的精神病院中没有抑郁症患者，这一点似乎可以证实他的观点。如果一个人没有远见，也没有对长远目标的追求，那么他怎么可能会抑郁呢？如果一个人只活在眼前，那么他怎么会为过去的所作所为感到愧疚呢？卡罗瑟斯在1939至1948年间诊治的1508名患者里，只有24名抑郁症患者，仅占收治患者总数的1.6%。"哪怕考虑到必然存在的遗漏病例，"卡罗瑟斯写道，"也能得出结论——总而言之，抑郁症患者就是很罕见。"

写下这些话后不久，卡罗瑟斯的观点就过时了。精神科医生、作家、来自尼日利亚南部的约鲁巴人托马斯·阿德耶·兰博 (Thomas Adeoye Lambo) 写道，卡罗瑟斯得出的结论不过是"经过美化的带着微妙种族偏见的伪科学小说或奇闻逸事罢了"。兰博并没有大肆宣扬卡罗瑟斯的结论是种族主义，他无论做什么事情都十分从容冷静，给人留下深刻印象。"所有见过兰博的人都对他印象深刻，他仿佛是一个发散能量与存在感的力场，与他会面时仿佛会被这个力场笼罩。"精神科医生兼小说家费米·奥卢格比尔 (Femi Olugbile) 写道。兰博穿着他的传统蓝色长袍出席了全球卫生会议，他后来成了世界卫生组织的副总干事。兰博总结说，卡罗瑟斯的研究包含诸多偏差与不一致之处，以至于"这些研究无法再被审慎地视为有科学价值的观察结果"。

　　历史的浪潮滚滚向前。从20世纪50年代起，这些殖民地逐渐发展为独立国家。随着文明身份的转变，非洲摆脱了外国殖民者，获得了解放和自由，此时，仿佛有一层面纱正缓缓地从这片大陆上被揭开。这一点在精神病流行病学的转变之中也有所体现：随着去殖民化的势头，抑郁症发病率一路飙升。乌干达曾对丘陵和农田连绵的两座静谧村庄开展研究，调查发现，那里抑郁症人口的比例是英国伦敦南部的2倍。在尼日利亚的约鲁巴部落，该比例是加拿大斯特灵县的4倍。这并不意味着去殖民化直接导致了抑郁症发病率的升高，仅仅证明了来自西方国家的人们开始与生活在其他文明之中的人交流，平等对待他们，而不再认为他们低自己一等。全世界都逐渐认识到同一个现象。"对一个从本土文化中成长起来，并且熟悉患者身处的文明背景的人来说……显而易见，东方抑郁症患者的忧愁情绪并不比西方患者少。"印度马杜赖医学院的精神病学教授文科巴·拉奥（Venkoba Rao）于1984年写道。虽然这里的患者说着当地语言，生活在当地社区而不是精神病院之中，但他们身上显现出的精神痛苦的迹象和西方医学概念的"抑郁症"高度相似。

---

1 萨满：原始部落的巫师，据说有控制天气、预言、解梦、占星以及旅行到天堂或者地狱的能力。——译者注

想太多

　　1980年，津巴布韦独立。在这之后的10余年间，该国研究者追随乌干达与尼日利亚研究者的脚步，揭开了本国抑郁症的真实面纱。1991—1992年间，梅拉妮·阿巴斯与她的丈夫兼同事杰里米·布罗德海德 (Jeremy Broadhead) 以及一支由当地护士和社区工作者组成的团队一起走访了格伦诺拉的200户家庭。格伦诺拉位于哈拉雷南部，人口密集，人均收入很低。阿巴斯一行人提前联系了教会领袖、房管机关工作人员、传统治疗师和其他当地组织，在取得他们的信任并获得允许之后，阿巴斯一行人采访了大量当地居民。他们想知道是否能在当地的语言绍纳语中找到对应的词语来描述抑郁症。如果找不到呢？这会是这种所谓的"西方疾病"在撒哈拉以南的非洲地区如此罕见的另一个原因吗？在与传统治疗师和当地卫生人员的交谈中，阿巴斯的团队发现当地人最常用"kufungisisa"一词 (意思是"想太多") 来描述情绪上的压力。这个词与英语单词"rumination (思维反刍)"非常相似，英语中常用这个词来描述那种消极的思维模式，而这往往是导致抑郁和焦虑的核心因素。"尽管所有 (社会、经济) 条件都不同，"阿巴斯说，"但我觉得这个词描述的就是非常典型的抑郁症。"

　　然而，这不仅是想太多的问题。人们还有睡眠不足和食欲不振的症状。他们会对往昔享受的活动失去兴趣，感受到深深的悲伤（kusuwisisa），这与正常的难过（suwa）状态完全不同。"kufungisisa"这个词贴合当地文化，能帮助人们识别精神痛苦状态。阿巴斯及其团队发现，哈拉雷的抑郁症常见程度几乎是坎伯韦尔相似社区的2倍。之前的调查显示抑郁症发病率为每4000人中1人（0.025%），但阿巴斯在社区调查得出的数据与之形成鲜明对比——几乎每5人中便有1人（20%）患有抑郁症。

与英美两国的流行病学研究一样，阿巴斯在思考哈拉雷的抑郁症发病情况是否与充满压力的生活事件有关。尽管不同语言的用词不同，但引发抑郁症的，是否是跨越文化和国境限制的相同社会诱因？阿巴斯采用了著名社会学家乔治·布朗和蒂里尔·哈里斯在坎伯韦尔研究生活事件与抑郁症之间的关系时使用的那套研究方法，调查结果呈现出了一个明显的规律。"（我们发现）事实上，无论你生活在伦敦还是津巴布韦，严重生活事件都会导致相同的抑郁症发病率，"她说道，"只不过，在津巴布韦，能引发抑郁症的生活事件要多得多。"贫困、营养不良、失业、霍乱以及艾滋病毒都让津巴布韦遭受重创。尤其是艾滋病毒，它与抑郁相互交织，缓慢地摧残着人们的生命。身染艾滋病毒的人群患抑郁症的可能性是未被感染人群的2倍，而且抑郁症还会加剧病毒的致死率。贫困既是引发抑郁症的元凶，也会因抑郁症而进一步加剧。

这些相互影响的关系同时也是一个机遇。阿巴斯想知道：治疗抑郁症会对一个人生活的其他方面产生连锁反应吗？他们会服用抗逆转录病毒药物并减少由于感染艾滋病毒而产生的羞耻感吗？他们能否找到工作养活自己？据说，在当时，也就是 20 世纪 90 年代，全世界有 100 多万人深受抑郁症的折磨，但只有少数人在接受治疗。即使在今天，90% 生活在低收入国家的人口仍无法获得抗抑郁药和心理治疗等循证疗法。在高收入国家中，这一数字围绕60% 上下波动。世界卫生组织心理健康和药物滥用部门前部长谢加·萨克西纳（Shekhar Saxena）曾经说过："在心理健康方面，我们都是发展中国家。"阿巴斯并不知道她的工作不仅推进了哈拉雷或津巴布韦抑郁症治疗的发展，最终还将为精神卫生领域的一场革命奠定基础，这场革命的范围将会从之前人们认为不存在抑郁症的撒哈拉以南的非洲地区扩散到全世界。

1992 年，受到在博茨瓦纳工作的医生大卫·本－托维姆（David Ben-Tovim）的工作成果的启发，阿巴斯引进了一种心理治疗方法，护士和医生能够运用这种方法治疗哈拉雷各家健康中心的患者。这种心理治疗方法被称为"七步法"，是玛娜·韦斯曼的人际关系疗法与亚伦·贝克的认知疗法的结合版，此外还能包括抗抑郁药物治疗。使用这种疗法时，护士首先会询问患者的个人生活，了解他们会在什么方面想太多，主要是倾听与共情。"试着与患者分享悲伤。"阿巴斯写道。护士们还会在第一次会面时评估患者的自杀风险，几天后再重复相同的步骤，并讨论潜在的社会支持网络[1]，包括朋友、家人、教堂或福利机构。如果患者的抑郁症状又持续了3周或更久，则会为他们开具阿米替林，一种三环类抗抑郁药。医生应告知患者，在服用药物后可能会出现口干、镇静、便秘现象，以及服用药物与抑郁症（或想太多）得到缓解之间存在一段滞后期。在使用七步法治疗的3个月后，倘若患者仍未痊愈或病情仍十分严重，就要把他移交给为这个拥有1000万人口的国家服务的10名精神科医生当中的一名。

七步法最具启发性的一面也是它最基础的一面："想太多"是一种常见的、可以治疗的疾病，这一认识揭示了拥有健康未来的可能性。哈拉雷全市各家健康中心都在分发宣传册和张贴海报，以此来科普与抑郁症有关的知识，以减少患者的病耻感，促进公众对这种常见疾病的了解：

> 想太多会让人生病。
> 我们称这种疾病为"kufungisisa"，即抑郁症。

这是一种精神疾病，但与精神失常（kupenga）不同，也不是由"邪灵"带来的。

可是有谁会注意到这些宣传册和海报呢？尤其是那些困于自己想法的人，他们更有可能忽视这些东西。为了让抑郁症的知识真正深入人心，一个剧团把这段话编成了歌曲和舞蹈，他们希望这样的表演方式能与这种更青睐现场表演、音乐和节奏的文明产生共鸣，避免当地人变成像西方世界的患者一样，坐在人满为患的候诊室中，试图避免与陌生人产生眼神交流。

在哈拉雷待了两年半后，阿巴斯逐渐对这座阳光城情有独钟。这里充满了有趣的反差。在极度贫困的地区生活的居民都待人和善、充满欢乐，当她经过时，艾滋病患者会面带微笑地朝她招手。道路坑坑洼洼，但路两旁开满了鲜花，夏季的几个月里，蓝花楹树的枝头会挂满蓝紫色的花朵。这座城市十分友好，就像是她的第二故乡。但是阿巴斯不得不在结束精神病流行病学培训之后返回英国。在接下来的10年中，津巴布韦的政治和经济都陷入了危机，阿巴斯接受了伦敦国王学院的终身职位，津巴布韦的精神科医生只剩下寥寥的一两个。在医疗服务几近崩溃的情况下，护士和医生都更关注艾滋病毒、霍乱以及肺结核，阿巴斯担心她所做的努力会被遗忘。

心理健康研究，包括其流行、诊断和治疗，在世界各地有着许多不同的名称和起源。例如，约翰·卡罗瑟斯是跨文化精神病学领域的主要倡导者之一，该领域原本是一种殖民主义实践，基于以种族为中心的意识形态，种族主义、西方风格精神病院的建造。1995 年，随着一本书的出版，这个过时的领域经历了一次必要的重塑。约翰·卡罗瑟斯与哈佛大学人类学和精神病学教授阿瑟·克莱曼 (Arthur Kleinman) 合著出版的《世界精神卫生》(*World Mental Health*) 提出了一项待议事件，致力于解决全球抑郁症和其他精神疾病的高发病率问题。

那是一个充满全新的见解与希望的时代，在那个时代，人们明白了常见精神疾病真实地威胁着我们的健康。以前，衡量一种疾病是否需要付诸行动和关注的指标是其总体死亡率：导致多少人的死亡？传播速度有多快？从这一角度来看，所有与卫生服务资金分配相关的政策决策都向癌症、心脏病和传染病倾斜。即使患者死于抑郁症，他们也常被贴上"自杀"的标签，真正的死因却被掩盖了。

疾病并不总会让患者命悬一线，它们会以各种方式影响我们的生活，但并非总是危及生命。20世纪90年代初，恰好在《世界精神卫生》出版之前，以死亡为切入点的疾病概念发生了变化，原因在于伤残调整寿命年概念的引入，该指标不仅考虑到了死亡率，还考虑到了患者失去的那些健康岁月。世界卫生组织表示："一个伤残调整寿命年可以被视为人们失去'健康生命'的一年。"根据这一更为准确的模型，抑郁症和其他精神疾病无疑是代价最沉重的疾病。举个例子，1992年，世界银行的一项研究估计，在因疾病而导致的失去健康的年数中，8%是由心理疾病引起的。这一比例比癌症（6%）、心脏疾病（3%）和疟疾（3%）所占的比例还高。"然而，尽管这些问题至关重要，但在更为富裕的工业化国家之外很少受到关注，"克莱曼和他的同事在《世界精神卫生》一书中写道，"与这些问题对人类健康造成的危害相比，国家卫生预算中用于预防处理这些问题的（拨款）简直少得可怜。"

年逾古稀的克莱曼留着山羊胡子，更加醉心写作而不是研究。他表示，这本书出版以后，他的心态很快便从乐观转为了挫败，他产生了一种可怕的感觉，觉得自己被推到了一边。进入21世纪之后，另一场健康危机来袭，转移了人们对全球心理健康的关切，这场危机就是艾滋病毒。"我看着艾滋病运动的兴起将我们的抑郁症治疗从议程中挤了下来。"克莱曼说道。他并不是说艾滋病运动不需要开展紧急行动和筹集资金，它当然需要。抗逆转录病毒药物[2]的生产降低了艾滋病毒的感染率，遏制了它在世界范围内的传播，这是医学界最光辉的成果之一，直至今日都是如此。人们一度认为撒哈拉以南非洲地区的人无法获得控制艾滋病毒危机的抗逆转录病毒药物。尽管艾滋病毒是一个国际问题，但病毒载量[3]正在下降，有了正确的治疗与建议，人们能够在感染艾滋病毒的情况下依然过上快乐充实的生活。

克莱曼表示，现在轮到抑郁症治疗大放异彩了，抑郁症比艾滋病毒传播范围更广也更常见，并且形成了一套有效的治疗方法——心理治疗、抗抑郁药以及电休克治疗。这些治疗适用于不同严重程度的抑郁症与抑郁症亚型。但即使是在循证疗法普遍可用的现代，这些疗法仍无法运用到所有抑郁症患者身上。在世界上的一些地方，精神科医生的形象被妖魔化，很少有人愿意去就诊，也付不起高昂的治疗费。许多人可能更倾向于向当地的宗教领袖或传统治疗师寻求帮助，更大一部分人则不愿在家之外的地方讨论自己的问题，因为他们害怕自己的朋友或家人会羞辱或歧视他们。一种有效的治疗方法通常遵循折中之道，结合医学的科学治疗模型与当地的习俗和文化，这种模式一旦被证实可用，便会被当地民众接受。最后，为了应对数以亿计经历心理健康危机的患者，治疗方法必须能够具有可扩展性。如果这种治疗方法的成本过高，需要花费大量时间来培训医护人员，或者由于过于个性化而不具有普适性，以至于无法在连绵成片的城市和偏僻的村庄中推广实施的话，那它们不过是纸上谈兵。为了确保疗法具有可持续性，此类举措不应由签署了短期合同的大学或非政府组织提供，而应由政府每年从国家卫生预算中定期拨款。"这是唯一的出路。"哈佛大学全球心理健康教授维克拉姆·帕特尔（Vikram Patel）说。他同时也是印度果阿社区卫生服务机构桑珈（Sangath）的联合创始人，在2018年6月于迪拜举行的全球心理健康研讨会上他说："不这么做的话，一切努力都将付诸东流。"

阿瑟·克莱曼坐在位于波士顿的哈佛大学3楼的办公室里，他不知道这种转变什么时候会来临。"我已经77岁了，"他说，"乐观来讲，要是我能活到95岁，那我就还剩18年。18年后，我能看到这个领域获得大量资金支持吗？我真的希望这一愿望可以成真。可我不知道这一天会不会到来。所以，我其实没想过能亲眼见证这一胜利。但这一领域能取得成功吗？一定会的。奇迹会发生在21世纪吗？答案是肯定会的。"

临床心理学家海伦娜·威尔德利 (Helena Verdeli) 是玛娜·韦斯曼在哥伦比亚大学的同事，2002年2月，她动身前往乌干达西南部。这是她第一次来到非洲。离开首都坎帕拉后，她开始在乌干达西南部的几十个小村庄开展工作。村庄里到处都是庄稼地，她与村里的老人以及抑郁症人际关系疗法的未来顾问们进行了会面。这里没有受过专业训练的精神科医生或家庭医生，她原本打算培训在当地工作的非政府组织世界宣明会的员工，为当地社区提供必要的援助和教育。但在最后一刻，他们突然告诉威尔德利和她的同事，他们太忙了，实在是有心无力，替代方案便是询问患者的亲属是否可以提供帮助。

这一方案最初是为了解决人手短缺的问题，但后来却演变成了一种解决全球心理健康问题的最新方法：为当地社区提供心理治疗培训。在没有经验和医学学位的情况下，非专业人士能成为有效的治疗师吗？20世纪七八十年代一些鲜为人知的研究表明，完全可以。一项综述表明，在已发表的42项研究中，12项表明社区卫生工作者（或称为"辅助性专业人员"）比接受过培训的专业人士的治疗效果更好。只有1项研究发现专业人士更有效，其余29项研究则显示二者之间没有差异。这篇综述的作者是来自南伊利诺伊大学卡本代尔分校的临床心理学家乔瑟夫·杜拉克

(Joseph Durlak)，他于1979年写道："辅助性专业人员在临床上取得的治疗效果与我们一样，明显比接受过培训的专业人员取得的治疗效果还要好。这些比较研究得出了一条挑战权威的结论，即相比于辅助性专业人员，专业人士并不具备明显且更突出的治疗技巧。不仅如此，决定辅助人员能否取得良好治疗效果的，并不是专业心理健康教育、培训以及经验。"

在乌干达西南部的拉卡伊和马萨卡地区生活的9个人符合威尔德利、韦斯曼及其同事寻找的非专业人员的标准。他们在当地长大，至少都受过大学教育。除此之外，他们都能说英语和卢干达语（乌干达最常见的原住民语言），无论是与来自美国的精神科医生，还是与他们自己的邻居，都能顺畅交流。在为期两周的高强度培训中，威尔德利和她在哥伦比亚大学的同事凯萨琳·克鲁尔蒂（Kathleen Clougherty）一起教授给他们有关人际关系疗法的方方面面。

在任何治疗过程中，识别导致抑郁的生活事件及其解决方案都并非易事，但在乌干达这样的低收入国家里，这件事简直难如登天。与阿巴斯在津巴布韦看到的情况一样，同样的事件在全球每一个角落上演。死亡、离婚、疾病、失业、自然灾害与贫困遍布全球，这些事件必然会发生。在20世纪整个90年代，乌干达近四分之一的人口感染了艾滋病毒。这种病毒不仅相当于给患者判了死刑，还会令他们遭受社会的孤立、歧视，经历挚爱之人的离世。失去家中的顶梁柱是尤其沉重的打击，这让家庭失去曾经依赖的经济支持。丧夫的妻子或妻子们（一夫多妻在乌干达是家常便饭）往往没有谋生技能，她们会深陷贫困的泥沼。内战、政治镇压以及大面积营养不良将抑郁症传播到乌干达的各个角落。位于巴尔的摩的约翰斯·霍普金斯大学的跨文化精神科医生保罗·博尔顿（Paul Bolton）和威尔德利的一名同事共同作了一项研究，结果显示乌干达西南部21%的人口符合重度抑郁症的标准。此前一项研究也得出了类似的数据。无论是接受心理治疗还是服用抗抑郁药，约四分之一的乌干达人需要精神护理服务。然而，几乎没人获得了治疗。即使是乌干达的传统治疗师也表示他们对类似抑郁症的患者无能为力。对抑郁症患者来说，孤独感和无助感令人崩溃。

和绍纳语一样，卢干达语中没有能准确表达抑郁症的词语。但博尔顿发现，卢干达语有意思相近的词汇。"Yo'kwekyawa"和"okwekubazida"大致能翻译为"自我憎恨"与"自怜"，与西方对抑郁症的诊断症状有所重叠。由于自我憎恨通常也伴随着自杀念头，"Yo'kwekyawa"被视为两种类似于抑郁症的疾病中更严重的一种。除了疲劳、缺乏兴趣和绝望感等常见症状，"yo'kwekyawa"和"okwekubazida"这两种疾病存在一些细微差别：身患这些疾病的人一般不会回应他人的问好，他们仇恨这个世界以及生活在世上的人们；即使有人对他们慷慨解囊或伸以援手，他们也不会心怀感激。

作为一种与想法、情绪和记忆有关、呈现为多种症状的疾病，抑郁症会受到个体所在文化传统和语言的影响。抑郁症患者会出现情绪低落、紧张和疲劳等状态，但是因这些状态而起的症状以及患者感觉则与个体表达自我、交流想法、与外界互动的方式有关。"对抑郁状态的感知方式与患者所在的社会有关。"维克拉姆·帕特尔表示。在中国，抑郁症通常被称为神经衰弱症，而这一术语自19世纪起开始流行。在中国，这种似乎与身体疲劳有关的说辞在社会上更容易被人接受。在印度，抑郁症是与"紧张"类似的感觉。肌肉拉紧，每天移动或行走时都觉得空气仿佛变成了黏稠的糖浆。"我们从不使用'抑郁症'这个词，因为没人知道它的意思。"彼得说道。"直译'depression（抑郁）'这个词的话就会变成类似'你难过吗'这样的问题。然后患者们就会回答：'我当然很难过。我的生活很痛苦。'"

然而，对于西方诊断体系下的抑郁症，最常见的描述便是"想太多",这个短语在非洲、东南亚和南美洲的大部分地区都存在。

这些微妙差别并不意味着抑郁症会因个体成长地点的不同而有所区别。做为这种疾病底层逻辑的生物学与症状,其相似性远大于差异性。然而,与心脏病或癌症不同,抑郁症不能简单地归结为器官衰竭或细胞分裂失控。由于抑郁症没有通用的诊断标准,因而医生们必须在识别和治疗它之前考虑到患者所处的社会背景。

由于美国和乌干达之间存在文化差异,不能只是将人际关系疗法单纯地逐字翻译成卢干达语。手册内容必须与当地文化相适应。虽然抑郁症的核心概念是相通的,但是威尔德利和克鲁尔蒂必须对治疗中的一些方面进行大幅修改,其中最明显的便是治疗形式展开的。治疗并不是以业余咨询师和患者之间一对一交谈的形式展开的,相反,在乌干达,治疗形式为性别相同的5至8人的小组会谈。"在这些文化里,"威尔德利和她的同事们写道,"人们往往先将自己视为家庭或社区的一分子,而后再将自己视为独立的个体。"举办婚礼和葬礼时,整个社区的人,无论亲疏远近都会参加。因此,在当地使用人际关系疗法的标准治疗模式不太合适。在接受过专业训练的社区成员的引领之下,"自我憎恨"和"自怜"患者能够在每次集体心理治疗时向周围的人提供支持和建议，基于自己的亲身经历为他人提供解决方案。

除此之外还要进行更加微妙的调整。乌干达文化严令禁止以负面消极的口吻评价死者，哪怕是那些曾经虐待他人或对情感不忠之人也不行。"已故者的亡魂和我们同在。"这句话在乌干达的村庄里家喻户晓。因此，业余咨询师们只能对所有的关系表示尊重，只能迂回地提问，如："在你们共同生活的时刻里，你是否曾对已故者感到失望？"由于一夫多妻的现象在村子里屡见不鲜，对女性来说，常见的生活事件便是如何与丈夫的新婚妻子相处，这是家庭中的一个新变化，往往会改变她们曾在家庭中充当的角色。然而，最为重要的是艾滋病毒引起的冲突：丧偶妇女如何谋生以抚养孩子或者找其他人来帮助他们？只要人们能够了解艾滋病毒并不是上天的惩罚，而是一种可以用正确药物治疗的常见传染病，这就能帮他们减轻"自我憎恨"和"自怜"带来的内疚和自责。

经过这些调整，团体人际关系疗法能够有效减轻抑郁症状，在女性群体中效果尤为明显。根据标准化健康问卷的回答来看，与只获得基础护理的对照组相比，接受集体心理治疗的患者，其症状减轻程度高了3倍。后者的疗效不仅显著，还很稳定。在6个月之后的随访中，抑郁症的患病率几乎没有增加。这种长期效果的出现，有一个出人意料的原因：许多团体在业余咨询师不在场的情况下仍会继续见面，在共同的困难中相互扶持。换言之，团体人际关系疗法并不仅是一个为期16周的试验。在治疗过程中，患者们能够建立起长期的社会关系。有一组患者在试验结束后没有继续碰面，他们的抑郁症发病率明显高于其他组。

正如威尔德利和她的同事们所写的那样，在资源匮乏的环境下，这种非正式的"社会支持体系"在任何治疗方式中都扮演着重要的角色。由于人们无法获得频繁或长期的治疗，一种治疗方案必须能经受住时间的考验才算有效。威尔德利与同事们于2003年夏在《美国医学会杂志》上发表的一篇文章表明，业余咨询师（以前没有接受过精神病学或医学培训的人）在治疗抑郁症方面是一笔宝贵的资源。同年，

《柳叶刀》上发表了来自智利圣地亚哥与印度果阿低收入地区的2项相似的随机对照试验结果。尽管这两项试验培训的是护士或社区工作者（而非业余人士），但这3项研究均表明，拥有心理学学位并不是成为一个有能力的治疗师的先决条件。

---

1 支持网络：提供友谊、生活协助、建议或个人照顾的人，通常是一个人的父母、子女、配偶、好友、邻居和其他亲属等。——译者注

2 抗逆转录病毒药是一类用于治疗逆转录病毒（主要为HIV）感染的药物。——译者注

3 病毒载量：通过测量从而显示每毫升血液里病毒的数量。——译者注

社区的照顾

狄克逊·齐班达（Dixon Chibanda）花在艾瑞卡（Erica）身上的时间远远超过了他花在其他患者身上的时间。这并不是因为她的问题要比其他人更棘手——她只是津巴布韦几千名20多岁的女性抑郁症患者之一。真正的原因是她长途跋涉，徒步160多英里来见他。

艾瑞卡生活的村庄相当偏远，位于津巴布韦东部高地之上，离莫桑比克边境很近，群山环绕着她家的茅草屋。此地居民大多种植玉米等粮食，还饲养鸡、山羊和牛，将多余的牛奶与鸡蛋拿到当地市场上出售。艾瑞卡已顺利完成了学业，却找不到工作。她想，她的家人只想让她找一个人嫁了。对他们来说，女人注定要成为妻子和母亲。她想知道她的彩礼会是什么。一头牛？还是几只山羊？但她却没想到她中意的男子娶了另一个人。艾瑞卡觉得自己一文不值。她开始过分担忧自己的问题。循环往复之下，各种思绪在她脑海中萦绕，被周围的世界蒙上了一层阴影，她看不到未来的任何希望。

两人的会面可以说是命中注定，因为后来艾瑞卡在齐班达的生命中扮演着重要的角色。事实上，在各种现实的作用之下，他们见面是必然的结果。当时还是2004年，在人口超过1250万的津巴布韦只能找到2名在公共医疗机构工作的精神科医生。他们都在首都哈拉雷。与他在哈拉雷中心医院身着正装的同事们不同，齐班达穿着休闲T恤、牛仔裤和跑鞋。在津巴布韦大学结束精神病学的培训之后，他谋得了世界卫生组织随行顾问这一工作。他将心理健康立法引入撒哈拉以南的非洲地区，梦想着能在哈拉雷定居，开一家私人诊所，他说这是大多数津巴布韦医生决定从医时设立的目标。

在约一年左右的时间里，艾瑞卡和齐班达每个月都会见面，他们一般面对面坐在只有一层高的哈拉雷中心医院的一间小办公室里。他给艾瑞卡开了阿米替林。尽管这种药有一连串的副作用，比如口干、便秘和头晕，但他希望这些副作用过段时间会自行逐渐消失。大约一个月后，艾瑞卡也许能以更好的状态应对远在高地之上的家中的那些困难。

但事实是，艾瑞卡在家中孤独无助，而且付不起前往哈拉雷的公交车费。她在2005年自杀了。

在艾瑞卡死后的十多年里，她的身影始终在齐班达的脑海里挥之不去。"我有许多患者都选择了自杀，这并不罕见，"他说道，"但是艾瑞卡的死，却让我觉得我没有尽我所能。"她死后不久，齐班达原先的计划完全被打乱了，他没有开设私人诊所。如果他选择成为一名私人执业医生，那某种程度上他的主要服务对象就是富人，这份职业的确能为他带来丰厚的收入，尤其是他也成家了，需要养家糊口。可他放弃了，转而创立了一个旨在为哈拉雷最贫困社区提供精神卫生保健服务的项目。

　　齐班达的故乡是哈拉雷南部的麦拜尔区。该区散落着低矮的混凝土建筑和木屋，来来往往的车辆扬起阵阵尘土，这一切都掩盖了此地的重要性。尽管从市中心到这里要半小时的车程，但人们普遍认为麦拜尔是哈拉雷的中心。正如一名在烧烤店工作的服务员所说："如果你来哈拉雷却不去看看麦拜尔，那你就不能说自己真的去过哈拉雷。"长期以来，麦拜尔一直是民主变革运动党（Movement for Democratic Change）的政治据点，1980 年，津巴布韦独立，由罗伯特·穆加贝（Robert Mugabe）领导的津巴布韦非洲民族联盟－爱国阵线党（ZANU-PF）成为了执政党。民主变革运动党与后者进行了艰苦卓绝的斗争，付出了血与泪的代价。独立之前，津巴布韦被称作南罗得西亚，首都哈拉雷被称为索尔兹伯里，位于现哈拉雷南部的麦拜尔则被称为哈拉雷。后来，津巴布韦将首都命名为哈拉雷（于1982年替换了"索尔兹伯里"一名），这一举动实在是有先见之明，"哈拉雷"这个名字能提醒人们首都南部这一地区对国家未来的重大影响。

　　齐班达的祖母在麦拜尔生活了很多年，亲眼见证了它是如何从过去的哈拉雷一步步变成了后来的麦拜尔。无论这个地区叫什么名字，它都能吸引全国各地的人络绎不绝地来此购买或售卖食品杂货、电器和多半是假货的复古服装。市场里的木屋商店排成一条线，每天人来人往，养活了成千上万人。这里是人们面对无法避免的逆境时的机遇之窗。

2005 年 5 月，津巴布韦执政党非洲民族联盟－爱国阵线发起了"净化行动"，也叫"清除垃圾行动"。这是一次全国性的军事镇压行动，目标是那些被认定为从事非法或非正式工作的人。据估计，全国上下有 70 万处境本就艰难的人因此丢了工作或流离失所，有些人甚至既丢了工作又无家可归。逾 83000 名不到 4 岁的儿童受到了直接影响。那些可能出现反抗的地方受到的打击最为严重。例如，民主变革运动党拥有广大群众基础的麦拜尔便深受其害。这场毁灭性的打击还严重影响了人们的心理健康。随着失业、无家可归和饥饿的蔓延，抑郁症如同瓦砾中见缝生长的杂草一般，找到了萌芽的温床。而能够修复这场破坏造成的恶果的资源少之又少。当地居民陷入了贫困和精神疾病的恶性循环。

一些研究人员开始估测因净化行动引发的心理问题，齐班达便是其中之一。在调查了哈拉雷的 12 家诊所之后，他发现超过 40% 的人在心理健康问卷中得分过高，其中大部分人的分数达到了临床上诊断抑郁症的门槛。在一场有来自卫生与儿童保育部和津巴布韦大学的代表参与的会议上，齐班达提出了这些发现。"之后，与会者决定付诸行动，改变现状，"齐班达说道，"几乎每个人都认同我的发现，但没人知道我们具体能做些什么。"麦拜尔没有专门的资金来用于心理健康服务，也没有从海外引进的治疗师。当地的护士正忙着应对霍乱、肺结核以及艾滋病等传染病。如果真的存在一个解决方案的话，那么它必须首先解决津巴布韦资源稀缺的问题。

齐班达回到了麦拜尔诊所，这一次是为了欢迎他的新同事：14名年长的女性。自20世纪80年代起，身为社区卫生工作者的老奶奶们一直在津巴布韦各地的诊所工作。她们的工作内容丰富多样，如拜访几千个家庭、帮助传染病患者、教人们如何挖坑建厕所，以及提供社区健康教育。"她们是健康的守护者，"麦拜尔诊所的健康促进员[1]奈杰尔·詹姆斯（Nigel James）表示，"这些女性德高望重。她们太重要了，如果没有她们帮忙，任何事都注定以失败收场。"

2006年，她们的工作中新增了帮助抑郁症患者这一内容。她们能否为麦拜尔居民提供基础心理治疗？齐班达持怀疑态度。"起初我想，一群老太太能成什么事？"他说道，"她们没受过教育。我只是从一种非常西方的生物医学角度思考这个问题——患者需要的是心理学家和精神科医生。"这种看法从过去到现在都非常普遍。但齐班达很快就意识到这群老太太是一笔多么珍贵的资源。她们不仅深受鲜少离开当地的居民的信任，还能用日常语言来解释医学术语，使得这些术语适应当地文化，让患者产生共鸣。由于诊所大楼里已经挤满了传染病患者，齐班达和老奶奶们决定，把当地木匠打造的木头长椅变成推广他们新项目的平台。他们将椅子安置在斑驳的树荫之下，当地人可以在一天中的任何时候在这是坐下来聊天。

最开始，齐班达称这张椅子为"心理健康长椅"。老奶奶们告诉他这个名字听起来医学味太重了，她们担心没人想坐在这样一张椅子上。她们的担忧是对的，"心理健康长椅"的确无人问津。一番讨论之后，齐班达和老奶奶们想到了另一个名字：Chigaro Chekupanamazano，也就是后来广为流传的"友谊之椅"。这个长椅妙就妙在它使用起来简单方便，想来这里坐坐不需要正式的预约，既没有医生在场，也没人开具处方。但是，就像麦拜尔地区一样，"友谊之椅"产生了"一加一大于二"的积极效应。这群老奶奶、她们的长椅以及聊天中用来表达和缓解痛苦的话语，很快就成了全球性抑郁症治疗革命的前沿，这场革命从哈拉雷南部延伸到了高楼耸立的纽约和伦敦。这次，西方世界得向撒哈拉以南的非洲地区取经了。尽管人们一度认为津巴布韦这样的国家找不到抑郁症的踪影，但从津巴布韦成功治疗方法中汲取的经验很快就从非洲传播到了美国——与殖民侵略行径的传播路径恰好相反。

人们在之前就已预见到了这一惊人的反转。"科学知识往往更容易从发达国家传播到发展中国家，"伦敦国王学院的精神科医生里卡多·阿拉亚（Ricardo Araya）在智利的圣地亚哥工作时写道，"然而，我们也可能从训练有素的人员使用的简单干预措施中学到一些东西。"

2009年末，梅拉妮·阿巴斯在伦敦国王学院工作时接到了一通电话。"你不认识我"，她记得电话那头的男声说了这句话。他告诉阿巴斯他一直在麦拜尔运用她的治疗方法，并且似乎是可行的。这个人正是狄克逊·齐班达。他向她介绍了他的项目，他团队里的14名老奶奶以及他们在3家诊所运用治疗抑郁症的七步法的疗效情况。为了识别出有可能从这个项目中受益的患者，齐班达借用了维克拉姆·帕特尔的工作成果，帕特尔在20世纪90年代中期曾经在哈拉雷工作过。帕特尔采用了当地描述痛苦的习语，以此为筛查工具区分抑郁症和其他常见的精神疾病。他将其命名为绍纳症状问卷（Shaona Symptom Questionnaire，或简称SSQ-14）。问卷里既有描述"想太多"的当地语言，也有描述抑郁症的通用语言。这份问卷和英语国家使用的抑郁症筛查量表一样，内容非常简单明了。患者只需要一支笔，回答纸上的14个问题，卫生工作者便会根据回答判断他们是否需要心理治疗。在过去的一周里，他们是否想太多？他们想过要自杀吗？如果有人的答案中有8个及以上的"是"，那么他们就会被认定需要接受心理辅导，而少于8个则不用。

帕特尔承认这个判断标准其实有些随意和模糊，但在这片资源如此稀缺的土地上，这已经算是物尽其用了。在一个极度缺乏健康服务的国家，绍纳症状问卷能够快速高效地分配稀少的治疗资源。一旦找出了患者，齐班达和老奶奶们便能引领他们开展阿巴斯在90年代发明的七步法治疗。七步法高度关注患者的社会关系，强化社会支持网络，因而非常适合这个地区，此地到处都是因贫困和家庭暴力而起的纠纷。与人际关系疗法一样，七步法的治疗师也会循序渐进地引导患者找到适合自己的解决方案。

320名患者在接受了3次及以上的"长椅治疗"之后，抑郁症状显著减轻。不过，尽管结果喜人，齐班达在与阿巴斯谈论该项目时仍然忧心忡忡。他觉得自己得出的数据不够完美，达不到发表的标准。每名患者只在长椅上接受了6次治疗，他也没有进行任何随访。如果患者在试验结束后一个月就复发了呢？并且他的治疗没有设置对照组，他无法排除一种可能，即患者只是因为想与信赖的卫生工作者会面或逃避问题，从而表现得像状况得到改善。

1999年之后，阿巴斯就再没去过津巴布韦，但她内心仍很挂念这个她曾生活工作过两年半的国家。听说她离开后仍有人继续做她之前的工作，她非常激动并立刻决定伸出援手。

2010年，齐班达前往伦敦与阿巴斯见面。她向他介绍了在莫兹利医院从事"改善心理治疗准入"项目的人员，这是一个从几年前开始开展的全国性项目。与此同时，阿巴斯仔细研究了齐班达发给她的数据。她与伦敦国王学院的同事里卡多·阿拉亚研究后发现这些数据有发表的价值。2011年10月，"友谊之椅"团队的第一项研究发表了。下一步是填补研究空白，即加上随访环节并在治疗中设置对照组。齐班达与津巴布韦大学的同事一起申请资金，开展了一项随机对照试验，试验将津巴布韦各地的患者分成两组。老奶奶们会与第一组患者会面，帮助他们找到合适的方案，解决他们面临的任何社会问题。这一疗法被称为问题解决疗法，这是一种认知行为疗法，它引导为生活中遇到的各种困难寻找解决方案，以此来减轻抑郁症状。

　　导致抑郁症发作的重大生活事件之一便是家庭暴力。"家庭暴力在哈拉雷就像传染病一样到处都是,"齐班达说道,"很多女性都处在一段不健康的虐待关系之中,因为她们真的一无所有,她们几乎什么都得伸手朝男人要。"这也正是从一开始,老奶奶们就帮助她们的患者自力更生的原因。一些人会向亲戚借一小笔启动资金,开始自己做点小买卖。还有些人用彩色的带子或可回收塑料编织Z型包(这一想法最初是由齐班达的祖母提出的)。老奶奶们发现这些女性变得更为独立之后,婚姻纠纷和家庭暴力现象减少了。在麦拜尔工作的其中一个老奶奶朱丽叶·库西科文峪(Juliet Kusikwenyu)表示:"客户们一般会回来找我们说说近况,比如'啊!我现在手头有点钱了。我甚至能给我的孩子交学费了。我们再也不会因为钱而吵架了'。"

　　其他问题更难解决。一名42岁的女性塔尼娅与丈夫和两个孩子住在哈拉雷东部,她于1994年,也就是艾滋病流行最为严重的时期被检测出艾滋病毒阳性,那时抗逆转录病毒药物供应不足。当时的人们认为艾滋病不是一种传染病,而是恶魔的诅咒,但塔尼娅最为棘手的问题是,她的丈夫并未检测出感染了艾滋病毒。在验血结果呈阴性之后,他一口咬定她对他不忠,从另一个男人那儿感染了这种通过性行为传播的疾病。于是，他把塔尼娅赶出家门，害她与亲生骨肉分离，还让她觉得自己感染上了艾滋病毒就是罪人，她是个水性杨花的女人，根本不配活在这个世界上。

单阳家庭（夫妻一方为艾滋病毒阳性，另一方为阴性）现象很常见。这可能是因为其中一方与某个艾滋病毒携带者发生过性关系，但这并不是唯一的原因。输血和共用针头注射毒品都是常见的传播方式。还有一种可能就是，双方在恋爱之前，一方已经感染了艾滋病毒，不过病毒在体内的潜伏期长达十年甚至更久。这种情况下，病毒可能不会从一个人传给另一个人，又或许另一个人对这种病毒毒株有天然的抵抗力。塔尼娅发誓她对丈夫向来忠诚，但始终无法改变他的错误观念。他再也不允许她回到他们共同生活的家中。

多年来，塔尼娅靠着在街头乞讨过活，反反复复地思考自己的遭遇。她觉得困在自己的想法里了。她的孩子过得好不好？艾滋病毒什么时候会要了她的命？为什么她感染了艾滋病毒，她丈夫却没有呢？后来，她不用露宿街头了，因为她进了精神病院。但由于床位紧张、药物供应短缺，医院很快就将她赶了出去，就像她被赶出自己的家一样。她连教堂也去不了。得了艾滋病就意味着被恶魔打上了标记，或是受到了上帝的惩罚。她是否在因自己没犯过的罪行遭受惩罚？塔尼娅开始出现幻觉，坚信她必须杀了自己和3个孩子，才能从这残酷的世界手中救下他们。这一切再合理不过了。

她走进了当地治疗艾滋病药物的诊所，听说了针对"想太多"的人们开设的新项目。该项目采用谈话疗法的形式，在诊所之外进行，完全保密，与教堂毫不相干。于是，历经多年辛劳，时常想了此残生的她坐在了一个身着棕色工作服的老妇人身边，向她开了口。老妇人告诉她感染了艾滋病毒没什么可羞耻的；"想太多"是很正常的现象，尤其是对传染病患者来说，但并不一定非得为此而感到痛苦。在接下来的几周和几个月里，塔尼娅与一些家庭成员重新取得联系，并和孩子团聚了。尽管她的丈夫仍顽固不化，但塔尼娅勇敢地昂起头，不再因患病而羞耻。2018年，在哈拉雷举办的一场主题为"手牵手"的小型"友谊之椅"患者聚会上，塔尼娅戴了一顶有宽帽檐的帽子，上面印着"终结艾滋病病毒"（Ending HIV）的字样，她敞开心扉，告诉人们自己感染了艾滋病毒，还得了"想太多"的抑郁症，但自己仍在好好地活着。

2016年，曾席卷麦拜尔大部分地区的净化行动已经过去了10年，齐班达、阿巴斯、阿拉亚以及他们的同事发表了多中心临床试验的结果，样本包括来自哈拉雷的

521名患者。大约有一半的人都曾坐在"友谊之椅"上同老奶奶们交谈过，另一半则是见了医生或其他的医疗工作者，得到了帮助，但没有尝试过问题解决疗法。治疗前，两组患者都接受过由帕特尔设计的绍纳症状问卷，尽管他们的抑郁症状得分平均数相同，但只有"友谊之椅"的患者的症状有明显减轻，分数远远低于确定临床抑郁症的阈值。当根据医学黄金标准（随机安慰剂对照临床试验）进行测试时，齐班达和他的老奶奶团队取得了优异的成绩。"她们之前没有接受过抑郁症治疗的专业训练，因此这对初级医疗保健领域来说是全新的突破，"在诊所培训过150名老奶奶的临床心理学家塔里萨伊·贝雷（Tarisai Bere）说道，"我没想到她们真的能理解得这么透彻。她们在很多方面都让我大开眼界……她们就是耀眼的明星。"

鲁多·奇诺伊（Rudo Chinhoyi）是一个老奶奶，她戴着已然褪色的玫瑰图案头巾，她说，无论走到哪里，她都会把印好的小册子放在棕色帆布包里随身携带，册子里介绍了筛查工具与治疗的具体信息。任何人都可能需要她的服务，不仅是这些在当地诊所就诊的患者。"'友谊之椅'已成了一种精神象征。"奇诺伊说道。

1 　健康促进者：指宣传健康知识的人，主要做一些传播宣传工作；或是健康方面的指导教练。简称为健促员。——译者注

"我将'同行者'角色融入生命之中"

海伦·斯基珀 (Helen Skipper) 还在纽约理工大学上学时，就注意到了曼哈顿豪华夺目的摩天大楼之下隐藏的课外消遣。斯基珀善于分析，强烈渴望接触新资讯，但聪明的头脑也让她经常感到无聊。什么都无法给她带来长久的满足感，她一晚上就读完并理解了整个学期的教科书，扮演班上的开心果很快就没意思了，漫画书的情节看来看去也都差不多。可是，在她吸了第一口快克之后，她觉得这就是她一直在寻找的东西。她对一切的厌倦感在一瞬间消失殆尽。大学生活被衬得如此平凡乏味，毫无意义。每天只需花几美元就能买到欢愉、成功、朋友与生活的乐趣。

斯基珀很快被卷入20世纪80年代快克可卡因泛滥的浪潮。富人们在高楼里用鼻子吸食昂贵的可卡因，生活在低收入社区里的人们，通常是非裔美国人和西班牙裔，更容易对快克可卡因[1]上瘾。可是，仅仅持有后者就会受到政府严厉的惩罚——理查德·尼克松 (Richard Nixon) 和罗纳德·里根 (Ronald Reagan) 等总统利用这种政治花招惩罚有色人种，将他们关进监狱，夺走他们的住房与工作，剥夺他们的选举权。这个所谓的"快克时代"给当地造成的毁灭性打击可与战争或经济萧条的后果相提并论。"与吸食快克可卡因相关的亚文化行为同样导致了许多人际暴力，人们相互欺骗，越来越多人堕落卖淫，孩子遭到忽视和虐待，家庭支离破碎，"加利福尼亚大学伯克利分校的社会学家埃洛伊斯·邓拉普（Eloise Dunlap）于2006年写道，"吸食快克可卡因的瘾君子们对他们的原生家庭、亲属和社区成员来说是一个沉重的负担。"快克可卡因吸食者同样令他们的孩子失望至极，因为他们本应该承担抚养孩子的义务。这对家庭、亲属和社区来说，又是一笔额外的负担。

斯基珀在一个中产阶级的非裔美国人家庭中长大，17岁时第一次被捕。接下来20年里，她都在不断重复着坐牢、戒毒、无家可归和吸食可卡因的循环。毒品让她有了工作，赚到钱，收获了友谊，而纽约的司法系统却没能帮她结束流浪街头的生活。

一转眼多年过去了，她的母亲将她逐出家门，她失去了这个楼上有3间卧室、路边停着2辆车的避风港。斯基珀生了2个儿子，却很少见到他们。她错过了孩子们的成长时光。她错过了孩子们迈出人生中第一步的时刻，第一次说话的时刻。在与家人分离，被逐出家门后，在这世界上，她只能自言自语。

斯基珀和家人一样，打心眼里不信任专业人士，如警察、律师、法官以及名字后带着"医学博士"头衔的人。"我们从来不会想着去看医生，更别说去找治疗师、精神科医生、心理学家或任何类似职业的人寻求帮助了，"斯基珀说道，"这种不信任是流淌在我们家族的血液里的。我奶奶从没寻求过专业人士的帮助，那时候她一直坐在阁楼里自言自语，接着轮到我父亲，他过去总是走到院子里自言自语……而我是钻进衣柜里自言自语。我们都这样，因此我们认为这是正常现象。"入狱后的强制戒毒只能阻止她吸毒，却没办法减轻她对快克的渴望，无法解决她心底对满足和缓解痛苦的需求。

她似乎失去了一切，但她仍没丢掉自己的聪慧。在监狱服刑后，她写了一份简历，在纽约众多金融机构之一美国大通银行谋到了一份枯燥的行政工作。就这样，她一路打拼进入了华尔街。赚够了钱后，她顺理成章地过上了从前的生活，就像穿上了一双舒服的拖鞋那么自然。她不仅自己吸食，还在上西区贩卖和运送快克可卡因。当她不可避免地丢了工作之后，她靠乞讨好心人的施舍过活。"如果你在那个地区乞讨，你就会知道，不用去找黑人，他们什么都不会给的，"她说。明亮的灯光和街边的广告牌让那些钱包鼓鼓的白人游客看花了眼，这个人群是她乞讨的主要目标。

20多年来，斯基珀睡在别人家的房檐下、流浪者收容所和精神病院里。她被诊断出患有分裂情感性障碍，这是一种会让人同时遭受精神分裂症和抑郁症折磨的棘手疾病——她觉得这样的描述不过是在说"漂亮话"，没什么用。她吞食的药片让她变得消极，终日昏昏欲睡，这与她过去习惯吸食的可卡因带来的感觉截然不同。一天，她看见同房的一个患者坐在房间的角落里，舌头耷拉在嘴巴外面，一个压抑和强制消极状态的活生生的例子。就在那时，她决定洗心革面。"吃了药会变成那样，可我不想变成那个样子，就算他们说吃药对我有好处也不行，"她说道，"他们不能那样对我。"

于是，在40多岁的年纪，她开始寻求治疗师的帮助，参加了一个药物和心理康复项目。她告诫自己，她不想一辈子都得服药，不想持续不断地反复上瘾。她希望拥有一种摆脱了药物的生活，无论是为了治病还是消遣的药物。"幸运的是我有一个善良的治疗师，"斯基珀说道，"她与我深入交谈，仿佛她真的'看透'我了。通过同她交谈，以及做着我后半辈子都应该做的事，比如解决我药物成瘾的问题，弥补我对家人造成的伤害，让自己重新振作起来，重拾我的理智与自尊，我终于戒掉了药物。"虽然在不眠之夜里，她靠吃安眠药来让她高速运转的大脑冷静下来，但从整体看，她还是成功摆脱了对化学物质的依赖。她不再露宿街头，出了狱，不再面临被关进精神病院的威胁，她决定帮助他人，就像她的治疗师曾帮助她那样。2007年，她受雇于纽约市健康与心理卫生局，成为了一名"同行者"，深入这座城市缺乏服务的区域，与人们讨论他们的问题。斯基珀没有医学学位或任何精神病治疗的资格证明，甚至以往她都尽可能远离医疗系统，但她拥有独特的"切身体验"。"我饱经风霜，见识过人生百态，所以谈到人生经历时我很少语塞。"她说道。吸毒成瘾、心理健康状况糟糕、无家可归、失业、辍学，所有这些她都经历过了。"基本上，"斯基珀说道，"我将'同行者'角色融入了生命之中。"

2017年，50岁出头的斯基珀编着一头棕褐色的脏辫、戴着半框眼镜，颤抖的嗓音与她跌宕起伏的过去相契合。她向"友谊之椅"项目提交了申请，这个项目隶属于纽约市健康与心理卫生局。他们需要一个同行者督导来为在纽约各社区从事精神卫生保健服务的各位同行者提供建议和培训。她在申请中完全且清晰地列出了别人可能会尝试向雇主隐瞒的内容，比如犯罪记录、心理健康问题、精神病院住院经历、成瘾经历。这份工作恰恰需要一个拥有这些经历的特殊角色。医生需要接受多年的教育、考试、训练和轮岗，而同行者督导则需要有在纽约腹地生活的经历，对纽约的熟悉得像第二个家一样。

斯基珀得到了这份工作，成了卫生局唯一的同行督导者。到了这时，她已经10多年没有吸毒了，断药也有7年了。她的长子都有一个孩子了。尽管斯基珀依旧与家人很疏远，但按道理她也成了一个祖母。如同哈拉雷的那群社区卫生工作者一样，她是社区中受人尊敬的长者，她打破了临床精神病学与其潜在的最大受益者之间的障碍。正如津巴布韦的"想太多"病一样，纽约的"友谊之椅"也需要适应当地的文化。长椅由明亮的橘色塑料制成，看上去像是由巨大的乐高积木搭成的。同行者们接受了培训，为服用阿片类药物的人们给出建议。这类药物，如海洛因和芬太尼，与快克可卡因一样正在加剧美国各地的毒瘾猖獗的现象。斯基珀手下的同行者们有着切身体验，知道最好的戒毒中心在哪里，他们就是活生生的康复例子。

在离曼哈顿中心几英里远的地方，许多明晃晃标着销售海洛因和芬太尼等毒品电话的小名片与黄色出租车和交通信号灯已然融为一体。地板上到处都是空针管。就连快餐店门口都站着自雇的保安。巨大的广告牌上宣传纳洛酮，这种注射药物被用于缓解阿片类药物服用过量中毒的情况。"来纽约的人们看不见这一幕，他们只能看见闪烁的霓虹灯光。"纽约"友谊之椅"项目的协调员贝丝·罗德里格斯（Beth Rodriguez）说道。当时她正从东哈莱姆区开车前往布朗克斯区的低收入社区，这个区的过量服药死亡率位列全美第一（每10万名居民中就有34.1人因服药过量死亡），"简直是一片魔窟"。

海伦·斯基珀大起大伏的人生对美国人来说并非罕事。据估计，10%得了精神分裂症、抑郁症或双相情感障碍症的精神疾病患者在看精神科医生或治疗师之前，往往都会先碰上警察，坐牢在一定程度上取代了住院。为患有慢性疾病的老年人提供服务的护理中心成了最新的精神病院，许多人都患有抑郁症（曾被称为"更年期忧郁症"）。美国精神病院的病床数量从1977年的558922张下降到了1995年的159405张（主要归功于药物治疗的大规模推广），社区健康服务的承受能力已达到极限，那些可能需要长期护理的患者流落街头，被迫犯罪，面临坐牢的风险。1983年洛杉矶县监狱的一项经典研究发现，在患有精神疾病的犯人之中，"只有14%的人在被捕时正在接受心理健康治疗（主要是药物治疗），总共只有25%的人曾在人生中的某一时刻接受过某一形式的精神健康门诊治疗"。

　　同行者只是填补治疗差距的一种方式。斯基珀在工作中从不使用诊断或医疗报告，抑郁症只是她每天都会见到的如药物滥用和失业等诸多问题之一。"我们的交谈内容也许与心理健康毫不相干，"她说道，"但如果放任谈话提到的这些问题不管，那么这些问题很有可能致使谈话者的心理健康状况变差。我们不会区别对待谈话提到的内容；我们不会说'好吧，如果你得了精神疾病，那记得回来找我们'。我们希望能在精神疾病掌控你之前阻止它继续发展。"

　　自从2017年担任新角色以来，斯基珀发现自己坐在"友谊之椅"上和人交谈的时间越来越少。她手下的同行者们也会花更多时间，积极主动地走进那些人可能需要帮助的地区。"如果我们得坐在路边和你交谈的话，我们就会这样做，"她补充道，"因为个人经历的缘故，我并不害怕走进子弹乱飞的小巷或类似的地方去和某个人交谈。我并不害怕这么做。我也曾去过这样的地方，做过这样的事。"

2018年1月，狄克逊·齐班达从处于夏季的哈拉雷来到了正值寒冷冬季的东海岸。他见到了新同事与纽约市市长夫人奇兰·麦克雷（Chirlane McCray）。他对纽约市市长比尔·德·白思豪（Bill de Blasio）的支持、参与"友谊之椅"项目的人数（超过4万人）以及海伦·斯基珀和她的团队感到大为震撼。但好景不长，2019年，纽约"友谊之椅"聘请了一名同海伦·斯基珀的愿景截然不同的临床主任。同行者支持[2]变得扭曲，逐渐医学化，遭到了忽视。斯基珀非常沮丧，她几乎完全放弃了自己的职业，她回到了她与毒品和监狱结下缘分的地方。她重返大学，攻读刑事司法学位，辅修了心理学与社会学方面的课程。

正如她所料，她完全不用担心自己的成绩。斯基珀的平均绩点达到了3.9分（满分4分）。对她而言，主要的挑战是找时间来整理她所有的想法与兴趣。大一结束后，她申请了刑事司法服务机构的一份新工作：同行者协调员。在几乎完全离开同行者支持行业后，她决定利用自己的切身经历为同行者培训增加第3项内容：刑事司法。目前纽约市的同行者们只有2种认证：心理健康与药物滥用。"我的职责是提取这两种认证中的元素并应用到刑事司法中去，"斯基珀表示，"从招聘到制定政策和程序，我一手掌控了这个项目。"开始工作半年后，斯基珀获得了加薪，并获得了一份招聘12名同行者的预算。"我现在是刑事司法服务机构的同行者服务部门负责人，在这个以改革纽约刑事司法系统为己任的机构中，我的工作是为我们这些拥有切身经历的人创造一些空间。不仅如此，我的角色得到了完全认可。机构完全理解我的工作，并看到了同行者支持的重要性。"斯基珀想要通过心理健康、药物滥用和刑事司法方面的培训，打造一个护理社区，更重要的是让这个社区逐渐贴近当地的文化。与津巴布韦这种低收入国家类似，美国的心理健康护理也需要同美国文化相联系。这套心理健康护理体系必须能够包容理解从20世纪80年代的快克可卡因到如今的阿片类物质的历次药物成瘾流行。面对一套针对非裔美国人和贫民区居民、剥夺其住房和选举权等基本权利的司法制度，这套心理健康护理体系也必须能够提供教育指引。换言之，这套体系必须能够推出更多海伦·斯基珀这样的人——当初她是吸毒人员、监狱囚犯、住院患者与无家可归之人，而现在她正尝试从头开始改造纽约社会。

1 快克可卡因：一种高纯度的海洛因，属于海洛因中的精制品。又名克勒克（crack），其纯度达70%~90%，加热时会发出特殊的噼啪响声，故定名为"crack"（噼啪响）。——译者注

2 同伴支持：通过多样化的形式使具有相似疾病、身体状况或经历的患者彼此之间提供实质性的帮助以及在生活实践、社会和情感方面的支持。——译者注

第四部分

内在宇宙

抑郁症是没有前因后果的情绪苦楚。

——海伦·梅伯格（Helen Mayberg）

毫无疑问，许多形式的精神错乱都是体内发酵的毒素
对大脑这一实体产生的影响的外在体现。

——约翰·路德维希·威廉·图迪库姆（Johann Ludwig Wilhelm Thudichum, 1884）

要么麦角酸二乙基酰胺是精神病治疗史上
疗效最显著的药物，
要么这些结果的评估标准
是那些或狂热或带明显偏见的人强加的。

——路易斯·乔里恩·韦斯特（Louis Jolyon West）

这感觉就像万物复苏的春天

　　2003年5月23日，海伦·梅伯格注视着一根细金属丝穿过患者的大脑，推进导管里的这根细金属丝让她联想到一根煮熟的意大利面条。细丝的末端有4个圆形触点，就像电池的金属端一样。每个触点的直径只有1毫米多一点，像交通信号灯一样垂直排列，中间几乎没有什么空隙。这是一项精细的工作，需要操作者双手沉稳，并且具备多年从医经验。实施这台手术的神经外科医生安德烈斯·洛萨诺（Andres Lozano）手法炉火纯青，此前他已为患有诸如帕金森症等各种运动障碍的患者实施过同样的手术；梅伯格成长于加利福尼亚州，她是一名特立独行的神经科医生，此刻十分紧张。万一哪一步出错了呢？虽然这种手术过去有几千例成功的案例，外科医生经验丰富，她也知道取出这根金属丝和放进去一样容易，但意外总是防不胜防。

　　梅伯格自20世纪80年代以来一直在研究抑郁症患者的大脑，她告诉了洛萨诺电极放置的确切位置，因此洛萨诺在做手术之前并不是一无所知。不同于在疗养院治疗结核患者的过程中偶然发现的抗抑郁药物，这项试验旨在验证一种假设，并提出了一个具体的问题：大脑的这一部分是否控制着抑郁症？同时，该试验也在探索重症抑郁症患者在手术后会好转还是恶化。

　　一切准备就绪后，先开启的是4个电极中最下面的那個，它在周围组织中产生了5毫安的轻微电流。患者没有出现任何变化。于是，他们关闭了这个电极。那开启下一个电极会发生什么呢？不如这次把倒数第2个打开吧？但同样也是什么都没发生。然而，开启第3个电极的开关之后，患者开口问道："你们做了什么？"

"为什么这么问？"梅伯格反问道。

"我突然感觉很放松，"患者努力寻找一个合适的比喻来描述她的感觉，"就像微笑和开怀大笑的区别一样。"

"好吧……这到底是什么意思？"梅伯格心想。梅伯格看着她的患者试图解释一种久违的感觉。"她很吃力地想表达，却词不达意，这种感觉对她来说意义重大，"梅伯格回忆道，"她有点生气了。因为我们无法理解她努力描述的感受。"

接着这名患者灵光一现，她终于想到了。她说这种感觉就像冬日向窗外眺望时，看到一朵番红花破雪而出一样。"这感觉就像万物复苏的春天。"

梅伯格向她的同事们示意，关闭了电极。当标志灯熄灭的那一刻，春天般的感觉戛然而止，她的番红花也枯萎了。或许这只是一种假象罢了。

2003—2004年间，一共6名抑郁症患者接受了脑深部电刺激疗法，这名患者便是其中之一。在他们的病例报告中，他们都被归类为"难治型"患者。他们的抑郁症似乎十分棘手。不论是抗抑郁药物还是抗精神病药物，不论是镇静剂还是情绪稳定剂，都无法缓解他们精神上的痛苦。心理治疗的效果也令人失望。6名患者中有5名甚至对电休克治疗都没有反应。这些患者领着社会福利津贴，奔波于家和医院两点一线，他们是精神病医生诊治的病情最严重的患者。"这些人病情很严重，"梅伯格说道，"但我们希望可以为他们提供帮助。"

梅伯格虽然研究精神病患者，但她并不是精神科医生。她的专业是神经科，该分支专注研究大脑和脊椎疾病。"精神科对神经科医生来说很有趣，但他们的用词简直荒谬。"她说道。"重度抑郁症"等严格分类很实用，但在生物学上却不太站得住脚。尽管研究人员和临床医生普遍认为抑郁症的生理基础涉及大脑，但却没能从大脑中找到一个明确的生物标志物来确定这种诊断。梅伯格从小就十分敏锐，执着于将一个混乱的领域清晰精确地分门别类。她在加利福尼亚长大，父亲曾是一名医生，而她十分钦佩的叔叔是一名生物学家、核医学医生。梅伯格借助从化学、核科学和医学学科中学到的知识来理解抑郁症的生物多样性。她没有像神经外科医生那样打开一个人的头颅、切除大脑组织，而是将注意力转向了新兴的脑扫描领域。在纽约接受神经科专业的培训后，她搬到了位于巴尔的摩的约翰斯·霍普金斯大学来研究正电子发射计算机断层扫描技术（positron emission tomography，即PET）。这种技术手段使用放射性示踪剂来观察目标分子在大脑受体内的移动与停止。这是核科学（放射性粒子）与神经外科（观察大脑内部）的结合，只不过不会像核科学那样有许多爆炸或血腥的场面。

后来，梅伯格从马里兰州巴尔的摩搬到了德克萨斯州中南部，从20世纪80年代后期至90年代初期，她在那里研究了不同类型的神经障碍，包括帕金森症、亨廷顿舞蹈症和中风。她发现这些疾病不仅很有意思，而且通常都伴发抑郁症。之后，她在巴尔的摩约翰斯·霍普金斯大学的一名顶级抑郁症专家手下工作，从她深入研究过的其他疾病的角度来理解抑郁症，这对她来说极具吸引力。人们已经充分认识了运动障碍和中风对应的大脑区域。这些区域的活动和衰退规律很明显。通过比较运动障碍和中风疾患中的抑郁症和非抑郁症患者，梅伯格等人就可以发现抑郁症是如何重塑并扭曲大脑机制的。梅伯格说道："我希望尽量控制更多的变量。"她还说，通过研究常见神经疾病患者的大脑，"我们可以对比那些所患疾病的各个方面都相似，但只在是否患有抑郁症这一方面有所差别的患者。"对梅伯格来说，中风、帕金森症和亨廷顿舞蹈症都是验证她的新理论的重要基础，她认为，无论导致患者患上抑郁症的原因是什么，抑郁症都会以某种方式控制大脑。

抑郁症往往与其他疾病息息相关。当与癌症或心血管疾病一起出现时，这种抑郁症被称为"继发性抑郁症"，是一种原有（原发）疾病在心理上对患者产生的影响。以亨廷顿舞蹈症为例，患有这种退行性疾病的人中，约有40%表现出抑郁症的特征，这种特征的出现通常早于语言障碍、肌肉抽搐和瘫痪等更为典型的症状。因此，抑郁症这一初始迹象可以帮助捕捉未来疾病发展轨迹。自从亨廷顿舞蹈症获得医学名称以来，医学界一直在关注这种疾病与抑郁症之间的关联性。1872年，该疾病的发现者乔治·亨廷顿（George Huntington）写道："患者明显有精神错乱的倾向，有时会自杀。"

尽管是继发性抑郁症，但抗抑郁药、电休克治疗和心理疗法对这类抑郁症依然有效。身体机能衰退不意味着人们最后一定会患上继发性抑郁症。匹兹堡大学老年精神病学教授查尔斯·雷诺兹（Charles Reynolds）说道："随着过去30多年研究的进步，人们已经意识到，抑郁症并非自然衰老过程中的必然或正常现象。"

梅伯格从她之前对神经疾病患者抑郁症的研究中发现了大脑活动中的一条惊人规律。不论是亨廷顿舞蹈症、中风还是帕金森症患者，同时患有抑郁症的患者的大脑生物蓝图与未患抑郁症的患者的生物蓝图截然不同。抑郁症导致额叶皮质的活动显著减少（特别是前边缘额叶和颞叶皮质），这部分折叠区域将大脑更靠近中心的位置包围起来，就像握紧拳头的手指。梅伯格后来从正电子断层扫描技术转向功能性磁共振成像技术（从放射性示踪剂转变为功能强大的磁性材料），也发现了类似的活动规律。从图像上看，大脑前部每个像素化的斑点都呈现冷蓝色，这是血流减少的标志。然后，她观察了无神经疾病的原发性抑郁症患者的大脑，发现了相同的规律。数据集当中的前边缘额叶和颞叶皮质上都出现了同样的蓝色像素点。梅伯格的神经外科医生同事洛萨诺后来说道，大脑的这些蓝色区域是"忧郁"的字面体现[1]。

为什么会这样呢？为什么额叶皮质中先前与理性思考和决策制定相关联的这些区域会在扫描中呈现蓝色呢？为什么它们的活动会减退（而不是过度活跃）呢？梅伯格提出，谜题的答案能在靠近大脑中央的一处高活动区中找到，这团组织位于额叶这块蜷曲区域的中心。该区域名为布洛德曼25区，它负责调节记忆、情绪、食欲和睡眠，也是梅伯格未来脑深部电刺激疗法试验的目标区域。在这些早期大脑扫描中，这一区域呈现红色（表示血流或葡萄糖代谢的增加），表示它十分活跃，梅伯格认为正是这一区域的过度活跃引起了大脑其他区域的停工。就像一场辩论会上倘若有一个洪亮的嗓音持续发言，那我们便不会听到声音更小但或许更为理性的观点。那么，是大脑的这一区域导致整个系统从内部开始崩溃吗？

这一想法与她对抑郁症患者的脑部扫描研究得出的报告相当吻合。这些患者常常抱怨他们感觉自己被束缚在了自己的身体里，无法与他人接触，无法同他们最亲近的人乃至他们的孩子建立起任何联系。

1999年，梅伯格在《美国精神病学杂志》(*American Journal of Psychiatry*)发表了她的一项著名研究。这是一篇简短的论文，只有6页半的内容和2张模糊的脑部扫描图。这篇论文简明扼要地介绍了25区以及包括抑郁症患者在内的每个人会如何体会到这个区域过度活跃时的威力。当人们回想过去最悲伤的经历时，25区就像灯塔一样在健康志愿者的脑部扫描中亮起，与此同时，部分额叶皮质区域关闭了。当他们停止思考令人沮丧的经历时，大脑又恢复了平时的状态，25区安静了下来，额叶皮质跳转回之前的状态。然而，如果是抑郁症患者，那么该情形只在服用了抗抑郁药物之后才会出现。梅伯格推断，或许抑郁症患者卡壳了，他们不能关闭"悲伤中心"，这一区域只能源源不断发射信号。

由于痛苦信号持续不断，大脑内部的回路开始呈现出不同的形状，大脑的内部"零件"也开始出现故障，部分皮质区域因此被抑制，甚至干脆罢工了。即便是轻微失望也会引发彻底消沉。大脑进入一种紊乱状态，但药物通常可以帮助解除这种状态。

无论如何，这就是梅伯格的核心观点，一个超越了血清素等单胺类递质影响的理论。大脑回路是信号在区域之间传递的高速通路，而抑郁症是大脑回路出现功能障碍导致的。梅伯格对边缘系统尤其感兴趣，25区则是这一系统的关键组成部分，该系统连接了涉及激励机制、驱动力和理性思维的额叶皮质区域和大脑中对记忆和情绪调节起到至关重要作用的更加中央的那些区域。通过研究25区这个"悲伤中心"，我们是否可以重新校准或重新布置这一回路呢？

梅伯格留着一头棕发，带着厚框眼镜，说话从不拐弯抹角，总是理直气壮。她语速很快，而且经常从一个话题跳到另一个话题，仿佛她的话语正通过她的大脑回路努力追赶她的思维。"我确实话很多，"她坦言道，"但我是行动派。"同时，她还提到了她在学生时代也曾尝试过接触神经外科（追随她父亲的脚步），然而发现自己并不符合成为一名神经外科手术医生的标准。"我的手或许很稳，但我并没有那样的耐心。"当谈到她在神经学和核成像这两个曾由男性主导领域的职业生涯时，她说她从未觉得自己身为女性遇到过什么问题或歧视。"受到阻碍或是被轻视时，我经常觉得这是科学方面的竞争。科学研究不是一项有绅士风度的运动，"她说道，"当这个领域只有男性时，这也是个高风险低收益的领域。你所拥有的只是自我的坚持和数据，而好点子并不常见。在我的成长过程中，我受到的教育便是要远离麻烦，要真诚，为属于你的事物而奋斗，比其他人加倍努力，但只认领一半的功劳。如果这能将你带到你想到达的位置，那么就这样做。我习惯了不公的待遇，我父亲一直和我说'是什么让你觉得生活就应该公平呢？'"

在巴尔的摩和德克萨斯的学习结束后，梅伯格在1999年收拾好行囊，搬到了加拿大的多伦多市，在那里，她遇到了首批接受脑深部电刺激疗法试验的难治性患者——其他的治疗方法对这些患者并不起作用。同样也是在那里，别人向她介绍了同她之前在研究所遇到的表现完全相反的患者。他们都患有抑郁症，也都需要治疗，但他们的脑部扫描呈现出与她之前所认为的抑郁症常见扫描图相反的图像。他们的部分额叶皮质过度活跃，布满了红色斑点，而那些区域在她看来应该只呈现出蓝色才对。他们的25区则很沉寂，那里活动减退而不是过度活跃。出现了这样完全相反的结果，仿佛梅伯格之前所看到的脑部扫描图被人用修图软件彻底更改过一般。梅伯格有了灵感，她想在进行脑深部电刺激疗法试验的同时，进行另一个令人兴奋的实验：是否存在着不同形式的抑郁症？如果事实如此，这能否解释为什么某个特定疗法对一些人有效果，而在其他人身上则不适用呢？脑部扫描的数据能否被用于指导治疗？

自从抗抑郁药物和循证心理疗法出现以来，患者都需要通过反复试验来找到最适合他们的疗法。通常来说，用于评估医生是否需要为某一患者开具抗抑郁药物处方的指标是他们身上"内源性"或"非典型"特征的数量，医生们通过这些指标来判断患者会对丙咪嗪，还是会对单胺氧化酶抑制剂有反应。但梅伯格在多伦多的患者则为世人了解抑郁症的多样性打开了另一扇窗。尽管他们在扫描中呈现出异于常人的脑部活动图像，但他们的症状特征和严重程度与那些在德克萨斯的患者相似，他们也同样深陷抑郁。梅伯格在多伦多开始了这项试验，在2005年，她前往亚特兰大的埃默里大学继续进行这项试验。结果显示，此类患者对认知行为疗法的反应明显比对抗抑郁药物的反应好很多。通过治疗，他们过度活跃的额叶活动减少，这与药物治疗呈现的疗效相反。梅伯格与博迪·邓禄普（Boadie Dunlop）、爱德华·克雷格黑德（Edward Craighead）以及她带的博士生凯莉·麦格拉思（Callie McGrath）在2014年的合著论文中提到了这一点，他们称其为"对心理治疗有反应"的抑郁症。

另一种形式的抑郁症患者则呈现出额叶活动减少的特征。在他们的脑部扫描图中，25区闪烁着耀眼的红色，这种类型的抑郁症患者不太容易被定义，因为抗抑郁药物对他们当中有些人的效果很好，而对其他一部分人则没什么效果。他们患上的不全是"抗抑郁药物见效"类型的抑郁症。然而，梅伯格和她的同事们在之前就见过这种类型的脑部扫描图。这种类型患者的脑部扫描图所呈现出的类型与那些由于其他治疗对他们都没有效果，因而最终接受了脑深部电刺激疗法的患者相同。这就引出了一个问题：这种类型的抑郁症是难治性抑郁症吗？需要采取更积极的治疗方法吗？对于这些药物和心理治疗效果甚微的患者，最古老的抑郁症治疗方法之一可能会带来显著效果。对患有最严重的抑郁症，并且出现幻觉的患者来说，电休克治疗仍是现有的最有效的疗法——自它在罗马问世以来已有80多年的历史，目前也是所有治疗手段中最安全的一种。

1　英语里blue有"蓝色"和"忧郁"两个意思。——译者注

新生

在纽约布鲁克林一间明亮的手术室内，爱丽丝躺在一张铺着垫子的轮床上，她感觉十分紧张。那台监控着她的血压、心率和血氧浓度的电脑监控器在她的要求下设置为静音模式，不然，这台机器会一直滴滴作响。这台监控器上还能看到她身体活动的节奏，这只会让她更紧张。护士长例行公事地问了些问题，爱丽丝毫不犹豫地作出回答，交谈声打破了房间的寂静。你叫什么名字？出生日期？你今天要接受的是什么治疗？"电休克治疗。"爱丽丝说道。

护士告诉她，将麻醉剂注射进她右臂上的插管后，她会感到一阵冰凉，仿佛流经她循环系统的是冰川上的溪流。爱丽丝在几秒内便陷入了沉睡状态。她不再回答任何问题。由于她最近接受了髋部手术，麻醉师加大了氯琥珀胆碱的剂量。这瓶肌肉放松剂一直放在房间角落的一个小冰箱冷藏。随着麻醉剂渐渐起效，她的眉毛和面部肌肉轻微抽动。麻醉师将监控器的声音重新打开。

此时，最关键的数据是麻醉师那边屏幕上显示的爱丽丝的血氧浓度。这一数字由连接着她食指上的钉状仪器显示，屏幕上是明亮的蓝色数字。数字在98%附近波动，而整台手术过程中都要控制在接近100%的水平。电休克治疗的早期实施者很少使用人工呼吸，然而大脑缺氧时，细胞容易受损。不过，在2018年，也就是电休克治疗诞生的80周年，爱丽丝不必担心这一点。她的麻醉师配备了人工呼吸器（一种与氧气面罩相连的塑料橄榄球形仪器），在整场治疗当中，她的麻醉师都会持续挤压这个仪器，确保爱丽丝不会缺氧。"我有责任让患者保持呼吸。"她说。由于所有全身麻醉剂都会导致横隔膜停止活动，因此人工呼吸在现代电休克治疗中不可或缺。

当一切准备就绪，并且数据看起来趋于稳定后，30岁的精神病住院医师特丽莎·帕珀罗内（Trisha Papperone）用大拇指按下了她面前电休克治疗仪器的红色按钮。"治疗"字样在红色的显示屏上闪烁。机器发出了几秒钟的滴滴声后，除了爱丽丝的正常心跳声，整个房间鸦雀无声。尽管爱丽丝一动不动，但一场电子风暴正在席卷她的大脑。没有人能看见她大脑内发生的活动，医生只是潦草粗略地在一张纸上记录。大量的神经递质和生长诱导分子聚集在她的突触周围，一起触发了一波又一波信号。这些信号在爱丽丝醒来后，在她回到她位于曼哈顿上西区的公寓之后，还会持续传递。抽搐虽然不到一分钟就结束了，但效果却很持久。尽管人们仍在对电休克治疗进行大量的研究，但目前结论是，这种方法在治疗抑郁症上颇有起色的关键原因在于大脑活动的突然增加，或大脑连接的再生。众所周知，长期压力和严重的抑郁会削弱大脑纤弱的回路，致使大脑中某些部分开始明显萎缩。人们认为电休克治疗可以消除这种损害。与很多精神病学家所持观点不同，现代电休克治疗并不会对大脑造成损伤，它更像是催生新的回路连接的养分，一种可以逆转压力、抑郁症和时间叠加产生的破坏性损伤的再生过程。另一种理论则认为电休克治疗在那些因抑郁症而过度活跃的区域（比如梅伯格研究的25区）扮演着重置按钮的角色。

无论电休克治疗起作用的真正机制是什么，爱丽丝都很高兴她能接受这种疗法，在她看来这是救命法宝。她震惊地发现有些人强烈地谴责这种疗法，于是写了一篇博客来解释电休克治疗是多么正常的一件事，不值得大惊小怪。她十几岁的时候就患上了抑郁症，住进了精神病院，服用的药物五花八门，10年来，她的抑郁症一直反反复复。"什么都不管用，"她说，"我一直都是一个棘手的患者。因为医生们不能理解为什么我吃什么药都不管用。"爱丽丝都记不清她究竟见了多少精神科医生，又在他们的建议下服用过多少药物。在2014年，也就是在她35岁前夕，她最新的一名精神科医生向她坦言道，这种"霰弹枪式"的尝试对她没用，她需要另外一种不同的疗法。她得去见见查尔斯·凯尔纳医生（Charlie Kellner）。

截至2018年，查尔斯·凯尔纳已经实施了35000次电休克治疗，并写了一本电休克治疗如何实施以及适用人群的书。在1978年，也就是他成为美国认证医生的那一年，他实施了第一次电休克治疗。在当时，这是一个不受欢迎、不稳定的职业选择。在20世纪60年代之后，电休克治疗声名狼藉。来自世界各地的电休克治疗报告都令精神病学家们和他们的患者深感担忧。在英国，这种治疗是由未接受过医学培训的学生在开放病房中完成的，在这里患者根本没有隐私可言。那些仪器通常都已过时，而且不符合最新的医疗安全规定，因为有些机器没有自动电脉冲装置，因而电击的持续时间取决于操作者的手指什么时候按下开关。"如果有一天电休克治疗被立法禁止或是被废弃，这绝不是因为这是一种无效、危险的疗法，而是因为精神科医生们没能充分监督和监控这种疗法的应用，"1981年在《柳叶刀》上发表的一封匿名来信这样说道，"并不是电休克治疗使精神病学臭名昭著，恰恰相反。"最令人担忧的是，那时接受电休克治疗的通常都是不适合的人群，同时他们还无可避免地承受着副作用的伤害，即使在今天，这项治疗也仍然存在风险，常见的有短期记忆丧失、头痛以及意识混乱。

这种现象亟须作出改变，不仅接受治疗的患者要改变，电休克治疗本身也需要有所转变。

查尔斯·凯尔纳在位于曼哈顿的西奈山医院工作，他在职业生涯中一直都致力于教导特丽莎·帕珀罗内等下一代精神科医生如何正确实施电休克治疗。实施电休克治疗的第一步是选择适合这一疗法的患者。"用于治疗对口的疾病时，电休克治疗几乎与治疗肺炎球菌性肺炎的青霉素一样能够产生特效。"凯尔纳说道。经证实，电休克治疗对精神病患者、躁狂症患者、畸张症[1]以及有自残倾向的自闭症患者确实见效，但重度抑郁症仍是电休克治疗的主攻对象。时至今日，内源性、妄想性和精神病性抑郁症这些术语仍在沿用，但对凯尔纳来说，这种疾病不需要名称，他一看便知。这些人通常具有自杀倾向，醒得很早，并且行动和反应迟缓，而这一点通常和帕金森症或亨廷顿舞蹈症相关。他们的症状从早到晚逐渐减轻，然而当他们在凌晨3点醒来时，他们又回到了最危险的境地。他们的大脑始终沉浸在一个妄想的念头中：他们的躯体是个空壳，他们的组织已经腐烂，他们得了一种医生无法诊断出来的癌症，正逐渐走向毁灭。

普罗大众可能并不熟悉精神病性抑郁症，甚至听都没听过，但这种病症并不罕见。在2002年，一项对18980名欧洲居民开展的大型调查发现，近20%的人既符合重度抑郁症的临床诊断标准，也符合精神疾病的诊断标准。在60

岁以上曾因抑郁症而住院的人群中，半数都出现了妄想症状。这些患者的自杀风险很高，而且通常服用一系列药物（包括抗抑郁药和抗精神病药在内）之后不见效。他们感觉自己像从沙漏缺口掉落的沙粒一样，从缝隙中不受控制地坠落。

爱丽丝在第一次治疗后就感受到了效果，这很罕见，但不是没有先例。当她从全身麻醉的状态中苏醒时，她见到了两张熟悉的面孔，左边是凯尔纳博士，右边是她的母亲。在她抑郁症的缓解、康复和复发期间，他们一直在她身边支持她。就在她醒来的瞬间，她开口说了第一句话："我感觉自己终于可以过上普通人的生活，有机会换一种活法了。"

与任何药物治疗一样，电休克治疗的副作用有时让人痛苦和不适。头痛是接受电休克治疗最常见的副作用。众所周知，止痛药和咖啡可以缓解头痛，患者可以在凯尔纳诊所的等候区获得这两种药物。另外还有记忆障碍的副作用。"我们真的会失忆，"爱丽丝说道，"毋庸置疑。记忆确实会出现问题，而我想说，这些记忆是会恢复的。"为了促进记忆恢复，在电休克治疗开始的几周之前，爱丽丝就开始拍照片记录她的活动。"我能看着这些照片说'对呀！我记得做过这件事！'"尽管有些人确实会永远遗忘人生中的某些时刻，但爱丽丝最在意的是她需要多久才能想起那些瞬间。

　　电休克治疗曾经无差别地向所有人开放，但现在通常只局限于那些富有和有医疗保险的人群。单是请一名麻醉师就价格不菲，再加上护士、受过专业培训的精神科医生，以及负责安排繁忙日程和后续预约的接待员，开销更是不小；然后还有现代化的仪器、镇静剂、需要在运输和存放过程中冷藏的麻醉剂。总费用算下来，仅一次电休克治疗的花费就在300~1000美元不等，但不接受电休克治疗的潜在代价更高。由于在第一次治疗后就能见效，电休克治疗是预防自杀的安全有效的手段之一。它真的可以救人性命，却没有得到相应的重视。诸如爱丽丝这样对几种抗抑郁药物都不起反应的人，医生甚至可能不会告知她电休克治疗的存在。精神科医生仍犹豫是否该为患者提供这项治疗，因为他们自身可能对此不太了解，或他们无法自己亲自为患者实施电休克治疗。"由于医生的不作为，因而明明存在更好的疗法但患者的疾病依然拖了好多年，"凯尔纳说道，"而且在尝试了15~20种药物仍毫无起色后，当患者终于接触到了电休克治疗时，他们会问'为什么之前没人告诉我还有这种疗法'。"

　　支持方认为，电休克治疗确实会让重症患者有所好转。电休克治疗也有经济优势，虽然前期成本很高，但这种疗法不仅有效，而且见效快，可以帮助人们迅速回到工作岗位上，保持更高的工作效率。况且，花在所有这些失败药物上的钱只会越滚越多。所以，为什么不接受一种在几周内就会起效的疗法，而是让患者盲目地尝试不同的药物，并祈祷其中一种会产生效果呢？此外，纵向研究表明，抑郁症治疗的困难程度将随着发作次数的叠加而加剧。因此，有必要在抑郁症早期就采用一种真正行之有效的疗法。凯尔纳表示，对有妄想症的人来说，电休克治疗应该是一线疗法。服用抗抑郁药物仅对34%的患者见效，而电休克治疗对82%的患者见效。当抗抑郁药与抗精神病药物结合在一起使用时，它们的副作用也会叠加，如体重增加和出现类似帕金森症的症状，比如震颤、肌肉僵硬、言语和行动迟缓等，即便如此，哪怕是叠加使用药物治疗，效果也不如电休克治疗。

2018年的一项研究没有关注电休克治疗的临床结果，而关注它带来的经济效益。密歇根大学安娜堡分校的丹尼尔·迈克斯纳(Daniel Maixner)、埃里克·罗斯(Eric Ross)和卡拉·齐文(Kara Zivin)发现在使用两种药物治疗严重抑郁症均告失败后，电休克治疗的成本效益最高。"在两次失败的药物治疗后就接受电休克治疗，这样经济效益最高，之前那样经过大量反复试错才肯罢休的方式不可取，"凯尔纳说道，"我们应该摆脱这种将电休克治疗当成'最后一根稻草'的治疗模式。"

总之，从道德、经济和科学等角度出发，电休克治疗都不应该被精神病学边缘化。这种疗法应该向有需要的人提供，应该成为标准化治疗方案的一部分，这样的方案还应该包括常规的心理和药物治疗。凯尔纳表示，如果不这么做的话，那么抑郁症治疗和医疗事故没什么两样。洛萨·卡利诺夫斯基在半个世纪前说过同样的话。无论在世界的哪个角落实施电休克治疗效果都是一样的。预计70%~95%的精神病性抑郁症患者都会好起来。它是医学史上最安全、最有效的疗法之一。据估计，这种疗法的死亡率在每10000名患者当中只有0.2~0.4人，这一死亡率与全身麻醉的死亡率一样低。

关于电休克治疗，除了好莱坞电影中耸人听闻的场面和邪教科学教派（Scientology，又称山达基教）的污名化，也有人发声宣扬它的好处。玛莎·曼宁（Martha Manning）在她1991年所著的《暗流》（*Undercurrents*）一书中写道，人们在听到她因抑郁症而接受电休克治疗时都感到很惊讶，并认为她遭到了虐待。"人们会说'你让他们这样对待你？！'，医生没有对我强制实施电休克治疗，"她写道，"是我要求他们这么做的。"在《震撼：电休克治疗的治愈能力》（*Shock: The Healing Power of Electroconvulsive Therapy*）中，凯蒂·杜卡基斯（Kitty Dukakis）写道："考虑到我先前的境地，现在能够感觉这么舒服真的是太美妙了，之前我一直长期身处黑暗之中。毫不夸张地说，电休克治疗为我打开了通向新生活的大门。"在希尔维亚·普拉斯（Sylvia Plath）的《钟形罩》（The Bell Jar）中，主角第一次接受未经改良的电休克治疗的经历非常骇人："我感受到我的身体在剧烈地抽搐，这种感觉持续了很久，以至于我觉得我的骨头会断裂，我的身体像一株断裂的植物一样，体液甚至可能会喷溅而出。"而第二次在安全预防措施下所实施的电休克治疗却有效地治愈了她的抑郁症。"所有的燥热和恐惧自行消失了，"书中的旁白解释道，"意外的是，我感到很平静。"这篇小说反映了普拉斯自己接受电休克治疗的经历。

爱丽丝是音乐会的小提琴手，并不像著名诗人或精神病学家那样有可供发表自己见解的平台。她无法将自己的经历融入笔下主人公的生活，也无法指望获得出版商的支持。但在这个任何人都能免费创建网站的时代，爱丽丝开通了博客。4年多来，她坚持在博客上写下自己接受电休克治疗的经历，它是如何拯救了她的生命，如何控制了副作用，以及她对任何企图禁止应用电休克治疗的人作出的回应。"如果你认为自己是'受害者'，"她在2018年这样写道，"那是什么给了你权利，让你禁止这个让众多人获益的疗法呢？是因为我们的生命不够重要吗？这就像你因为自己的丈夫死在了心脏外科手术的手术台上，于是就试图禁用心脏外科手术一样无理。"

爱丽丝在自己的博客上用的是化名，在这本书中同样也是一个化名。她希望有一天她可以用自己的真名。她想要庆祝她的痊愈，并希望能够给予其他人表达治疗经历的信心。这种体验不应该只限于写回忆录或写小说的人。电休克治疗也应该成为大众讨论的话题，就像化疗和外科手术那样。"令人惊讶的是，那些声称自己因电休克治疗而受到伤害的人却可以说出他们的名字，"爱丽丝在2018年11月写道，"因为他们得到了大众普遍观点的支持。那么我们什么时候能说出自己的真实姓名呢？"

意大利是电休克治疗的发源地，但现在却几乎完全禁用了这种疗法。只有少数获得认证的精神科医生在生死存亡的关头可以使用电休克法进行治疗。这种疗法受欢迎程度的下降还有一个无关医学的原因，即乌戈·切莱蒂和卢西奥·比尼在法西斯主义于欧洲发展至最极端的时期发明了电休克治疗。与当时居住在意大利和德国的学者一样，切莱蒂和比尼都没有公开反对独裁者。没有人知道他们是否积极拥护墨索里尼，但他们的成果蒙上了发源地政治环境的阴影。在电休克治疗被发明后的第6年，即1944年，埃米尔·格尔尼改装了一台电击仪器并谋杀149名患者，之后，电休克治疗的名声遭到了重创，一落千丈。来自那不勒斯大学的一组意大利医生在2016年这样写道："从前的精神病院不合情理地滥用这些疗法，这在很大程度上掩盖了如今精神病治疗的本质。"时至今日，电休克治疗依然被很多人认为是一种使社会倒退到那个残忍年代的法西斯疗法。在那个时期，成千上万的人因为他们的种族、宗教、性别或残疾而被关押和谋杀。事实上，德国鲜少使用电休克治疗，他们更看重通过绝育和安乐死来实现优生目的并预防遗传性疾病。虽然奥斯维辛在1944年制造了一台电击机器，但它被用来"让情绪失常的人能够重新适应工作"，而不是一种惩罚。在这个国家其他地区的群众相信"种族卫生法实施后，精神病学变得越来越多余，因为患有精神疾病的人很快就要灭绝了"，埃米尔·克雷佩林在慕尼黑的同事恩斯特·鲁丁写道。尽管在20世纪，优生学的普及程度迅速下降，但电休克治疗在当时仍未成为精神科的常规疗法。几十年来，德国很少实施电休克治疗，然而与德国在社会、政治和文化上相似的几个邻国却在此时成为全球电休克治疗研究和临床实践的先行者。电休克治疗在开明的斯堪的纳维亚半岛国家的使用率为全球最高。"丹麦这个小国几十年来一直领衔全球电休克治疗的使用。"凯尔纳说道。国家之间出现这样的区别，显然是历史和政治因素——而非科学因素决定了这种疗法是否适用于该国患有抑郁症和其他精神疾病的患者。与电休克治疗有效性有关的证据被压在了厚重的历史包袱之下。

反对使用电休克治疗的一个常见原因是不知道长期会带来什么影响。针对这个问题，来自哥本哈根大学的精神病学家马丁·约根森 (Martin Jørgensen) 表示："这就是一派胡言。"实际上，电休克治疗拥有精神病学史上数一数二的纵向研究。以丹麦一项队列研究为例，约根森和他的同事们评估了接受电休克治疗的重度抑郁症患者和没有接受此疗法的重度抑郁症患者之间的区别。在 20 年的时间中，他们的健康是否出现了任何显著差异？答案是肯定的。在 70 岁以上的患者中，接受电休克治疗的重度抑郁症患者的痴呆程度显著降低。这种规律背后可能的原因是，那些抑郁症最严重的人可能还有其他身体疾病，因此不适合接受电休克治疗。但约根森却认为电休克治疗恰好最适合这些患者。患有老年病²的上了年纪的患者无法服用抗抑郁药物，因为抗抑郁药对他们无效，或者抗抑郁药会和他们正在服用的治疗其他疾病的药物相克。对他们来说，电休克治疗是最安全的选择。

对这一规律还可以给出另一种相当合理的解释，从长期来看，接受了电休克治疗的患者健康状况更佳，这是因为，在成功地改善了他们的抑郁症状况之后，他们发生痴呆的风险降低了，而我们已经知道，抑郁症正是引发其他老年病的风险因素之一。"我们知道患有抑郁症的人患上痴呆的风险会增加。"精神病医生出身的神经学家波尔·维德贝克（Poul Videbech）说道。他是一家神经精神抑郁症研究中心的负责人，工作地点在位于哥本哈根以西几千米的小镇格洛斯楚普。在消除了一种疾病后，另一种也会消失或者明显延缓发作时间，换言之，从长期来看，电休克治疗实际上减少了罹患严重记忆缺失症状的可能。

维德贝克很时尚，个子很高、留着短胡子、穿着黑色卷领上衣。他喜欢讲述另一名神经学家加布里埃尔·恩德（Gabriele Ende）的故事。恩德研究了电休克治疗是否会导致永久性脑损伤。在恩德还在加利福尼亚大学旧金山分校读书时，她研究了癫痫患者的海马体，这里是大脑掌管记忆的区域。她发现，癫痫患者的海马体出现了脑损伤的典型标志。恩德是一名医学物理师，不是一名医生，在前往德国曼海姆的中央心理健康研究所工作前从未听说过电休克治疗。在那里，她了解到电休克治疗对于治疗抑郁症的显著效果，但根据之前研究，她提出，电休克治疗可能也会对这些患者的海马体造成损伤。"她做了这些非常详尽的试验，但不得不承认，她并没有发现任何脑损伤的迹象。"维德贝克说。事实恰恰相反，恩德发现了早期的神经再生迹象，可能是神经发生——也就是说，大脑中生长出了新的连接。自恩德2000年发表第一篇关于这个内容的文章以来，许多人在重新实验时都得到了同样的结果。

2019年，维德贝克和他的学生克日什托夫·格比尔（Krzysztof Gbyl）带来了电休克治疗再生大脑回路可能的最新研究。虽然其他研究发现，作为大脑记忆中心的海马体通常在抑郁症患者的大脑中处于萎缩状态，但在接受了电休克治疗不久后，该区域呈现出生长的态势。此项研究发现电休克治疗在额叶皮质（即位于前额后方的大脑区域）也有类似的效果。这个区域与情绪、智力和记忆提取有关。重要的是，这种自然生长只出现在对该治疗有反应的患者身上。在18名患有内源性或精神病性抑郁症的患者当中，电休克治疗对其中14名都产生了明显效果。在剩下4名对电休克治疗毫无反应的患者身上则没有发现脑部组织再生。

这种研究的规模较小，有待其他研究组重复实验并得到相同结果。但目前为止并没有发现一例因接受电休克治疗而产生脑损伤的病例。无论是通过脑部扫描、动物实验评估，还是通过血液检测评估，电休克治疗都能催化脑组织再生。

在维德贝克位于格洛斯楚普的办公室外，贴着一张关于他们最新研究的科学海报。海报上展示了格比尔自己的海马体，那是他作为非抑郁健康志愿者而参加扫描时拍摄的图像。正在攻读神经科学博士学位的临床精神病医生格比尔向参观者展示这张海报时，就像一名自豪的父亲在翻阅他孩子的照片一样。"你想看看我的海马体吗？"他问。维德贝克喜欢用他那冷静且节奏分明的口吻拿这件事开玩笑，他说，通过这张扫描图，"起码我们能知道他有脑子"。

由于出现了证实电休克治疗安全性和有效性的证据，在英国乃至德国等国家，电休克治疗的使用率都开始上升。不过，为电休克治疗正名仍道阻且长，因这项疗法所背负的污名可能会导致一些精神科医生拒绝为患者实施这种疗法，甚至那些可能因此而受益的患者也会拒绝治疗。"精神病学必须回归到医学领域，而电休克治疗也必须成为治疗重症精神疾病的一分子，"凯尔纳说，"电休克治疗并不是边缘疗法。这不是一种宗教。我既不盲目推崇，也不视其为信仰。研究已经证明，电休克治疗就是对重病患者最有效的治疗方法。"

对抑郁症来说，最好疗法的疗效也不会一直持续下去。在大多数情况下，患者需要定期检查，对当前治疗方案进行细微调整和重复治疗。抑郁症很少能一次性治愈，需要时刻保持敏锐的知觉，并结合多种医疗方法。

除了定期接受电休克治疗，爱丽丝继续服用抗抑郁药物，并定期去见认知行为疗法的治疗师。心理治疗、药物和电休克治疗之间并不是竞争关系，而是协作关系。

2018年底，爱丽丝在曼哈顿中心的一家大型音乐厅演奏小提琴。现场有弦乐、管乐器和打击乐器，爱丽丝演奏的小提琴只是众多乐器当中的一种，却让整个乐团的演奏听起来和谐动听，就像电脉冲有助于重新校准她的脑电波一样。爱丽丝以前曾多次在这里演奏，但对她来说，这次演奏尤其特殊，因为凯尔纳博士也在观众席中。虽然她不能在人海中清晰地看到他的脸，但她知道他来了。"他是彻底挽救了我生命的那个人，他此刻正在和他的妻子一起观看我的演奏，要知道，正是在他的帮助下，我才有机会重返舞台……这对我来说意义重大，"她说道，"另外，几乎没有什么比站在舞台上，对着满座的观众席演奏亨德尔的《弥赛亚》(Messiah)更拉风的事情了。"这首三部曲讲述了耶稣基督从诞生、牺牲到复活的故事，是对奇迹般重获新生的热烈庆祝之曲。

1 畸张症：一组精神运动和意志的本质性紊乱状态，包括刻板、作态、自动服从症、僵硬、模仿动作、缄默症、违拗症、自动症和冲动行为等。——译者注

2 老年病又称老年疾病，指人在老年期所患的与衰老有关的，并且有自身特点的疾病。——译者注

绝望的缩影

51

　　海伦·梅伯格在她的演讲中引用了作家威廉·斯泰隆（William Styron）的话，来描述患上难治性抑郁症是什么感受。斯泰隆在他1992年的回忆录《看得见的黑暗》（Darkness Visible）中写道："得了抑郁症后，我不再相信有什么东西可以拯救我，也不再相信终有一天我能恢复健康。痛苦源源不断地袭来，而令人无法忍受的是，我清晰地知道治疗于事无补。无论如何我都不会好起来了，哪怕是一个月、一天、一个小时，甚至一分钟。"面对来自世界各地的听众，梅伯格强调说，普通的药物治疗对斯泰隆来说是有效的，他的抑郁症康复之旅还算常规。但试想一下，如果情况并非如此，想象一下你试过10多种抗抑郁药，忍受了长年累月的副作用，看过不计其数的精神科医生和治疗师，但你的痛苦分毫不减，没完没了，难以忍受，没有任何东西可以缓解这种痛苦。梅伯格表示这是绝望的缩影，是一系列症状都无法描述的极度抑郁，而目光所及之处找不到任何能够缓解这种痛苦的治疗方案。

　　虽然多家实验室用了不同方法来复制梅伯格先前的实验，但梅伯格认为抑郁症源自大脑的这一观点仍有待研究。尽管自她从20世纪80年代开展研究以来，技术已经突飞猛进，但核磁共振成像扫描仍无法直接显示大脑的工作方式。直接检测大脑神经元的放电活动，即大脑内复杂化学混合物的流动，需要更先进的技术，而目前没有任何扫描仪可以做到。因此，磁共振成像将扫描血流活动作为替代。尽管如此，她的研究毋庸置疑使抑郁症治疗变得更加明晰，而这正是人们所急需的。正如19世纪的神经解剖学家所期望的那样，梅伯格已经证实了抑郁症会在大脑中留下一些生物层面上的标志物。这种标志物不是能在显微镜下被观察到的有缺陷的神经元或是病变。恰恰相反，抑郁症是一种大脑回路疾病，是一种障碍，问题在于这些相互连接的区域之间的沟通方式，在于这种沟通障碍已经变成了常规。

脑部扫描并不是得到准确诊断的关键，几乎没有医疗服务机构或保险公司会为任何出现抑郁症状的人提供这项奢侈的服务。梅伯格认为，医生在临床实践中应该在做出一些基本的评估后，再考虑是否要为患者进行脑部扫描。如果某人接受了认知行为疗法，并在引导下进入了病情的平稳期，那么这种疗法或许就是正确的。但如果患者仍处于抑郁状态中，那么医生或精神科医生便不该抱着多多益善的心态，继续强迫患者接受更多的心理治疗——这样可能既浪费金钱又浪费时间。相反，他们应该让患者转向抗抑郁药物治疗。同样，如果某名患者一开始接受的是药物治疗，但在服用药物3个月后都没有好起来，那么他应该先尝试一下认知行为疗法，而不是更换药物，尽管更换药物是常规操作。虽然在抑郁症方面并不存在好转和没有好转的二选一，但使用上述策略后，越来越多的患者在与医疗专家会面后6个月内，接受了最适合他们病症以及大脑类型的治疗方法。如果患者接受了两种疗法都没有好转迹象，医生应该考虑为他们开具额外的药物，或尝试其他生物方向的治疗，比如说电休克治疗。最近出现的经颅磁刺激技术以及注射氯胺酮，或是脑深部电刺激疗法等实验性疗法，都是存在既定风险的激进疗法，不应无差别地提供给所有抑郁症患者。但对于那些患有严重且反复发作症状的患者，这些疗法值得他们冒险尝试。

2019年，来自埃默里大学梅伯格脑深部电刺激疗法团队的安德里娅·克劳威尔（Andrea Crowell）和她的同事们发表了一篇论文，在文章中，他们介绍了脑深部电刺激疗法对难治性抑郁症患者的长期影响。与2002年首名接受脑深部电刺激疗法的患者一样，研究人员在28名难治性抑郁症患者的大脑中植入了一个电极，就在大脑的25区旁边，这个电极由位于胸部的起搏器控制。他们总共记录了超过8年的连续刺激的数据。虽然有不良（但可治疗的）事件发生，包括自杀未遂、感染、一例不致命的脑出血，以及一例术后癫痫案例，但对于这样一个难以治疗的群体，病情的持续改善和康复也达到了惊人的水平。在植入电极的第一年，顽固症状得到了50%的缓解。而到了第二年，30%的患者康复，走出了之前那个无法被治愈的绝境。虽然这个试验没有对照组，我们也无法得知其中的一些患者是否在没有治疗的情况下也会康复，但有明确的证据表明，不断刺激25区可以起到持续的抗抑郁作用。当他们的电极被关掉后，抑郁症便又卷土重来。在一名患者抑郁症复发后，试验人员发现用来控制电极的起搏器已经损坏。而当这些无法充电的设备产生的电流减少后，抑郁症状也会卷土重来。当更换了电池或维修了仪器后，电极先前的抗抑郁效果也恢复了。最重要的是，在电极能够提供充分刺激的情况下，没有出现任何一例抑郁症复发的案例。这项成果可谓意义重大，因为在不同严重程度的难治性抑郁症患者当中，复发现象十分常见。

　　梅伯格的第一名患者，那名在2003年描述称感受到春天的女士在第一次手术的6年后去世了。在接受手术后的大部分时间里她都保持着健康的状态，虽然脑内和胸部装着干预抑郁症的电极和起搏器，但她还能像正常人似的行动自如。不过，除了抑郁症，她的生活中还存在其他问题。她的死亡为人们敲响了警钟，即脑深部电刺激疗法并不是灵丹妙药。这是一项在几十年研究的基础上开展的试验性治疗，打破了精神痛苦永无休止的循环发作的怪圈。然而，在大部分情况下，要达到真正意义上的痊愈，这还远远不够。完全的康复需要社会康复计划以及精准的外科手术。引用梅伯格一名患者的话来说：脑深部电刺激疗法并不完美，它只能帮助患者勉强度日。当试着帮助那些身陷极度抑郁的人们时，梅伯格必须接受，这条通向成功的道路并不是一帆风顺的。"这段旅途的终点是对抑郁症的更加全面的认知，"她说道，"只有那时，我们才能真正朝着治愈的方向努力。"

红肿发炎的大脑

　　布赖恩·伦纳德（Brian Leonard）是一名退休药理学家，留着整齐的白胡子，大部分时间都在一个被改造成办公室的旧谷仓里阅读和写作。谷仓外围是厚厚的石墙、石板瓦盖的屋顶和双层玻璃窗，这个舒适的港湾可以抵御从大西洋席卷而来的毫无预兆的刺骨寒风和倾盆大雨。他与妻子和一只老狗住在离这里不远的平房中。1999年，身为爱尔兰国立高威大学药理学教授的伦纳德退休了。这所学校占地面积很小，建筑风格为哥特式的四方院子，建于1849年，曾经有供艺术、医学及法律专业上课的教学楼。已是耄耋老人的伦纳德因对衰老而带来的迟缓感到沮丧，他希望能够重返实验室，继续他40年前就开始但现在突然流行起来的研究。20世纪80年代，伦纳德是一种精神病学边缘理论的代表人物。他的理论主张是：抑郁症是一种免疫系统疾病。对他来说，抑郁症就像类风湿性关节炎一样，是一种由慢性低度炎症引起的疾病。

　　我们的免疫系统原本为了保护我们免受伤害而产生的，但它同样也能引发一些极其痛苦和具有破坏性的疾病。免疫系统与免疫系统疾病之间的对抗，每年都给数百万人带来灾难。2004年，《时代》杂志将炎症称作"无声的杀手"，将其看作进入21世纪以来许多最为棘手的疾病的病因，比如糖尿病、心血管疾病、炎症性肠胃病和癌症。近年来，人们对免疫系统的研究从身体疾病转向精神疾病。抑郁症为此研究提供了一些最具有说服力的证据，证实了精神疾病与我们的免疫系统密切相关。服用传统抗抑郁药无效的患者血液中的炎症水平也很高。这表明所谓的耐药性可能可以通过消炎药来解决。2013 年，一项随机对照试验发现，用于治疗类风湿性关节炎的消炎药英夫利昔单抗在减轻抑郁症状方面与抗抑郁药有相似的疗效。也许最有说服力的是一项纵向研究，该研究追踪了 3000 多人从儿童到成年这段时期的健康状况，结果发现，9 岁时血液炎症水平升高预示着 12 年后会出现抑郁症状。

2017 年，剑桥大学精神病学教授爱德华·布尔莫尔 (Edward Bullmore) 撰写了《发炎的大脑：一种治疗抑郁症的全新方法》(*The Inflamed Mind: A Radical New Approach to Depression*) 一书，这是一本将炎症和精神疾病之间关联推向主流的通俗科学图书。这个话题现在已经变得如此稀松平常，以至于人们很容易忘记这个话题最初是谁提出来的，以及它原来曾被视为一门边缘科学。"现在大家都相信精神疾病与炎症有关，"迪肯大学 (位于澳大利亚东南部城市吉朗) 的迈克尔·伯克 (Michael Berk) 说道，"但之前并非如此。"

伦纳德至今仍亲切地将位于爱尔兰国立高威大学校园旁边的一座只有一层的建筑称为"小屋"，在那里，伦纳德曾指导了40名博士生，并当过很多目前在该领域处于领导地位的科学家（包括伯克）的导师。由于在爱尔兰天气反复无常的海岸线附近工作，伦纳德时常觉得他处境堪忧，孤立无援。不过，后来爱尔兰的四所科研机构（贝尔法斯特女王大学、都柏林圣三一大学、都柏林大学以及爱尔兰国立高威大学）开始每年联合举办两场会议，以分享各大高校科研人员的想法，学生们也有机会展示他们最近的研究成果和研究内容。然而，伦纳德的学生在展示时仿佛在说另一种语言。当其他的实验室都在研究脑化学和神经元时，伦纳德"小屋"的科学家们却将精力越来越多地投入到研究血液中免疫系统的标志物。他们谈到了巨噬细胞和淋巴细胞，在免疫系统中这两种细胞会像"吃豆人[1]"一样吞噬细菌等入侵者。他们讨论了细胞因子，这是一个神秘的分子家族，似乎可以控制一个人的免疫反应，就像恒温器可以控制中央供暖系统那样。他们使用了促炎和抗炎等术语。而在私下，他们认为血清素可能是导致抑郁症的某个更重要原因的次生后果。如果将这一从突触蔓延到全身的疾病看作一部史诗，那么血清素就是这部史诗中的次要情节。

　　伦纳德和学生所认同的这种激进超前的研究观点不乏其他的支持者。"人们对精神疾病缺乏科学的认知，于是就轻而易举地归因于人类大脑复杂且难以触及，"一名在加利福尼亚州圣何塞工作的研究员在1991年写道，"另一方面，100多年来，关于精神疾病及其潜在病因的失败研究也许在提示我们，我们一直以来的研究可能存在着某些问题。"

20世纪80年代之前，专门研究免疫系统的免疫学主要在无菌实验室的桌面上和试管中进行。人们在封闭和受到严格控制的环境中研究并理解不同种类的白细胞，如巨噬细胞、淋巴细胞和中性粒细胞。但人体与试管完全不同，人体是由不断交流和流动的分子、细胞和器官系统所组成的巨大生物反应器。纽约州立大学石溪分校的免疫学家凯伦·布洛克（Karen Bullock）在1985年说道："是时候将免疫系统放回它所属的身体环境中研究了。"免疫系统的作用不仅在于阻拦传染性微生物，还触及我们生活中的方方面面，从我们的肠道一直到我们的大脑。"目前我们还无法准确说出到底发生了什么，"华盛顿特区乔治·华盛顿大学的尼古拉斯·霍尔（Nicholas Hall）在谈到关于免疫系统与大脑联系这一宽泛话题时说道，"这就好像我们将两个黑匣子放在一起，试图弄清楚发生了什么。"

对抑郁症患者的血液进行的研究带来了一丝曙光。20世纪80年代末，位于美国和荷兰的几家实验室的研究人员发现，抑郁症患者的免疫系统显示出了炎症在分子层面上的标志物。他们所研究的样本中缺少那些可以减弱免疫系统反应的物质，即抗炎分子。这就像是免疫系统的温度一直略高于正常值，无法降下来。在伦纳德位于戈尔韦的行将瓦解的药理学实验室中，效率最高、最勤奋的学生之一宋采（Cai Song）发现了类似的规律。在解冻了从当地精神病院取得的抑郁症患者的血液样本后，她发现其中的促炎信号分子水平总是会升高，而抗炎信号分子则有所减少。经证实，有这样几个相当重要的促炎标志物：C-反应蛋白、白细胞介素-6、肿瘤坏死因子-α。在20世纪90年代，几家实验室运用不同的仪器在不同患者的血液样本中发现了同样的结果。特别是来自荷兰马斯特里赫特的麦克尔·梅斯（Michael Maes）领导的研究小组在解释抑郁症患者体内炎症规律中发挥了关键作用。

这是体内化学物质的一种失衡现象。与其说抑郁症患者体内缺乏一两种大脑化学物质，不如说他们体内所发现的一系列免疫信号都指向同一个方向，即他们患有慢性低度炎症[2]。

炎症是一种身体反应，发炎部位通常会发烫并红肿。炎症并不总是一件坏事。事实上，它对我们的生存是至关重要的。当身体检测到某种威胁时，不论是细菌、病毒，还是损伤，免疫系统都会作出反应，将一群特定的白细胞送到必要位置。到达相应区域后，这些细胞会产生一种蛋白质混合物来为此区域消毒。理想情况下，这些入侵人体的细菌和病毒会被消灭，死亡或受损细胞被代谢并被清除干净，然后身体可以开启恢复和修复过程。这便是急性炎症。这个过程是爆发性的，也是必要的。"这和我们所说的炎症有所区别，"伦纳德说道，"我们所说的是慢性低度炎症……这是完全不同的。"在这种情况下，身体没有碰到需要立即消灭的威胁，也没有需要消毒的伤口。由于无事可做，白细胞开始攻击他们本应保护的细胞，即你身体内的其他细胞。糖尿病、类风湿性关节炎和克罗恩病都源于慢性低度炎症。即使是曾经被认为是由黏稠的胆固醇积聚而引起的动脉阻塞，更常见的原因也是血管内炎症水平的轻微升高引发了局部肿胀。

正如内森·克莱恩希望激发患者的情绪波动一样，这个发现让我们看到了另一种治疗抑郁症的可行之道。抗炎药是否可以减少与抑郁症相关的炎症，进而治疗抑郁症？尽管这种想法仍未得到验证，但其他实验却似乎反向得出了另一种结论，即促炎药似乎会诱发抑郁状态。

α-干扰素是一种用于对抗顽固型癌症的药物。它可以增加免疫系统的活性，提高免疫系统的温度，让身体燃烧掉那些分裂失控的细胞。然而，在20世纪80年代，两组研究团队观察记录到，这种药物常常会引起焦虑和抑郁的副作用。"患者对吃饭和其他日常活动不再上心。（他们）失去了食欲，其中两人拒绝摄入任何食物和饮品，因此需要静脉输液补充能量。"赫尔辛基大学的研究人员在1988年写道，"患者思维迟缓，不再开口说话。"他们的记忆也受到了影响，时常感到焦躁不安，而且难以入睡。尽管不是每名服用了促炎药物的患者都出现了抑郁症状（比如其中一名患者在服用促炎药物后患上了鸽子恐惧症），但在《精神障碍诊断与统计手册》第3版中列出的重度抑郁症发作的9种症状中，大部分患者都符合其中7种。一名作者指出："表现出其中5种症状的患者即可被诊断为患有重度抑郁症。"

安德鲁·米勒（Andrew Miller）在1997年见到第一名使用α-干扰素的患者时感到非常震惊。米勒被亚特兰大的埃默里大学的肿瘤科聘用，成了那里的精神科医生。他看到一个女人坐了下来，看上去无精打采，在抑郁症诊断表中的所有症状处打了勾。尽管她早早就接受了自己患上癌症的事实，但却突然觉得自己似乎失去了活下去的动力。她感觉自己失去了往昔对家人的感情和爱意，每一天对她来说都是一场恶战，她无法入睡。最糟糕的是，她全然不知自己为何会出现这样的感觉。"这名患者所描述的综合症状，对我来说，就是我每天在诊所见到的抑郁症患者的翻版。"米勒说道。唯一的区别是，这名女士的抑郁症不是生活中发生的一些重大改变（比如换工作、离婚，或是某位家庭成员去世）造成的。经过与这名女士长时间的交谈，米勒确信她的抑郁症与患有癌症以及自己可能死亡带来的压力无关。"她的疾病没有任何心理语境[3]，"米勒说道，"她的抑郁症是突然患上的。我们发现出现这种症状的患者源源不断。对精神科医生来说，看到患者患有完全没有心理语境的心理综合征，如抑郁症，是一件令人毛骨悚然的事情。"这种抑郁症是一种纯粹的生物疾病。一旦患者停用α-干扰素药物，他们的抑郁症状会在两周内消失。

这一发现对我们理解抑郁症来说意味着什么？这难道是一种之前没有发现的抑郁症形式吗？是否存在与疲劳、失眠和情绪低落相关的特定"炎症综合征"？有人提出，这种现象与所谓的和其他传染性疾病相关的"疾病行为"之间确实存在一定的症状重叠。例如，当你感冒时，你会不想社交，感到疲惫，缺乏生活的动力和欲望。这是一种可能，而另一种可能涵盖的范围要大得多。炎症是引发抑郁症的根本病因吗？与其说抑郁症是一种脑部疾病，是内化的仇恨或血清素失衡，不如说抑郁症实际上是一种免疫系统疾病？

宋采提交了厚厚的毕业论文，完成了博士学习生涯，离开了戈尔韦的哥特式建筑。伦纳德觉得，宋采的离开让他的药理学系出现了一个缺口。她勤奋工作的态度（伦纳德有时在晚上不得不将她赶出实验室）也使她的离开更加令人怅然若失。1995年，约翰·克赖恩（John Cryan）的到来填补了宋采离开留下的缺口。克赖恩是一个天真无邪的年轻爱尔兰人，不久前从爱尔兰国立高威大学的生物化学专业毕业，他和宋采一样，非常乐意测试新的抑郁症治疗方法。但他所感兴趣的方向并不像免疫系统这样有争议。他的研究涉及血清素、最新的SSRI类药物，以及仍未找到答案或解决方案的"滞后期"——抗抑郁药起效前的那几周空白一直困扰着学术界。这是一段抑郁患者可能会尝试自杀的危险窗口期。"抑郁症患者每年的自杀率是患有其他精神疾病的患者的3~4倍，是普通人的20~30倍，"伦纳德在1994年写道，"这种抗抑郁药起效的滞后期导致患者的自杀风险增加，可能会延长患者的住院时间，而且可以肯定的是，对缓解抑郁症带来的情绪困扰几乎没有任何作用。"

克赖恩在紧挨着伦纳德药理学小屋的实验医学大楼里工作，他希望能够填补抗抑郁药滞后期研究的空白。有什么方法可以使现有抗抑郁药更快起效吗？是否存在某种物质，能像催化剂加速化学反应那样，加快这些药物的效果？在20世纪90年代末期，全球都在进行这项研究，克赖恩也不例外。随着新型SSRI类抗抑郁药物的数量开始趋于稳定，人们极度渴望出现一些创新性药物，即使这种创新只是通过化学手段调整了药物的效果，将它们的滞后期从几周减少到几天。克赖恩及其团队这时有了一些极具说服力的发现。β受体阻滞剂和抗皮质醇（一种应激激素）类药物都在早期显现出效果。但当克赖恩等人将试验推广至实验室的大门之外并应用到人体中时，这条研究线并没有取得任何突破，他们失败了。滞后期仍然存在，这是抑郁症血清素理论中的一个巨大漏洞，对世界各地的抑郁症患者来说都是一个危险的现实。

在伦纳德的建议下，克赖恩完成了博士学位的学习，并接受了一家制药公司提供的研究员职位。"有段时间，我出卖了灵魂，昧着良心挣钱。"他说道。在瑞士巴塞尔为诺华公司工作时，他眼睁睁地看着该公司精神病学部门的资金耗尽并关闭。这时已到了21世纪初，市面上有很多抗抑郁药，它们的临床试验效果都差不多，而且制药公司对继续生产这类药品也没什么兴趣。将一种药物在小鼠身上试验再到进行人体临床试验的成本约为9.85亿美元，大多数药物都失败了。自从百优解及类似药物问世以来，药物厂商们首次意识到这样的药物实验是不可行的。唯一的成功案例来自康妮·桑切斯（Connie Sánchez）。她在丹麦哥本哈根的灵北制药工作期间开发了艾司西酞普兰（商品名为来士普）。

克赖恩觉得他的研究领域走进了死胡同，于是在2005年回到了爱尔兰，并接受了科克大学的一份工作。科克市位于爱尔兰岛东南部，这是一座有着多元文化的城市。正是在这里，克赖恩的职业生涯发生了意想不到的转变。与先前研究药物以及它们如何在大脑中发挥作用不同，他逐渐将注意力放到了研究身体的另一端——肠道上。克赖恩对于连接着胃部和结肠的肠道中数以百万计的细菌如何影响情绪产生了兴趣，这一领域仍处于起步阶段。科学家们将人体的微生物群系看作健康和疾病的调节器，这一系统由生活在我们身体表面和身体内部的细菌所组成。微生物学是科克大学的强势学科，实力雄厚，吸引了来自世界各地的学生和科学家。在这里，他们可以自主饲养无菌小鼠，用来研究肠道微生物群系，甚至是特定的肠道细菌如何影响哺乳动物的生长、发育和行为。克赖恩主要在实验室里研究啮齿动物，他与泰德·迪南一起合作共事。迪南是一名精神病学家和药理学家，他与患者会面，并为他们开具药方（包括单胺转化酶抑制剂），而他也可以将在科克大学实验室的研究运用到临床实践中。克赖恩与迪南的合作有些不合常理：两名药理学家没有任何微生物学经验，但却在研究人体内尚未确知的微生物生态系统。精通神经科学和药物治疗的克赖恩和迪南很快就开始谈论益生菌、细菌和粪便移植。

伦纳德这时仍在坚持发表他自己关于抑郁症由炎症引起这一理论的想法，他认为克赖恩和迪南都疯了。直到后来他才意识到，他们的研究可能是降低体内低度炎症的唯一安全和可持续的途径。拥有健康的肠道微生物群系能有效减少炎症。

伦纳德于1999年退休后便离开了爱尔兰，并与抑郁症炎症理论的领军人物迈克尔·梅斯（Michael Maes）一起工作，梅斯在马斯特里赫特拥有自己的实验室。在抵达马斯特里赫特后不久，伦纳德遇到了来自缅甸的外科医生艾穆敏（Aye Mu Myint），她在40多岁时移居到了马斯特里赫特，并开始攻读免疫学博士学位。二人相见恨晚，伦纳德和艾穆敏发现他们这么多年来都不约而同地朝着同一方向思考。具体来说，他们一直痴迷于研究人体内同一个分子通路，以及它是如何将抑郁症与免疫系统联系起来的。

这一分子通路从色氨酸开始。色氨酸常见于大多数富含蛋白质的食物，如巧克力、家禽、芝麻、豆腐。长期以来人，人们认为色氨酸是对人体而言是一种必需氨基酸，因为它是血清素的前体。即使色氨酸不是诱发抑郁症的病因，这种单胺也是人脑乃至肠道功能正常运转的关键。不过，这只是对色氨酸潜在生命周期的有限的认知。近几十年来，科学家们发现了另一条化学通路，这一通路在国际会议和精神病学文献中备受关注。它引起了伦纳德的注意。

这条化学通路被称为犬尿氨酸通路，犬尿氨酸是一个来源于色氨酸的化学物质家族，对身体的影响很广泛。最常见的是，色氨酸通过犬尿氨酸通路被分解成一种燃料，为我们的身体细胞供给能量，让我们的肌肉收缩，让我们的大脑思考。这一分解过程通过肝脏、血液和肌肉组织中的酶发生，而这一过程所消耗的色氨酸占到我们人体每天消耗色氨酸总量的95%。但是该通路具有两面性——当身体内的炎症水平由于应对威胁（如疾病或是病原体）而升高时，情况就会出现反转。这时，色氨酸的燃料转化过程就会停止，犬尿氨酸会被分解成喹啉酸，这是一种流经血液并最终到达大脑神经元细胞的分子。通常带"酸"字的物质都能起到分解的作用，喹啉酸也是，它会分解大脑中的神经元细胞，就像肠道中的盐酸能够杀死肠道中的微生物一样。用免疫学的术语来说，喹啉酸是富有神经毒性的。

2003年，艾穆敏和高丽大学医学院的金润基（Yoon Ki Kim）发表了"抑郁症的神经元退化理论"。这一理论以犬尿氨酸通路为核心，认为抑郁症的根源在于大脑中神经元细胞的死亡。该理论还认为，抑郁症是一种类似于痴呆症的疾病，也可能是痴呆症的前兆。"这非常复杂，我不敢保证这一理论是完全正确的，"伦纳德在瞥见一本教科书中的犬尿氨酸通路图时坦言，"但它试图在用一种……我认为是一种更有创意的方式来看待抑郁症。"

20世纪70年代，俄罗斯科学家斯拉维亚·拉平 (Slavia Lapin) 首次详尽研究了犬尿氨酸，如今，犬尿氨酸已成为神经免疫学炙手可热的话题。伦纳德说道："所有人都在谈论犬尿氨酸通路，但在美国和欧洲的科学家却很少给予拉平相应的认可。他是第一个指出这一点的人。"在柏林墙被推倒和苏联解体之前，伦纳德设法为拉平办理了旅游签证，让他能够在爱尔兰举办的精神药理学协会会议上展示他的成果。伦纳德感觉同拉平待在一起就像同一个旧友一般舒适自在。"他是19世纪的俄罗斯老式知识分子之一。"他说道。拉平会讲一口流利的法语，弹得一手好钢琴，即使是在大型音乐厅里表演也毫不畏惧，他与俄罗斯知识分子们来往密切，其中包括因描写苏联古拉格改造营的小说而获得诺贝尔奖的亚历山大·索尔仁尼琴 (Aleksandr Solzhenitsyn)。伦纳德最欣赏的是拉平看待科学的视角：这是一种将曾经迥然不同的理论相互联系起来的整体性视角。

如今，伦纳德腿脚依然灵便，行动完全没有问题，驾驶他那辆小型代步车也不在话下，声音依然像曾经"调动了无数会场的气氛"的时候一样低沉有力。但他的速度变慢了，也越来越容易忘事，并对科学发展的方向越来越失望。人们变得如此专业化，如此狭隘，以至于忘记了大脑是身体的一部分。"身体内的器官不是分开运行的。"他说道。他回忆起自己在伯明翰大学学习药理学的日子。那时，他将人体化学看作一整张巨大的拼图，必须拼完每一个碎片才能理解整张图的含义。不管人们所寻求的问题的答案是在免疫系统中还是在肠道内的微生物群系中，是在犬尿氨酸中还是在肿瘤坏死因子-α中，伦纳德都对精神病学除血清素之外别无旁骛的行为感到震惊。

1　"吃豆人"是一种街机游戏，黄色圆形游戏角色能吞食遇见的所有物品。——译者注

2　慢性低度炎症：机体在特定免疫原的长期、低剂量刺激下呈现的一种非特异性的、可持续存在的低度炎症状态，可由局部扩展到全身多个器官。——译者注

3　心理语境：等同于心理背景，是个体在成长过程中受到各种外界因素的影响、塑造而形成的一种心理概况。——译者注

"为了生命"

　　尽管"微生物群系"直到2001年才因诺贝尔奖获得者乔舒亚·莱德伯格 (Joshua Lederbeg) 而进入了公众的视野，但其历史可以追溯到19世纪，那时的西格蒙德·弗洛伊德和埃米尔·克雷佩林还在为精神病学的未来开路。在巴黎工作期间，微生物学家兼诺贝尔奖获得者埃利·梅契尼科夫 (Elie Metchnikoff) 提出了一个观点：我们无须害怕肠道中的微生物（这与疾病的细菌理论[1]中的观点相悖）。这些微生物可能对身体有益，而特定的食物可能促进这些微生物的生成。他写道，"含有产酸菌（如保加利亚乳杆菌）的发酵食品尤其有益身心"。梅契尼科夫注意到，在保加利亚，经常喝发酵乳制品的民众寿命更长，身体也更健康。他想让全世界的人都知道保加利亚人的这一健康秘诀。"我们有希望及时将全体肠道菌群从有害菌群转变为无害菌群，"梅契尼科夫在1912年为《大都会》(Cosmopolitan) 杂志撰写的题为《为什么不能永生》(Why Not Live Forever) 的文章中提到，"这种转变的积极影响一定非同凡响"。

　　梅契尼科夫是一名国际认可的科学家，是免疫学领域里一个脾气暴躁但又受人尊敬的长者。他发现了引发身体免疫反应的巨噬细胞[2]，这些细胞在我们的血液里游动，并吞噬入侵的微生物。梅契尼科夫在俄罗斯的乡下长大，小时候便展现出在科学和医学领域的过人天赋。他只用了两年就完成了四年制的学位，22岁时就开始担任讲师，当时他的许多学生年龄都还要比他大一些。晚年的他愈发不修边幅，头发越长越乱蓬蓬的，胡须也不怎么修剪，曾因邋遢的外表一度被比作"雷雨过后东倒西歪的麦田"。商家利用梅契尼科夫煊赫的名声来销售未经证实的益生菌，来自纽约柏林实验室（Berlin Labs）的整版报纸广告称"梅契尼科夫的伟大发现已能通过药片方式获取"。他们声称"强壮肠道"（Intesti-Fermin，一种益生菌药片的品牌名称）这种药"可以促进身心健康，并为日常生活中的高效率工作提供真正的科学帮助"。但他们没有提到的是，没有证据表明这些细菌会进入我们的肠道，并改变肠道的菌群。顺利通过我们胃部的强消化酸只是第一步，这些细菌必须在我们的肠道内找到满足它们需求的条件。肠道内的酸碱值正常吗？肠道中是否有满足微生物生存的营养物质？关键在于，已经生活在肠道中的其他菌种是否会在竞争（就像珊瑚鱼为一块珊瑚而大打出手那样）中战胜这些外来细菌？对我们肠道中的细菌来说，栖息地是泾渭分明的，每一个区域都是数百万个细菌争夺地盘的战场。

　　事实证明，保加利亚乳杆菌无法在我们的消化系统中存活和繁殖。不过细菌的好处之一便是种类繁多，人们可以有多种选择。例如，在我们的肠道里就有大约1000种不同种类的细菌。在20世纪20年代，制造商用嗜酸乳杆菌取代了保加利亚乳杆菌。嗜酸乳杆菌是一种与保加利亚乳杆菌息息相关的细菌，自然栖息在我们的肠道内，并被誉为"有益身心健康的最新、最流行的益生菌"。"成千上万的医生和服用者证明，益生菌的效果令人惊叹，"《纽约时报》的一则广告称，"它不仅消除了精神和身体上的抑郁，而且为身体注入了新的活力。"

这类轰动的广告一直持续到了21世纪。养乐多韩国公司推出了一款名为"梅契尼科夫的生活"的发酵乳饮料，瓶身上自豪地印着梅契尼科夫威严的肖像。记者兼作家卢巴·维汉斯基（Luba Vikhanski）在她的著作《免疫力：埃利·梅契尼科夫如何改变了现代医学的进程》（*Immunity: How Elie Metchnikoff Changed the Course of Modern Medicine*）中写道："最近达能酸奶的一则俄语广告中，一个留着胡子的演员扮演了容光焕发的梅契尼科夫。而自2007年以来，总部位于布鲁塞尔的国际乳品联合会（International Dairy Federation, 简称IDF）一直在推广微生物学、生物技术、营养和健康领域与发酵乳方面的研究，并为做出这些研究的机构颁发IDF埃利·梅契尼科夫奖。"

在2013年，也就是梅契尼科夫在《大都会》杂志上发表了文章的一个世纪后，加州大学洛杉矶分校的克尔斯滕·蒂利施（Kirsten Tillisch）和她的同事提供了第一份证明细菌可以对我们的大脑产生影响的证据。鼠李糖乳杆菌是一种产酸菌，常见于发酵食物和饮品。一组健康的女性在连续四周每天食用两小罐发酵酸奶后，她们大脑中与内感受（即对自我的内在感觉）和情绪反应相关的区域的活动减少。"在食用口味相同的非发酵乳制品对照小组中则没有观察到这些变化。"蒂利施和她的同事们在《胃肠病学》(Gastroenterology)期刊上发表了文章，"这个发现似乎与摄入的细菌菌株以及它们对宿主的影响有关。"益生菌能够缓和人体对环境产生的情绪反应，这能用于治疗精神疾病吗？

益生菌一词的意思是"为了生命"，它们是促进健康的微生物，最开始在传统上被定义为"有助于肠道微生物平衡，并有可能改善人类宿主健康的活体微生物"。在蒂利施发表她那篇具有里程碑意义的论文的同一年，泰德·迪南创造了"精神益生菌"一词，这是对之前的益生菌潮流（如埃利·梅契尼科夫时代"强壮肠道"的称呼方式）的重要突破，同时也是朝着提供专门用于心理健康的益生菌的未来迈出的一步。迪南将精神益生菌定义为"一种活生物体，摄入量充足时会为精神疾病患者带来健康益处"。

为了研究针对精神疾病的新疗法，并将其与之前的药理学选择进行对比，迪南向克赖恩寻求帮助。他在小鼠身上进行的强迫游泳实验此时已经发展成熟。强迫游泳实验发明于20世纪70年代末期，步骤包括：先为小鼠注射一种实验性药物，然后将它们放入一盆温水中，记录它们在水中游了多长时间。坚持的时间越长，说明小鼠抵抗压力环境的能力越强。尽管世界上没有患有抑郁症的老鼠（啮齿动物很难像人类一样产生内疚和懊悔之类的情感），但这通常是现代抗抑郁药在用于人体前必须通过的第一个测试。许多SSRI类抗抑郁药物，在能被当成处方药开具前，都要先由小鼠（或大鼠）服用，科学家们必须确认，这些药物的确能够提升小鼠的游泳时长。

首批在大鼠身上进行强迫游泳实验的菌株是婴儿双歧杆菌。婴儿的大肠中90%的微生物都是婴儿双歧杆菌。在成年人体内，虽然这一比例下降到3%~5%，但该菌株仍是人体微生物生态系统中的重要组成部分。当由迪南指导的博士生列夫·德斯博内（Lieve Desbonnet）将婴儿双歧杆菌制成益生菌溶液给大鼠服用后，她发现大鼠的游泳时间没有变化。作为益生菌对心智影响之研究的首批实验对象，婴儿双歧杆菌连同服用它的大鼠一起沉入水底，以失败告终。

然而，克尔斯滕·蒂利施还对酸奶中的一种细菌——鼠李糖乳杆菌进行了研究，这种细菌在强迫游泳实验中大获成功。在给老鼠喂食这种益生菌2周后，它们的游泳时间显著延长，并且表现出抗炎特性。"它（鼠李糖乳杆菌）就像抗抑郁药、抗焦虑药，以及天底下任何一种以少博多的事物。"迪南说道。在实验动物中取得的这些积极发现为迪南和克赖恩提供了开展人体实验的信心，也带来了研究的资金。对于患者，就不必强迫他们游泳了，标准化的健康问卷更能准确评估他们的抑郁和焦虑水平。研究人员会仔细分析受试者的血液样本，寻找其中的炎症标志物，还会研究受试者的脑化学物，寻找血清素和谷氨酸（glutamate，人脑中最常见的神经递质和氯胺酮的分子靶标）的变化。这将是远离啮齿动物模型之后的重要一步，也是将细菌作为潜在抗炎物质以及抗抑郁药的重要一步。

"结果令人难以置信，"迪南说道，"它一点儿用都没有。我是说，我一生中从未见过益生菌与安慰剂作用如此类似的时候。我们对比了免疫学、内分泌学、行为学和很多其他方面，鼠李糖乳杆菌在人体内毫无作用。"正如克赖恩向英国广播公司的记者简洁总结时所说："这篇论文中的失败数据多得不能再多了。"这篇论文发表于2016年末，他们称其研究为"无法用言语转述"。经过多年的研究和数百万英镑研究资金的投入，这项研究清楚地提醒了我们，在老鼠身上起作用的东西并不一定能在人类身上起作用。

科学界同行评议过程的基础与推动力都是积极成果。《科学》（Science）和《自然》（Nature）等大型期刊希望发表一些激动人心的新发现，而科学家们也希望能在大型期刊中留下足迹。失败的研究被束之高阁，任由它落满灰尘，又或者存在电脑硬盘里，随着时间的流逝而缓慢损毁。"事实是我们多年来有很多失败的研究。"迪南说道。但他认为这一次没有任何发现的研究尤其重要，决不能置之不理。"这是我们在啮齿动物身上得到的结果最好的项目，也是我们在人类身上做过的最差的项目。"

对微生物群系和心理健康之间关联的大型研究少之又少。2019年1月，克赖恩于在阿姆斯特丹举行的一场主题为"头脑、情绪与微生物"的国际会议中打趣地说道，对科学文献的评论比原创研究还要多。在会议的第二天，头发乌黑、留着整齐胡须的温和男子库罗什·贾法里安（Kurosh Djafarian）展示了益生菌和抑郁症的第一项随机对照实验。贾法里安是伊朗德黑兰医科大学的临床营养学教授，他和同事发现，瑞士乳杆菌和长双歧杆菌在为期8周的治疗中显著减轻了患者的抑郁症状。益生菌组有28名患者，对照组有27名患者（对照组的患者服用的粉末与益生菌混合物具有同样的味道和颜色）。这并不是一个大规模的试验，但它仍是当时最有说服力的试验之一。除了评论中提到的益生菌对轻度至中度抑郁症患者产生的明显益处之外，这项研究对许多人来说也是会议的一个亮点，它表明"有益菌"可以用于治疗抑郁症。

　　斯考特·贝（Scot Bay）也在听贾法里安的演讲，他是来自美国的医生，参会时身穿一套打着领带的棕色羊毛西装。自打几天前第一次抵达阿姆斯特丹开始，他就在期待贾法里安的演讲，并为此兴奋不已。在位于亚特兰大郊外的私人诊所中，他经常遇到对多轮抗抑郁药物和心理治疗都没有产生良好反应的抑郁症患者。有趣的是，他们当中的大多数都抱怨自己患有肠易激综合征等消化系统疾病。2015年，他听到了一档播客，莱顿大学的助理教授劳拉·斯汀伯格（Laura Steenbergen）在节目中谈论了她针对益生菌及其降低身体应激反应的研究。她给患者服用了生态屏障（Ecologic Barrier），这是一种混合益生菌，可以强化肠道内壁，并帮助人体抑制炎症或感染。斯考特·贝为他的8名难治性抑郁症患者每人订购了一盒生态屏障。他说道："他们有了起色。"话语中难掩欣喜若狂和大出所料的情绪。"他们全都有所好转。"

　　在会议上，克赖恩提醒他的听众，微生物群系这一研究领域很容易从科学研究滑向伪科学，就像20世纪梅契尼科夫的时代那样。他一方面认可积极的随机对照试验的前景，另一方面也为接下来的发展泼了一盆冷水。"我们真的到达了想要的高度了吗？"他问道。他指的是将微生物群系发展为一门成熟的临床科学的程度。"不，我们只是在路上前进了一小步。"

　　该领域最具说服力的研究之一发表于"头脑、情绪与微生物"会议结束、参会的科学家们纷纷回到遍布世界各地的研究机构之后。比利时天主教鲁汶大学的米雷娅·瓦勒斯-科洛梅尔（Mireia Valles-Colomer）、萨拉·维埃拉-席尔瓦（Sara Vieira-Silva）及其同事研究了来自比利时的1000多份粪便样本，发现抑郁症患者的粪便有特定的微生物"指纹[3]"。虽然这一结论并不适用于她们研究中的所有抑郁症患者，但四分之一的抑郁症患者的粪便样本中都呈现出缺乏微生物多样性的特点，仿佛他们的肠道系统经历了一场严重的灾难，消灭了曾在此居住的大部分菌种。尤其是与没有抑郁症的志愿者相比，抑郁症患者粪便样本中的小杆菌属和粪球菌属几乎彻底消失。有趣的是，这一现象在克罗恩病（一种肠道慢性低度炎症）患者身上也能观察得到。

　　尽管这项研究基于全科医生诊断的抑郁症报告（而不是精神病学家给出的抑郁症诊断），但瓦勒斯-科洛梅尔和她同事们的发现有着巨大样本量作为支撑。她们总共对比了151名患者和933名对照者（即没有抑郁症的人），相对于此前仅包括十几个患者样本的研究来说，这是一个巨大的数字。这是否意味着肠道菌群缺乏多样性会导致抑郁症？抑或是抑郁症导致了肠道菌群多样性的匮乏？"大多数人认为这是一种循环，通常人体的炎症都有诱因，不管是长期的不当饮食还是服用某种药物，抑或是睡眠状况很糟糕，都会引发低度炎症，"维埃拉－席尔瓦说道，"这将为你肠道中的'坏'细菌的滋生提供温床，而这些坏细菌会引发更多炎症，不断繁殖。"

显而易见，这项研究的目标之一是找到打破这个循环的方法。如何才能将低度炎症及其赖以生存的微生物群系"指纹"转变为更为平衡的状态呢？"我们的个人经验是益生元[4]比益生菌的作用更大。"瓦勒斯－科洛梅尔说道。他还提到蔬菜和水果中的纤维是最基本的益生元，每个人都可以添加到自己饮食中。"但如果你体内的微生物群系非常混乱，那么微生物群系的关键组成成分可能已经不复存在，这时我会将益生元和益生菌结合起来。"将二者组合，不仅可以引入可能已经消失的细菌菌株，同时还可以增加已经存在的有益细菌的数量。

增加我们肠道中微生物居民多样性的有效方法之一是改变饮食结构。维持我们生存的东西也是微生物赖以生存的物质——就像我们在喂养数万亿只的微观同伴。只改变几顿饭不会对现有的稳定菌群产生影响。虽然饮食结构的调整需要长期坚持，但是它带来的益处极大。

2017年，澳大利亚东南部迪肯大学食品与情绪中心的教授菲利斯·杰卡（Felice Jacka）和她的同事们发现，在三个月的时间里，一组抑郁症患者定期与他们的治疗师会面，但饮食方面毫无改变，而另一组患者在定期接受心理治疗的同时摄入了更多的蔬菜、水果、全谷物、豆类、鱼、瘦红肉、橄榄油和坚果，同时减少了"额外食物"_{（如糖果、精}谷物、油炸食品、快餐、加工肉类和含糖饮料）的摄入。结果显示，减少"额外食物"摄入的一组，他们的抑郁症状显著下降。简而言之，地中海式饮食可以起到抗抑郁的作用。尽管这种饮食变化改变了患者肠道内的微生物组成，但尚不清楚饮食变化是否构成了微生物群系变化的根本原因。尽管在调整饮食后，患者的炎症可能会减少，但这项研究并没有评估这一点。截至2019年，多个独立研究小组使用不同的方法，在不同的患者身上成功复制了杰卡的试验。重要的是，他们都得出了一样的结果。无论作用机制是什么，富含水果、蔬菜和少量肉类或鱼类的多样化的饮食都是促进身心健康的良方。

　　读完这些研究文献后，我在2018年改变了我的日常习惯，那时我正把药从西酞普兰换成舍曲林。在坚持素食多年之后，我开始吃鱼肉，如来自津巴布韦的河慈鲷和在英格兰东部萨福克时常狂风大作的海岸里打捞的鳕鱼。我还会在食用凯撒沙拉时偶尔加一点腌渍凤尾鱼。每一口都是对我环境道德观的小小攻击，而且我从来都没真的喜欢过海鲜，小时候就不怎么吃，长大后吃得就更少了。但是，就像寻求心理治疗或吃抗抑郁药一样，没有什么事能比找到治疗抑郁症的有效方法更能激发我的动力了。我意识到我的改良之后的饮食结构建立在从盖伦到菲利斯·杰卡的数千年抑郁症研究文献基础之上。饮食会影响我们的情绪。

这种均衡的饮食是否降低了我血液中的炎症水平？这样做能保护我的大脑免受犬尿氨酸的一些神经毒性副产品所带来的伤害吗？我的肠道菌群是否已经呈现出不那么抑郁的"指纹"？我永远都不会知道这些问题的答案，但健康的饮食是我可以掌控并可以立刻实行的方法，我不再一口气吃一整包薯片了。众所周知，酒精属于促炎食物，我两年来都滴酒不沾，时至今日也很少喝酒。在意识到omega-3脂肪酸实际上是由海洋藻类（鱼的食物）合成的物质之后，我又吃起了素食，补充对素食主义者更友好的鱼油。我根据科学的指导，吃的是没有鱼的地中海式饮食。

不是所有人都能买到便宜的新鲜食材和用藻类制成的omega-3胶囊。对我来说，我可以立刻改变我的饮食，只要步行去当地的蔬菜水果店就能马上实践这一治疗抑郁症的新疗法。但对大部分的预算有限或贫困的人来说，如果没有来自外界的帮助，改变饮食习惯可能是一项难于登天的任务。这不仅限于低收入国家，不良的饮食习惯已经变成了一种全球化的问题。例如，根据2014—2015年的澳大利亚健康调查，只有5.6%的人口摄入了健康比例的水果和蔬菜。在英国，19%的有儿童的家庭经常买不起健康饮食所需食材。人们可以大快朵颐价格低廉、高盐高糖且经过加工的高脂肪食物，却无法从中获得满足感。这种脂肪含量高、蛋白质和纤维含量低、可以快速出锅的西方饮食，引发的健康问题日益严重。这种食物以一种可怕的速度增加了肥胖症人群的数量，无论富人还是穷人。据估计，世界各地有13%的成年人和18%的儿童超重。在美国，成人肥胖率从20世纪60年代的10%上升到了2018年的40%强。

定义肥胖的指标并不十分精准，它是用一个人的体积（身高的平方）除以体重，粗略估计而来的。然而，这个体重指数（BMI指数）是衡量一个人健康状况的可靠指标。超重的人的体重指数在25~29之间，当一个人的体重指数达到30时，这个人便被认为患上了肥胖症。众所周知，超重会增加一个人患上21世纪那些最流行疾病的风险。随着BMI指数的递增，人们患上心脏病、癌症、高血压和Ⅱ型糖尿病的风险会急剧上升。例如，体重指数为30的人患上糖尿病的可能性是体重指数低于21的人的28倍。如果体重指数增加到35或更高，人就会处于一种"病态肥胖"的状态，此时患糖尿病的风险增加到93倍。

　　这些数据在《自然》杂志内的文章经常被引用。发表于2000年题为《作为医学问题的肥胖症》(*Obesity As a Medical Problem*) 的文章在新世纪来临之际对人们发出了警告信号。"肥胖不应再被视为只会影响某些人的外貌问题，而应被视为一种威胁着全球人类福祉的流行病。"当时在伦敦皇家医学院工作的医生彼得·科佩尔曼 (Peter Kopelman) 写道。尽管肥胖的遗传易感性是未来研究的目标(科学家们认为有超过50种基因在起作用)，但有确凿证据证明，肥胖症的流行与饮食结构的改变和久坐不动的生活方式有关。无论哪个地方，只要被这种西方生活风格影响，肥胖很快便随之而来。这一点在太平洋群岛上表现得最为明显。该群岛是西太平洋水域上一道亮丽的风景，由大约12000个天堂般的岛屿组成。第二次世界大战后，从自给农业向城市生活的转变，以及廉价加工食品的进口导致这里一些国家的肥胖率直线攀升，甚至成了世界之最。"传统食物(如鱼、芋头、山药和当地的水果和蔬菜)已经被进口的大米、糖、罐头食品、软饮料和高热量零食所取代，"流行病学家尼古拉·豪利 (Nicola Hawley) 和斯蒂芬·麦加维 (Stephen McGarvey) 在2015年写道，"这些进口食品的质量通常很糟糕(在原产国被认为是废料的火鸡尾巴和羊腹肉等肥肉、方便面，以及经过高度加工的高糖零食)，但在这里，它们已经成为声望和地位的象征。"由于许多太平洋群岛岛民都有体重增加的遗传倾向，因而这里的情况对全球其他地区都有警示意义。在美属萨摩亚，超过70%的人口超重，这一比例在汤加、纳鲁和萨摩亚也维持在50%以上。糖尿病、中风和心血管疾病等问题在这些国家的发病率呈上升趋势，而预期寿命却在缩短。这里的人们曾经可以活到70多岁，现在却有很多人在60多岁的时候便已离开人世。

科佩尔曼于2000年撰写的一篇综述着重强调了身体疾病，但并未提及心理健康。自该文章发表20多年以来，抑郁症与超重的关系愈发紧密。抑郁症目前被认为是另一种"与超重相关的疾病"。伯克（Berk）和他的同事在2013年写道："无论采用何种研究方法，数据始终表明肥胖与抑郁症之间存在关联，例外极少。"超重会使患抑郁症的风险增加50%以上，而抑郁症患者患上肥胖症的风险比例也如出一辙。这是另一个恶性循环：与贫困一样，肥胖既是导致抑郁症的原因，也是抑郁症造成的后果。

传统意义上的抑郁症（如忧郁症）会出现食欲不振和体重减轻等症状，而肥胖则属于"非典型"症状。暴饮暴食、焦虑、疲惫和贪睡，20世纪50年代用来诊断抑郁症的症状现在又成了疾病指标。非典型抑郁症仍是一种十分难以治疗的疾病，人们曾诉诸单胺氧化酶抑制剂，而现在，超重又增加了治疗的难度。尽管学者们从社会和生理角度对此现象提出了多种解释，但近年来研究的中心领域之一是炎症。脂肪组织，尤其是腹部周围的脂肪组织会将炎症分子释放到血液中。这种情形不仅与抑郁症相关，并且现在已知这种慢性低度炎症会降低普通抗抑郁药的效果。

坦白来讲，我还算苗条，有些人可能会说我很瘦。我身高1.78米，体重65千克。我的体重指数低于21，处于19~25的"健康范围"内。但我曾是一个超重的小孩，我记得小学时站在体重秤上的那种火辣辣的羞耻感。我总是穿宽松的套头衫来遮盖肚子上一圈圈肥肉。一件短袖或是一个微风轻拂的日子都会让我丑陋的身体线条暴露在大众眼中，我觉得整个世界都在看我，并且在笑话我的身材。我的父母劝我别太在意，告诉我这只是"婴儿肥"而已，这是在为十几岁时长个子做能量储备。但事实并非如此。在20世纪90年代末和21世纪初，家家户户几乎都有台式电脑。我会坐在电脑前玩电子游戏，刚开始是软磁盘，然后是光盘。我在傍晚还会看电视。周末的时候，我也会去参加体育运动，如羽毛球、板球或足球。但即便如此，我大多数的时候都是不怎么活动。在学校上课的时候，正餐吃比萨、汉堡包和薯条，餐后甜点吃烤好的松脆玉米片，这种玉米片的上面添加了巧克力、糖浆还有物如其名的一种叫作"柏油"的人造黄油。体育馆下方散发着霉味的走廊上有一台自动售货机，我会把零钱存起来，在这台含糖饮料售卖机上买廉价的饮品。即使在烹饪课上，老师教的也是怎么做比萨，而不是其他更健康的食物。

一名热情洋溢的娃娃脸厨师杰米·奥利弗（Jamie Oliver）在20世纪90年代后期从热气蒸腾的餐厅后厨走到了国家电视台的荧屏前。从2005年起，他逐渐改变了这个国家学龄儿童的饮食习惯。当我就读的学校开始采用杰米的建议时，我已经快要毕业了。我看到食堂开始改变供餐种类。意大利面取代了比萨，曾经分发汉堡包的地方，现在摆放的是带有煎蔬菜的丰盛大餐。臭名昭著的"火鸡多滋乐"（Turkey Twizzlers）没了踪迹，永远留在了那个精加工食品泛滥年代的记忆当中。2009年的一项研究发现，尽管当时并非所有人都能接受，但这种更健康的饮食方式对学校出勤率和取得高分的学童数量产生了直接影响。杰米·奥利弗在2005年向政府提交的"让我吃得更好"（Feed Me Better）的请愿书中并未提及抑郁症。但有人认为他的工作曾经甚至直到如今也对保护心理健康起到了很大作用。"我认为他所做的一切非常重要。"来自迪肯大学的迈克尔·伯克说道。他曾是布赖恩·伦纳德的学生，同时也是菲利斯·杰卡的同事，"他的工作将在抑郁症预防方面发挥作用。虽然对抑郁症治疗的影响可能很小，但对社会所产生的影响会很大，因为这一工作惠及所有人。"距离澳大利亚迪肯市的食品与情绪中心仅5分钟路程的地方，就设有一所杰米·奥利弗烹饪学校，来自贫困家庭的孩子可以在这里学习如何快速制作有营养的饭菜。

富含膳食纤维（尤其是含水果和蔬菜）的饮食只是减少肥胖、炎症及包括糖尿病、心脏病和抑郁症在内的恶性循环的一种方法，而另一种则是运动。自20世纪80年代起，10多个临床试验都发现运动可以起到抗抑郁效果。在2005年发表的一项研究中，科罗拉多州库珀研究所的安德里娅·邓恩（Andrea Dunn）和她的同事发现，每周进行3天的适度运动，运动强度根据在跑步机或固定自行车上花费的时间来衡量，在治疗抑郁症方面与SSRI类抗抑郁药和认知行为疗法等一线疗法的效果相同。接着，在2013年，德克萨斯大学西南医学中心的精神病学教授马杜卡尔·特里维迪（Madhukar Trivedi）及其同事在一项研究中发现，适度运动的抗抑郁作用在血液中炎症标志物水平较高的人群中最为明显，无论是否肥胖都是如此。

这为精准医疗提供了机会。由于目前的抗抑郁药对血液中炎症标志物水平高的人效果最差，因此运动既可以作为独立治疗存在，也可以作为提高后续药物治疗效果的辅助疗法。即使运动不能改善一个人的抑郁症，他体内的炎症水平也可能已经降低到一定水平，于是提升抗抑郁药的效果。我们现在已有多种备选药物，有些药物更适合血液中有炎症标志物的患者。例如，2014年开展的一项大型临床试验发现，对于血液中C反应蛋白水平（一种炎症标志物，可以通过快速验血进行测量）较高的抑郁症患者而言，去甲替林（一种三环类抗抑郁药）比依他普仑（一种SSRI类抗抑郁药）更有效。3年后，一项类似的研究发现，如果患者血液中含有另一种名为白细胞介素-17（简称IL17）的炎症标志物，那么与单独使用SSRI类抗抑郁药物相比，将一种SSRI类抗抑郁药和安非他酮（一种多巴胺再摄取抑制剂，也是一种抗炎药）结合会有更好的效果。无论是运动还是选择某种类型的抗抑郁药，慢性低度炎症都可以成为我们未来寻找更有效的抑郁症疗法的切入点。

开具药物处方比让患者运动更容易操作。保险公司和国家医疗服务机构通常不会像药物或心理咨询师那样为私人教练或健身卡提供补贴。运动鞋、瑜伽课程和运动时的场地费可能很昂贵。对精神状况不是很好的人来说，找到定期锻炼的时间都很难，更不用说那些严重缺乏激励和自尊的人了。但对我来说，不运动更糟糕。治疗抑郁症令我动力十足，是支撑我早起晨跑的强大力量之一。

2020年初，当我决定逐步停用舍曲林时，我曾以为我跑得越久，感觉就会越好。随着服药剂量逐渐减少到零，我慢慢增加了每周跑步的千米数。几个月后，我每周会跑一次或两次相当于半程马拉松的距离。这个运动量太大了，每次跑完之后的第二天，我都会感觉疲惫不堪，情绪不振。这实在令人沮丧。为什么每周取得这么大成就，我却不会欣喜若狂？我是否命中注定会抑郁，无论我多么努力地抗争都无济于事？随后，我阅读了一篇能够回答我疑问的研究文献，这项研究又一次与精神病学的新流行词有关：犬尿氨酸。2015年，一组奥地利研究人员发现，即使是对大量运动的运动员来说，剧烈运动也可能激活犬尿氨酸通路，于是身体便没有足够的色氨酸来制造血清素，血清素这种神经递质的数量下降，不足以供给大脑运作。也就是说，这与抗抑郁作用恰好相反。"于是可知，偶尔进行两到三天的运动会在整体上对健康产生有益的影响，把运动当作一种消遣时便可获得此项益处，"因斯布鲁克医科大学的芭芭拉·斯特拉瑟（Barbara Strasser）和她的同事写道，"而高强度的训练只会对患者的情绪和免疫系统产生更多的不利影响。"

读了这篇文献后，我试着每周跑3次步，同时缩短跑步里程，每次跑5到10千米。跑步变得更像是一种健康的日常活动，而不会让我筋疲力尽。晨跑结束后，我的宠物狗伯尼会在耐心等待早餐的同时，伸出舌头大口喘气。当我在拉伸肌肉，试着让身体平静下来时，我会思考体内正在经历什么样的变化。我的大脑现在是否充满了神经递质和内啡肽？我的大脑突触是否建立了新的联系，扭转了压力和抑郁给我带来的影响？我肠道内的数万亿细菌是否正通过迷走神经向我的大脑发送大量的健康信号？我体内的炎症是否处于健康水平？即便炎症水平较高，这些我每天都可以自行调整和改善的疗法（也就是我选择的食物和运动量，这些都是我为自己量身定制的抗抑郁药）也已经可以带给我很多力量。此类疗法与传统药物和心理治疗共同构成了我的疗愈生活，而且前者的副作用更小。

---

1   疾病的细菌理论：传染病是由"细菌"或微生物引起的，这些微生物太小，只能借助放大镜才能观测到。——译者注

2   巨噬细胞属于免疫细胞，最主要的作用是引起机体免疫反应，产生免疫应答。巨噬细胞来源于单核细胞，巨噬细胞和单核细胞称为吞噬细胞，主要参与非特异性免疫和特异性免疫，并且激活其他免疫细胞，使机体对病原体作出反应。

3   微生物指纹：微生物指纹识别方法是一类基于生物分子的通用成分或部分（例如磷脂、DNA或RNA）的独特特征来区分微生物或微生物群的技术。——译者注

4   益生元：由国际"益生元之父"格伦·吉布索（Glen Gibson）于1995年提出，指一些不被宿主消化吸收却能够选择性地促进体内有益菌的代谢和增殖，从而改善宿主健康的有机物质。——译者注

开端

　　"先有鸡还是先有蛋"这样的问题同样存在于抑郁症和炎症研究中。二者谁先出现？是炎症诱发了抑郁症？还是抑郁症导致身体发炎？"我们知道心理压力会激活自身的免疫反应，"剑桥大学的流行病学家格拉姆·坎达克（Golam Khandaker）说道，"压力大的人，其体内的免疫水平也更高。所以，抑郁症患者体内炎性蛋白增多可能只是心理压力大的表现，我们都知道抑郁是一种充满压力的心理状态。"

　　但有多种不同课题的研究表明，炎症似乎是导致抑郁症的原因，而非结果。首先，一项追踪了超过10万名英国、荷兰、丹麦和美国居民的纵向研究结果表明，血液中炎症指标略微升高的人群在未来的生活中更容易得抑郁症。有趣的是，有低炎症水平遗传倾向的人群患抑郁症的风险较低。此外，α-干扰素等促炎药物经常会导致抑郁症，而且，一些患者为了治疗自身免疫疾病（如银屑病、克罗恩病或类风湿关节炎）而服用的抗炎药可以明显改善这些患者的抑郁症状。重要的是，他们的抑郁症状并不与他们自身免疫疾病的发展有任何关联。即使他们关节僵硬、肠道出现炎症、皮肤上长满了令人发痒的皮疹，他们的心理健康仍会明显改善。

　　这些研究为更为直接的临床试验铺平了道路。"令人振奋的是，基于对众多健康志愿者、患者、基因与人群研究进行的调查，我们现在已经开始了针对抑郁症患者的临床试验。"坎达克表示，他与剑桥大学的同事正在开展一项此类临床试验。"洞察研究[1]"始于这个领域的重要事实之一：并不是每个抑郁症患者都有炎症。最新的预估表明，有四分之一到三分之一的抑郁症患者体内C-反应蛋白和白细胞介素-6水平升高，这两种炎性标志物在血液中很容易被检测出来，重要的是，它们并不会随着时间推移而变化或在饭后波动。一旦通过两次血液检测和炎症相关症状（如疲劳、睡眠障碍和注意力问题等）识别出了这类患者，坎达克和同事们就会在验血之后给他们提供安慰剂或者抗炎药。对患者的安全而言，这种严格的筛选过程至关重要。由于抗炎药会抑制免疫反应，服用它们有可能会导致不必要的感染，干扰大脑功能，因此只能让出现炎症标志性迹象的患者服用抗炎药。让没有任何炎症的抑郁症患者服用抗炎药是有害无益的。

尽管在过去20年中，这一研究领域积累了大量证据，但格拉姆·坎达克仍像其他科学家一样怀疑一切。"我不会根据目前掌握的证据就轻率得出任何结论。而且我认为针对抗炎药是否会对心理健康产生影响作出任何明确的结论都是愚蠢的，"他说道，"目前这一领域仍处于起步阶段。"

布赖恩·伦纳德在自己改造过的位于戈尔韦的谷仓里见证着由他开创的领域正慢慢走向现实世界，为公众所接受。他编写的教科书与综述中时常引用19世纪德国哲学家亚瑟·叔本华（Arthur Schopenhauer）的话。"所有真理都会经历三个阶段，"叔本华写道，"第一阶段，它受众人奚落；第二阶段，它遭到猛烈抨击；第三阶段，它被奉为不言自明的事实。"20多年前，伦纳德认为神经免疫学领域介于第一阶段和第二阶段之间，仍受到奚落，并开始遭受尖锐的批评。到了2013年，他认为这一领域进入了第三阶段：不言自明。"与精神疾病领域早期理论带来的假象不同，"伦纳德与芝加哥大学的安杰洛斯·哈拉里斯（Angelos Halaris）写道，"我们坚信神经免疫学这个新兴子领域具备长远发展的潜力。"

1 　洞察研究：抑郁症患者抗炎治疗效果的概念验证、随机、双盲、安慰剂对照研究。——译者注

在大脑扫描仪中冲浪

在2005年11月2日，也就是"亡灵节"这一天，巴西圣保罗大学的神经学家德劳里奥·巴罗斯·德·阿劳霍（Draulio Barros de Araujo）在喝下死藤水后首次体验了一次飘飘欲仙的迷幻之旅。死藤水是由两种以上生长在亚马逊流域的植物烹制而成的传统茶饮。他指导的一名博士生是当地圣代美教堂的教徒，这座教堂自20世纪30年代以来便将饮用死藤水作为宗教仪式的一部分。这名博士生觉得阿劳霍会对这种新奇的体验感兴趣，毕竟，阿劳霍在职业生涯中一直在使用脑成像技术并开发数学模型，以此来"观察"大脑如何运作。这样一种能够让人看到逼真幻象的药物，一种能将神从天堂召唤入人间并向凡人提供建议的茶饮，将会如何重塑阿劳霍的科学专业认知呢？科学称这些虚象为幻觉，但是圣代美教堂的教徒们却将其称为"神迹"。那些逼真的画面与光线投在视网膜上时我们看到的景象别无二致。

阿劳霍对这次邀请受宠若惊。死藤水仪式不仅是他的学生的精神世界的中心支柱，同样也是巴西文化的重要组成部分，该仪式拥有数世纪的历史，深深植根于亚马逊雨林地区的文化当中。身为一名神经学家和前物理学家，阿劳霍之前的人生一直周旋于需要同行评议的期刊和有意义的统计数据中，但此刻，他不再是戴着科学家高帽的研究人员，而是一个戴着宽檐帽追求新鲜的冒险家。

　　死藤水的活性成分，也就是能让人们看见"神迹"的分子，名为二甲基色胺。这种分子天然存在于灌木绿九节中，一旦被人体消化，并经血液运输到大脑突触，它就会与特定类型的血清素受体相互作用，产生致幻体验。（另一种二甲基色胺名为5-甲氧基二甲基色胺，是从索诺拉沙漠蟾蜍的毒液中提取制成的，这种蟾蜍又名科罗拉多河蟾蜍）。尽管致幻蘑菇的活性成分赛洛西宾与实验室合成的麦角酸二乙基酰胺致幻剂也存在同样的作用机制，但死藤水的致幻作用不仅要归功于绿九节及其含有的二甲基色胺，还要归功于第二种至关重要的成分。从通灵藤（Banisteriopsis caapi，一种攀援藤本植物）中提取的去氢骆驼蓬碱是一种天然的单胺氧化酶抑制剂，这种化学物质与异丙烟肼和反苯环丙胺类似。去氢骆驼蓬碱通过阻断突触内的酶来防止二甲基色胺在突触中被分解并随着尿液排出体外。换言之，早在第一批抗抑郁药问世之前，人类便已"发现"了单胺氧化酶。几个世纪以来，这些化学物质一直是原住民传统文化的一部分。

　　死藤水如烈酒，只消饮用半杯便可导致严重的恶心、胃痉挛与腹泻，在接下来的4小时甚至更长的时间里，人们都会如踩在云端般飘飘然。此时"看见"的画面通常是超现实的，庄严肃穆，令人敬畏，但同时也可能引发恐惧且令人无法忍受。在圣代美教堂里，人们将出现幻觉称为

"做工"，因为这个过程是繁重的。萨满仪式将饮下死藤水后的体验称为"劳动"。

阿劳霍起初看到了一个由几何图像、动物和植物组成的令人困惑的组合，他看不太懂。之后他才意识到这次体验有多么重要。虽然整个过程像是做梦，但这些画面简直和他平常的想法一样真实。"死藤水的特别之处在于当我清醒过来后，我仿佛做了个荒诞的梦，有些时候像是做了一个恶梦，但我知道它不仅是一个梦，"阿劳霍说道，"这个体验很真实。对一个对人类思维感兴趣的人来说，死藤水太奇妙了。"

自20世纪80年代末以来，在巴西，在宗教仪式中使用死藤水是合法的。这里的人们生活在世界上最迷幻的国家之一，阿劳霍发现自己正身处深入了解这种体验的最佳地点。他求助于当地的专家以及多年来每隔2周便会饮用死藤水的教徒，其中有些人甚至坚持了几十年。"这个教堂的许多人都尝试过这种级别的体验。"他说道。他们对致幻经历的熟悉程度恰好能让阿劳霍完善他的实验设计。他们不仅能够在陌生的大脑扫描仪中躺下并自如地应对这种体验，还能同时完成基础的心理任务。"这就像让一个人边冲浪边执行一项任务，"阿劳霍说道，"如果你不知道如何冲浪，那么你就很难在冲浪的同时完成一项任务。"

阿劳霍身板单薄，一头短发已经花白，他总是笑眯眯的。他找到了10名在死藤水的迷幻波涛中冲浪了几十年之久的志愿者，他们非常乐意参与到他的研究之中。但是，其中一名男性无法在扫描期间保持头部不动，所以最后只剩下9个人（4名男性和5名女性）。他们的大脑在环形扫描器中呈现出了奇妙的图案，尤其是当他们听到让他们在大脑中想象出刚才看到的图片这一指令时，大脑中与记忆和视觉有关的区域活跃起来，有时候类似于做白日梦时大脑的活动规律。但阿劳霍的志愿者们却不在梦境之中，他们异常清醒。在阿劳霍看来，这些志愿者似乎真的在面前看到了那些画面，那些树、动物、人仿佛都存在于大脑扫描仪中。"将需要回忆的图像的强度提升至与自然图像相同的水平后，"阿劳霍和他的同事写道，"死藤水将内在体验变得如同现实。"他的论文题目是《闭眼视物》(Seeing with the Eyes Shut)。

　　离开扫描仪，回归到圣代美教的仪式之中，很明显，这些迷幻景象给人带来的好处在死藤水之旅结束后很久依然存在。嗜酒之人或抑郁症患者会觉得自己已经没事了。人们从远古时代起就已经很熟悉这种反应了。尽管麦角酸二乙基酰胺带来的致幻体验以及在欧洲及美国面世不久的赛洛西宾更关注对上帝的超自然想象或探寻宇宙的终极真理，但几个世纪前的人们使用死藤水的目的则略有不同：为了让病人更舒服一些。幻象历来被视为灵怪或恶魔，需要通过萨满仪式将它们逐出身体。但是，这些幻象并没有被当成什么神秘的体验，这一切纯粹是为了治病救人，与从皮肤下取出碎片或切除发炎的阑尾没什么区别。阿劳霍希望自己能够充分发挥这段治疗历史的作用，看看死藤水是否可以治好已经尝试过多种抗抑郁药、心理治疗和电休克治疗却始终不见好转的抑郁症患者。

"敞开意识，融入周遭，脱离现实"

从攀援藤本植物、多叶灌木、多刺仙人掌或长满疙瘩的蘑菇中提取出的化学物质能够扭曲我们对现实的感知，原住民文化几千年来一直沿用此方法，从西伯利亚到撒哈拉大沙漠再到中美洲都是如此。从词源角度讲，"迷幻剂"（psychedelic）一词意为"心灵显现"，是近代才出现的词汇。20世纪50年代，在加拿大工作的医生汉弗莱·奥斯蒙德（Humphry Osmond）创造了"迷幻剂"一词来替代"致幻剂"——用"致幻剂"一词来描述这种可以和上帝直接沟通的桥梁、带来暖意与平静的催化剂，听上去似乎过于消极了。在写给《美丽新世界》（Brave New World）和《众妙之门》（The Doors of Perception）的作者阿道司·赫胥黎（Aldous Huxley）的信中，奥斯蒙德以两行诗概括了他的选择：

> "探索地狱抑或如天使般翱翔天际，
> 只需一点点迷幻剂便可知悉。"

与风靡19世纪的可卡因一样，麦角酸二乙基酰胺这一化学物质也承载着南美洲几百年的历史。1938年，人们首次合成了麦角酸二乙基酰胺，这种物质与单胺氧化酶抑制剂、丙咪嗪等新兴抗抑郁药物一样，都是精神病治疗的一部分。在精神分析处于鼎盛时期时，麦角酸二乙基酰胺被看作心理治疗的催化剂，是一把打开无意识神秘世界的钥匙。

20世纪50年代，生活在洛杉矶的治疗师贝蒂·艾斯纳（Betty Eisner）惊讶于这种致幻药物一层层揭开被压抑记忆与创伤经历的能力，仿佛用一把刀切开了无意识这层层包裹的洋葱。"从第一次治疗开始，麦角酸二乙基酰胺便能取得常规治疗几个月甚至几年才能达到的效果。"她写道。她以身试药之后（当时她第二次陷入深度抑郁，觉得"宇宙在她的头顶坍塌"，而麦角酸二乙基酰胺则终结了这次抑郁）得出结论，麦角酸二乙基酰胺带来的6小时迷幻之旅的效果等同于接受4年精神分析治疗。药效如此强劲，以至于最有经验的分析师都不敢妄自加以干预，以免影响药物本身的效果。"我认为治疗师的作用是创造让麦角酸二乙基酰胺发挥作用的最理想的环境。"艾斯纳写道。

艾斯纳的治疗过程十分简单，就在洛杉矶的一间标准病房里进行，但效果斐然。她建议患者带几张童年家庭照来，治疗过程中她会为患者们提供一个很大的手持镜，接着给他们服用小剂量的麦角酸二乙基酰胺。在持续8小时的麦角酸二乙基酰胺迷幻之旅中，患者能够重塑旧时记忆，从一个全新 (最好是积极的角度) 看待自己。从始至终，房间里的留声机悠悠地旋转着，播放着几十首古典音乐。这些乐曲似乎让整个实验变得和谐安宁，引导着患者回顾人生中的跌宕起伏，仿佛音乐的节奏将这些经历串联在了一起。"协奏曲似乎表达并加强了个人与环境的关系，这一点在独奏者与管弦乐队的互动中体现了出来，"艾斯纳写道，"我发现，开始时放一张曼托瓦尼的古典选曲唱片是个不错的选择，接着再放肖邦的第一首钢琴协奏曲就再好不过了。"

20世纪50年代到60年代初，麦角酸二乙基酰胺在一系列精神疾病的心理治疗中起到了辅助作用，如焦虑症、酗酒、阳痿和同性恋 (围绕精神分析展开的《精神障碍诊断与统计手册》第1版将同性恋列为"社会病态人格障碍")。1952年，人们首次测试了麦角酸二乙基酰胺在抑郁症治疗中的有效性，4年以后，位于纽约和明斯特林根的医生才开始给患者开具含丙咪嗪和异丙烟肼的处方。在纽约工作的查尔斯·萨维奇 (Charles Savage) 给15名内源性和反应性抑郁症患者服用了麦角酸二乙基酰胺，他发现其中有3人康复了，4人有所好转。但是另一组年龄、性别和抑郁症类型相同的对照患者，在接受了心理治疗后康复率几乎一样。换句话说，麦角酸二乙基酰胺的效果似乎没有比标准治疗好多少。此外，虽然患者身上通常会出现短暂的欢愉反应，但严重的焦虑也时常浮出水面，萨维奇在书中提到"这激发了退却而非自信"。麦角酸二乙基酰胺虽然能使一些抑郁症患者敞开心扉，但也能导致一些抑郁症患者变得更加沉默。"然而，"萨维奇总结道，"麦角酸二乙基酰胺以其产生的幻觉为媒介，在心理治疗层面为人们研究无意识提供了宝贵的见解。"对他来说，麦角酸二乙基酰胺只是帮助人们理解病情的工具，而不能治好患者的疾病。

虽然贝蒂·艾斯纳并不专攻治疗抑郁症患者，但她却为迷幻剂疗法的未来应用铺平了道路。她意识到迷幻经历发生的背景与诱发它们的药物一样重要。麦角酸二乙基酰胺不仅能随机创造对颜色或宇宙的幻象，而且它似乎能用过去的记忆和想法模糊人类的感觉中枢，仿佛在一张挂毯上不断上演这些景象。在舒缓的音乐、患者手里的照片以及治疗师不时引导的共同作用下，艾斯纳在她那间狭小的医院病房中成了一名指挥家，努力指挥着患者的经历，让它们共赴治疗的高潮。在工作上，她表现得很出色，有时候她觉得自己天生就知道怎么让人们心情好起来。尽管她能流利地说一堆心理学和药理学术语，但她从未忘记她面前的患者首先是需要帮助的普通人，而不只是一名患者。"我注意到的一点是，治疗师应将全部注意力都放在服用了麦角酸二乙基酰胺的患者身上，直到患者不再需要。"

几乎每次麦角酸二乙基酰胺之旅都会让人回忆起曾经挣扎煎熬的时刻，同时可能引发痛苦。毕竟自揭伤疤实非易事。他们会在幻觉中看到什么？来自过去的沉睡的怪物？还是他们觉得最好不要再记起的事物？艾斯纳盘点了一番患者的生活，以此来推测使用麦角酸二乙基酰胺治疗期间可能出现的状况，告诉患者要面对内心深处的恐惧。"一些生活中的基本问题会以一些有象征性的形象显现，如熊熊烈火、虚空、龙和漩涡，解决这些问题的关键在于引导个体直面并奔向任何恐惧之物。"艾斯纳写道。尽管患者并没在房间里走动，甚至可以全程躺着，但是在他们的脑海中，他们正竭尽全力迈出人生中最艰难的几步。"当服用麦角酸二乙基酰胺陷入迷幻世界的个体为了被吞噬而'迈入'火海之中时，在个体接触到火焰的那一刻，宛如地狱般的熊熊烈火发生了突然的变化，先前生活中的问题似乎奇迹般地迎刃而解了。"

　　1958年，艾斯纳开启了欧洲之旅，在那里遇到了许多志同道合的麦角酸二乙基酰胺研究人员。在英国、德国、捷克斯洛伐克和意大利，研究员们绞尽脑汁地尝试揭开这种药物的谜底。在迷幻之旅中患者们常常在星辰与行星之间穿梭，这是否意味着我们内心世界和宇宙之间存在千丝万缕的联系？这些画面是大脑内部如何运作的投射吗？还是说，就像艾斯纳所认为的，麦角酸二乙基酰胺是人与人之间沟通的媒介，也是人类与上帝沟通的媒介？无论他们持何种观点，艾斯纳发现她采用的方法是独一无二的。例如，在英国伍斯特的波威克医院，她发现患者在经历长时间的迷幻之旅时并没有一名治疗师在场引导，治疗时也不放音乐，患者也不用带照片或看镜子。尽管治疗时治疗师会提供一些美术用具，但似乎他们的治疗技巧缺少对个体的关注，而这正是她在洛杉矶的常用策略。

　　同年9月，艾斯纳参加了第一届神经药理学国际会议，生物精神病学的各位领军人物都出席了于罗马召开的这场学术峰会。这场会议为时3天，在建于墨索里尼统治时期的一个综合建筑内举行，会议的主要内容是当时新推出的抗抑郁药物和抗精神病药，以及通过对这些药物的研究我们可以对化学层面上的心智运作产生哪些新的见解。但是艾斯纳找到了足够数量的麦角酸二乙基酰胺研究员，开展了一场毕生难得的深度讨论。"我们不仅只是聚在一起听听每个研究麦角酸二乙基酰胺的人都做了些什么，我们还能听听这些研究有什么样的影响以及为什么会有这样的影响，互相切磋，找出一种与众不同但疗效更好的药物使用方法，我们也会集思广益，找出能够应对不同患者以及病情的最佳方案。自始至终，我们都将迷幻药可能导致的各种后果考虑在内。"艾斯纳写道。

会议最后一天，艾斯纳向一小部分观众介绍了自己针对麦角酸二乙基酰胺的研究和心理治疗方面的工作成果。她为能够参加这场会议深感荣幸，也为有机会站在受人尊敬的观众面前谈论自己的研究成果感到自豪。"我感觉自己是一名真正的开拓者，向世人汇报着我在遥远的神秘土地上探索时发现了什么。"她写道。那一晚，艾斯纳穿过晚间薄雾与模糊的灯光，沿着台伯河散步。她与化学家艾伯特·霍夫曼（Albert Hofmann）密切交谈——霍夫曼于1938年首次合成了麦角酸二乙基酰胺，20年后他从致幻蘑菇中分离出了活性分子赛洛西宾。能够和他交谈，艾斯纳感觉仿佛做

梦一般。"（这是）一次奇妙旅行的完美结局，"她写道，
"但我们总得回归现实。"

虽然她早期的麦角酸二乙基酰胺研究是如此振
奋人心，并有望发展为一种新形式的心理治疗，但艾
斯纳很快意识到自己正在一个敌意愈发强烈的世界中
孤军奋战。她试着与蒂莫西·利里（Timothy Leary）保持距
离，这名心理学家因提出赛洛西宾能让人们见到上帝
而遭到哈佛大学辞退，并激发了众人对此类精神活性
药物的反感与抵触。尽管如此，她还是感觉到自己研
究上的阻力越来越大。有时候她觉得这些敌意甚至不
是针对这种药物。她的许多同行批评她"只有"加利
福尼亚大学洛杉矶分校的心理学博士文凭就敢给患者
服用麦角酸二乙基酰胺，那时她根本算不上是一名接
受过培训的精神病医生，也不是医学博士。"人在遭
受偏见误解时当然会很沮丧，因为人们更多地从一
个人的头衔来对一个人评头论足（或者是性别，我很担心这也是
我遭受偏见的其中一个原因），其次才是这个人的本性和能力如
何，"她在1961年给汉弗莱·奥斯蒙德的信中写道，
"我厌倦了在坚守麦角酸二乙基酰胺之路上孤军奋战
的日子。"她在加利福尼亚大学洛杉矶分校就读时的
前导师西德尼·科恩（Sidney Cohen）是一名聪慧、白发早

生的药理学家，出于某些原因与艾斯纳分道扬镳。他不能苟同艾斯纳将科学与灵修相结合的麦角酸二乙基酰胺理论。对科恩来说，患者所看到的古希腊、埃及或印度景象只是幻觉，可艾斯纳认为这些画面恰恰证明了人类集体意识的存在。对她来说，这些景象不是海市蜃楼，而是记忆。

　　科恩是一名冷静明智的药理学家（研究化学反应通路与药物动力学的科学家），他担心麦角酸二乙基酰胺很危险。随着人们对由麦角酸二乙基酰胺主导的心理治疗的热情到达顶点，他联系了全国各地的同行，询问他们在进行麦角酸二乙基酰胺治疗时是否有遇到问题。一共有44人回复了他。在5000人的集体样本中，科恩没有发现因服药过量而身亡的病例报告，对此他深感欣慰。虽然持续的精神病发作是使用麦角酸二乙基酰胺的已知风险，但这一情况非常罕见，并且通常可以使用抗精神病药物来治疗。自杀的病例甚至更少，科恩只发现有2名患者因"与麦角酸二乙基酰胺直接相关的原因"自杀。1960年，他得出了"麦角酸二乙基酰胺是一种相对安全的药物"的结论。

　　到了1962年，他的态度发生了转变。"最近，我们遇到了越来越多与麦角酸二乙基酰胺管理有关的棘手事件。"1962年，他与自己在加利福尼亚的同事基斯·迪特曼 (Keith Ditman) 合著的文章中写道。麦角酸二乙基酰胺在加利福尼亚的反主流文化中愈发流行，越来越多人在踏上迷幻之旅期间或之后不久便自杀了。科恩写了一些文章驳斥自己的早期著作，并试着告诫研究员同行们以及公众这种迷幻药的潜在危险。并不只有他一个人忧心忡忡，科学文献也发出了大量类似的警告。"麦角酸二乙基酰胺是一种危险且有毒的物质，绝不像牛奶、麦片和橙汁一样温和无害……这一点在很多场合都被指出过。"《新英格兰医学杂志》(New England Journal of Medicine) 的一篇社论提到了这一点，"麦角酸二乙基酰胺的不良效果包括慢性幻觉症、惊恐、严重的偏执反应、自杀、各种其他精神疾病的发展，这些症状会在首次使用1个月至1年多的时间内反复出现，就算没有再次服用也是如此。"这种"闪回"似乎毫无规律可言，没人能解释这些症状什么时候以及因什么原因出现。"目前来看，"这篇社论总结道，"针对这些药物的进一步研究理所应当只能由能够做出公正和批判性判断的科学家在严格控制变量的环境中进行。"

这听起来已经像是不可能完成的使命了。1959—1961年，当时身为世上最知名人士之一的好莱坞演员加里·格兰特（Cary Grant）为了治疗抑郁症，接受了60多次麦角酸二乙基酰胺疗法，而1960年9月发表在《家政》（Good Housekeeping）上的一篇文章则将麦角酸二乙基酰胺的应用推向主流。与此同时，在加利福尼亚的整个西海岸，一些心理学家的家中和大学校园里上演着一场场麦角酸二乙基酰胺的派对狂欢。走私迷幻药的贩子设法自制了麦角酸二乙基酰胺，将这股文化潮流从穿着黑色套头衫的披头族推到了穿着扎染T恤的嬉皮士那里。《飞越疯人院》（One Flew Over the Cuckoo's Nest）的作者肯·克西（Ken Kesey）在加州各地进行了所谓的"决定性考验"，测试麦角酸二乙基酰胺的真实效力。现场有诸如感恩而死（Grateful Dead）等乐队进行音乐表演，并在烈性鸡尾酒中混入了麦角酸二乙基酰胺。想要通过这种考验就如同登山一样难：山壁陡峭高耸，登山者气喘吁吁，费力不已，但据说从山顶一眼望去的风景格外壮观。蒂莫西·利里寥寥数语就概括了整个画面："敞开意识，融入周遭，脱离现实。"

在好莱坞的一场迷幻剂狂欢派对上，西德尼·科恩遇到了一个把方糖浸泡在比平均剂量高10倍的麦角酸二乙基酰胺致幻剂中的人。一名10岁的小男孩误食了一块这种方糖，在之后的几个月里出现了精神病症状。在此之后，美国食品药品监督管理局听从了科恩等医学专家的警告，试着管控这种药物。生产麦角酸二乙基酰胺的制药公司山德士减少了向美国国家心理健康协会下属的精神病医师的供货量，一次性将客户名单从200人缩减到了70人。第一名给抑郁症患者服用麦角酸二乙基酰胺的精神病医生查尔斯·萨维奇争辩道，加利福尼亚对药物的不当使用不应该成为他人研究这种药物前进路上的绊脚石。"我们不应只从南加利福尼亚的滥用这一狭窄角度来看待麦角酸二乙基酰胺疗法。这种药在那里被滥用了。"作为心理学博士的贝蒂·艾斯纳就是不幸被列入限制供应麦角酸二乙基酰胺的名单上的研究员之一，她的治疗被迫中断。

1966年，美国参议院举行了两次会议讨论麦角酸二乙基酰胺。不久前被哈佛大学解雇的蒂莫西·利里引用了西德尼·科恩于1960年发表的文章，论证了麦角酸二乙基酰胺"非常安全"。与此同时，科恩提出了自己最新的观点。"我们看到了在某种程度上来说最令人恐慌的事情，甚至比死亡还可怕，那便是我们的文化再也没有价值，人们不辨是非，不论好坏，"他说道，"这些人过着毫无价值的生活，没有动力，没有理想抱负……他们被文化所摒弃，被社会放弃，迷失了自我。"据说，麦角酸二乙基酰胺是造成精神疾病的罪魁祸首，它会让彬彬有礼、举止温和的人变成精神病杀手，而禁止其使用的法律条文也注定会出台。不过，并不是所有人都反对利里的观点和麦角酸二乙基酰胺的使用，参议院罗伯特·肯尼迪（Robert Kennedy）的妻子接受过麦角酸二乙基酰胺疗法，他表示："也许在某种程度上，我们忽略了一个事实——如果使用得当，麦角酸二乙基酰胺会造福我们的社会。"1968年10月，麦角酸二乙基酰胺在美国成了违禁药物。到了1970年，英国与整个欧洲禁止使用麦角酸二乙基酰胺。20世纪80年代期间，只有荷兰仍将麦角酸二乙基酰胺作为辅助手段来帮助集中营幸存者回顾苦难的记忆，接受自己满目疮痍、痛苦不堪的过去。

打造新系统

　　20世纪60年代末，推行迷幻剂疗法的大卫·纳特（David Nutt）留着小胡子，穿着针织毛衣，虽然嘴上骂骂咧咧，但面容和蔼可亲。作为一名受过专业训练的神经学家和药理学家，他将自己的整个职业生涯押在了政治家们往往视而不见的毒品之上：亚甲二氧甲基苯丙胺（俗称摇头丸）、氯胺酮（K粉）、大麻以及最新推出的赛洛西宾。他曾经是英国政府的顾问，但在2009年，由于宣称吃摇头丸比骑马安全，他被委员会开除了。在英国，骑马这一娱乐消遣活动每年导致10人死亡，对几千人的头部造成永久性创伤。〔在《精神药理学杂志》（Journal of Psychopharmacology）中，纳特讥讽地称这种"为人所忽视的上瘾行为"为"马瘾综合征"，并提到"如果将骑马列为违法行为，那就能彻底杜绝这些伤害，想要落实这一点很容易——谁能在家中或者一个人的隐私空间里悄悄骑马！"〕纳特在西伦敦的办公室里挂了一块宣传麦角酸二乙基酰胺的金属匾额，还有一个由欧洲红豆杉制成的巨型蘑菇。过去人们会选用这种木材制作长弓以保护英国的教堂。纳特兴高采烈地表示，英国的每座教堂周围至少都会种植一棵红豆杉。这种不着边际的闲聊可以暂时转移他对荒谬现实的关注，他已经疲于应付。

　　"这是世界历史上最糟糕的研究审查制度。"他指的是关于迷幻药与亚甲二氧甲基苯丙胺等精神活性药物的现行立法。在北美洲与欧洲，赛洛西宾和其他迷幻药被列为一级管制药品（无公认医疗用途、滥用可能性高的物质）。这种分类惹恼了纳特。"虽然事实并非如此，但即便禁毒之战可以阻止人们继续使用毒品，这也不能成为禁止在治疗中使用这些药物的正当理由，"他说，"甚至连这个效果都没达到！据我们所知，现行药物立法根本没有影响吸毒，只是让吸毒变得更加危险了。这真是太离谱，太荒谬了。整件事都只是一场闹剧。"

尽管在法律上这种药物被列为一级管制药品，但纳特和伦敦帝国理工学院的同事在2011年开展的第一次针对赛洛西宾的研究中仍设法获得了这种药品。与巴西的德劳里奥·巴罗斯·德·阿劳霍一样，他们最初给身体健康的志愿者服用了赛洛西宾，在他们产生幻觉时扫描他们的大脑。就在那时，他们通过数据集看到了这种药物的抗抑郁潜能。在抑郁症患者的额叶皮质中经常观察到的、过度活跃的部分停止了工作。纳特以海伦·梅伯格与其对大脑25区的研究将这一区域命名为"梅伯格中心"。这一区域沉寂或安静下来后，大脑的其他部分开始相互交流，释放出了大量和谐有序的大脑信号，与之前被隔离的区域重新进行连接。纳特表示，正是通过这一发现，治愈抑郁症似乎是迷幻剂疗法值得努力的方向。"抑郁症是一种人们过度痴迷内心想法的典型疾病。他们有愧疚感，他们反思自己的所作所为，思考着自己做错了什么，他们无法脱离内在的思考过程，这一过程通常很消极，"他说道，"而迷幻药大多数情况下能打断这一过程。"

第一次试验的成果发表于2015年，该试验与贝蒂·艾斯纳关于麦角酸二乙基酰胺的研究非常相似，只是把成果带到了21世纪。伦敦帝国理工学院的一间病房里摆满了假蜡烛、精油、鲜花，有软垫的轮床上悬挂着一个可以旋转的太阳系模型。精心挑选的音乐播放列表让整个房间回响着配合治疗的音乐。赛洛西宾是在实验室中人工合成的，而这种体验很大程度上也是人为营造的，也就是说，患者需要在预先布置好的环境中开启体验之旅，感官受到的刺激以及服用药物的质量和剂量都需要人为把控。"体验中我哭了很多次，但也露出了很多次笑容。"一名36岁的男性患者描述了自己的体验，他孩童时代遭受了虐待，从那以后他就深陷抑郁，"在那短短的迷幻之旅中，我受到了很多启发。有些我曾经的想法不再只是脑海中的念头了，它们在这场旅途中变成了现实。"他的抑郁症在完成这次试验的半年后卷土重来，他联系了贝克利基金会的创始人阿曼达·菲尔丁（Amanda Feilding），该基金会是伦敦帝国理工学院这项研究的资助者之一。他希望自己能够服用一剂赛洛西宾。但菲尔丁无能为力。这个研究项目耗资几百万美元，经过了多年的详细规划。赛洛西宾不是合法的处方药，它仍属于一级管制药品，被定性为没有药用价值的药物。菲尔丁清楚地记得在20世纪60年代麦角酸二乙基酰胺是合法的，这让她怒不可遏。"在目前的监管下，我们无法继续治疗那些曾经疗效显著的患者们，这太不可思议了，而且是不道德的，"她说道，"我们必须让这种治疗惠及所有遭受痛苦的患者。"

并不是每个人都如此渴望将迷幻药推向主流医学。"我们必须确定迷幻药能否作为一种治疗独立存在。"詹姆斯·拉克（James Rucker）说道。他在2016年离开了伦敦帝国理工学院的团队，在伦敦国王学院开始了自己独立的研究项目。"研究界也有'赢家的诅咒[1]'，"他解释道，"一个研究团队有了个想法：他们认为赛洛西宾能治疗抑郁症。他们萌生这个想法的部分原因是他们已经先入为主地认为这种治疗方法行得通。"开展这项研究的科学家们期待取得积极的结果，而这种期望会影响患者对新疗法的反应。从某种程度上来说，赢家的诅咒是药物疗效走向安慰剂效应的第一步。"许多抑郁症治疗都会这样，"拉克补充道，"和百优解的第一次试验结果非常相似。对其他治疗毫无起色的患者在服用了新药之后便奇迹般地好起来了，人们认为这种药有望成为下一个灵丹妙药。"如今，众所周知百优解的疗效与其他抗抑郁药物差不多，根据2018年《柳叶刀》上发表的关于23种不同抗抑郁药物的统合分析，百优解的效果明显不如另一种SSRI类抗抑郁药物艾司西酞普兰。拉克是一个沉默寡言的完美主义者，他生于1978年，那时第一台个人电脑刚开始进入市场。和他丰富的临床经验相比，他的外表看上去实在是太年轻了。在孩童时代他第一次对大脑产生了兴趣，将其中数万亿神经元比作电脑硬件中的电线回路。如今他已经年近40岁，当了15年的精神病医生，但他与自己的心理健康博弈的时间更长。"抑郁症的基因在我们家族的血脉中代代轮回，深深地刺痛了一代又一代人。"他说道。在吃了几种SSRI类抗抑郁药后，最终他选择了他父亲曾经吃过的药物：丙咪嗪。"事实上，丙咪嗪在我身上的效果非常显著。我大概服用了10年的丙咪嗪。"除了轻微便秘，他几乎没有感觉到其他副作用，但比起一些SSRI类抗抑郁药物造成的性欲消退，这个副作用不值一提。

如今，拉克参与到一项国际合作中，目的是评估迷幻药究竟是治疗抑郁症的药物疗法的补充，还是只是赢家的诅咒的伪装。精神保健公司罗盘路径（COMPASS Pathways）的创始人乔治·戈德史密斯（George Goldsmith）和叶卡捷琳娜·马利耶夫斯卡娅（Ekaterina Malievskaia）于2016年出资发起了一项研究计划，因为传统的抗抑郁疗法在他们儿子身上毫无作用。这项多中心合作的试验包括了来自北欧、美国东部和加拿大的11个城市里的216名患者。"我们这么做并不是为了支持迷幻药合法化，"马利耶夫斯卡娅在2017年接受《国际财经时报》（International Business Times）的采访时说道，"我们是为了给那些用尽办法却毫无起色的患者提供一个其他的选择。"

拉克评价道，戈德史密斯和马利耶夫斯卡娅的成果达到了"前人未到之境"。"如果你想将一种化合物应用于人体，你将面对非常严格的条条框框来确保其纯度。这绝非易事。对一级管制药品来说，规定更加严格。但他们做到了。"尽管罗盘路径公司免费向拉克等精神病医生提供药物，但这仍是临床试验中最高昂的一项支出。针对这种药物的严格立法意味着该药物的运输，比如从英国的药品制造商运送到伦敦国王学院，需要经过一系列戒备森严的中转点。这些胶囊需存放在用螺栓固定在混凝土地板上的保险箱中，并指定一名特别的快递员在无间断的监控下完成交付，任何移交过程都需要三重签名。"如此大费周章的过程必定会增加赛洛西宾的成本，"拉克说道，"我们不得不支付这笔昂贵的费用。"纽约大学的科学家们必须每天两次给赛洛西宾称重，确保没有丢失，也要杜绝有人想要顺手牵羊的歪心思。赛洛西宾是一种在世界各地多种多样的蘑菇中发现的化学物质，并在宗教仪式中使用了几千年。然而，在学术研究中，人们对待赛洛西宾宛如对待核武器一样小心翼翼。

与其他研究迷幻药的研究者不同，拉克非常庆幸赛洛西宾受到了严格的管控。他觉得一级管制药品无法反映出赛洛西宾在治疗上的潜能，但能降低历史重演的概率。20世纪60年代，麦角酸二乙基酰胺渗了反主流文化中，由于滥用而遭到大面积禁用。如今，法律明令禁止公众使用迷幻药，拉克认为这有助于将赛洛西宾的适用范围限制在精神病院，用在对该药物见效的患者身上。"当然了，总有人为了找乐子而吸食赛洛西宾"，他说道。不管药品管制名单和法律如何限制这种药物的使用，"这是制止不了的"。因为人们能从当地公园或露天草地的牛粪中提取这种成分。

2017年末，我刚满27岁，处于我人生中最绝望的时期。当时我仍在服用剂量允许范围内最大剂量的西酞普兰，我时常感到恶心和厌倦，于是努力寻找替代药品。我开始搜索抑郁症治疗的信息，我觉得，相比医生，医学文献可以为我提供更多的有用信息。我迅速意识到在脑成像研究与《新科学家》(*New Scientist*) 等杂志封面上，有一类药物正引起媒体的广泛关注。迷幻剂疗法将成为治疗领域的下一个重磅新闻。在癌症和抑郁症患者身上进行的早期试验结果表明，赛洛西宾将是那些对其他治疗毫无反应的患者的福音。在不理智、更加绝望的情绪的支配下，我愿意尝试任何能让我好起来的事物。于是，我决定自己采一些蘑菇来试一下。

这不是我第一次尝试迷幻剂，但却是我第一次希望自己不仅仅只是和朋友一起飘飘欲仙，看到一些模糊的画面。在所谓的洗脱期[2]，我在几周内逐渐减少了西酞普兰的药量，希望这是最后一次让医生给我开药。

蘑菇吃起来有股泥土味，虽然回味有点苦，但并不难以下咽。这种蘑菇的柄是白色的，上面有如淤青般亮蓝色的斑点，这是赛洛西宾的标志。尽管它们是一级管制药品，禁止购买、种植或食用，但我并不在乎。如果研究是正确的，那么赛洛西宾有可能是一种有效的抗抑郁药物。打算尝试新药的这一天，我请求露西居家办公照看我。我准备了爱听的音乐，想着这能让我在药物作用下放松舒缓。

我在笔记本里写下食用蘑菇后我所感受到和看到的一切。笔记本的封面是《星球大战》(Star Wars) 冲锋队的全息图。我写下了我这场迷幻之旅期间有可能出现的事物：童年的焦虑、父母离异、缺乏自尊和自信、自杀。接着，赛洛西宾开始生效。

"我没有反胃的感觉，"我写道，"身体感觉暖洋洋的。我看到了如加热灯丝散发出的暖色光辉。紧闭的双眼中闪烁着微弱的紫色和绿色光芒，照亮黑暗，然后消逝。"

在某一刻，露西来查看我的情况，问我需不需要喝杯茶。"有趣"，我写道。接着，她给我端来了一杯茶。"茶仿佛呼吸般往外冒着热气。蒸汽从杯子上方飘出来，茶的水位似潮汐般涨退。"

在某一刻，我看到窗户外面有一只松鼠，我们一起"玩了一会儿"。"美丽，"我写了下来，"画面轻快地切换着。松鼠洗了洗自己的脸庞和尾巴，看起来是那么的可爱，仿佛来自另一个世界。邻居在自家花园里闲庭漫步，他穿着为正式场合准备的鞋子，在石板上踩出了声音。松鼠吓得一动不动。两只前腿像木头一样紧绷着。我感觉到了它的紧张。每个人都有焦虑不安的情绪，连松鼠也不例外。"接着我继续写道，"我准备拉上窗帘，遮挡刺眼的阳光。"

接下来的几页记录了我漫无边际的对公寓里灰尘的看法，为何钢笔是墨水用来留下痕迹的工具，以及彼得·格林（Peter Green）所在的佛利伍麦克乐队所经历的充满压力、让人愤怒却又美好的时刻。我在笔记下画了一条线。几个小时，我都没再落笔写下任何新内容。下午3点，我总结了一下发生了什么。"一股巨大的力量压在我身上，我在如此强压之下几乎要消失不见。我的嘴巴放松地张开。只是机械地呼吸着空气。"但并不是我在呼吸，我不过是一个呼吸空气的仪器罢了。我就像一种管乐器，有其他人在演奏着生命的节奏，"我感觉自己很渺小，脆弱不堪，需要别人的悉心保护和照料。我的肩膀很窄，我甚至能透过薄薄的一层皮肤感受到下面包裹着的骨头。"

在我记下这次体验的内容的同时，我感到我无须再服用西酞普兰。也许我也能靠吃少量致幻蘑菇来调整我对生活的看法，摘下抑郁症为我戴上的消极的有色眼镜，看到生活中的美好？

大约6小时后，我走进厨房，坐在了脚凳上。我与露西讨论今天经历的一切，我觉得她也和我一样对赛洛西宾的疗效充满希望，我们太渴望找到对我有效的办法，哪怕这是违法的也无所谓。

不过很快，我就清楚这一天的经历对保持我的幸福感来说收效甚微。我既有心平气和的时刻，也曾陷入黑暗的深渊，这次尝试并未留下任何长期持续的疗效或者对病情认识的启发，可以供我运用到日常生活中，也未能让我产生更加深刻的理解。我忽略了迷幻剂疗法的关键一环，该药物只有在合适的环境中才能发挥作用。我没接受经过专业训练的治疗师的指导，而且我选择的音乐有时候听起来很恐怖。尽管我的出发点是好的，但这次食用致幻蘑菇的体验更像是在消遣，而没有医学意义。

　　我想更深入地了解迷幻剂疗法，于是找到了罗斯·瓦茨（Ros Watts），一名在伦敦帝国理工学院工作的白发苍苍的临床心理学家，他擅长在迷幻剂疗法中引导抑郁症患者。在服用赛洛西宾之前，治疗师便开始引导患者。瓦茨会在患者第一次体检时向他们灌输一些重要的格言，如"信任，放手，敞开心扉"，还有"直抵幻象深处"——这一条非常有意义。"如果你见到了一只怪物，别逃跑，别试着躲躲藏藏，直视它的双眼，试着战胜它。"

　　瓦茨以前是英国国家医疗服务体系的心理治疗师，但医疗服务系统提供的治疗服务质量并不理想，而且医生和患者供需不平衡，很多患者都要等很久才能接受治疗，这让她感到倦怠而沮丧。她认为标准的5~6次认知行为疗法对她的许多患者来说都只是杯水车薪。"治疗是一个漫长的过程，"瓦茨表示，"但如果你和某个人只进行5次治疗，却要面对如此复杂的过去，那么真的很难实现治愈，5次治疗真的远远不够。"此外，患者数量远远超过治疗师的数量，他们的等待时间长达8个月到1年。谁知道这么长的一段时间里会发生什么呢？瓦茨的一个朋友在访问了一个饮用死藤水的静修所之后，抑郁症有所好转，受到这个朋友的启发，2015年，瓦茨进入了伦敦帝国理工学院，成为迷幻药革命的最新成员。"要么待在一个不起作用的系统里，"瓦茨说道，"要么打造一个切实发挥作用的系统。"

---

1 赢家的诅咒：一个由卡彭、克拉普、坎贝尔提出的经济学名词，指在拍卖情境中，竞价者为了获得拍卖品会过高估计其价值，但竞价成功后，当他发现拍卖品的价值和自己之前的期望不一致时所产生的一种"诅咒"心理。——译者注

2 洗脱期：为了排除参加试验前服用的药物对临床试验药物的干扰，要停止原来的用药一段时间，或停用原来的药物，开始用临床试验统一提供的药物（有可能是药物，有可能是安慰剂）一段时间，然后再开始参加试验。一般为1~2周。——译者注

闭眼视物

　　2018年，德劳里奥·巴罗斯·德·阿劳霍、他的博士生费尔南达·帕里亚诺－丰特斯（Fernanda Palhano-Fontes）以及他们在巴西的同事共同发表了首个抑郁症迷幻剂疗法的随机安慰剂对照实验。尽管死藤水在宗教仪式中能合法使用，但想要过了道德那一关，在病重的患者身上测试死藤水的作用，仍然困难重重。阿劳霍努力了好几年才获批了一项仅包含29名患者的试验。

　　所有等待都是值得的。在使用死藤水后仅1周，约有57%的受试者的抑郁症状显著减轻，在做标准化健康问卷时，受试者的抑郁症状得分骤降了50%以上，这一速度远远超过服用了3~4周的标准抗抑郁药物后所取得的效果。尽管我们不可能制造出一种能够导致视觉和空间扭曲的安慰剂，但阿劳霍使用了一种"活性安慰剂"，它可以引发服用死藤水后通常会出现的胃肠不适。这种活性安慰剂由水、酵母、柠檬酸、硫酸锌和焦糖色食用色素混合制成，无法致幻，但从未喝过死藤水的人可能会信以为真，而参与这次试验的所有患者都从未尝试过死藤水。运用这一巧妙的技巧，阿劳霍发现只有20%服用活性安慰剂的患者表现出了大幅好转的迹象，不及服用死藤水患者的一半。关键的一点是，在这段时间内，抑郁程度加重的患者只有4名，都来自安慰剂组。

　　试验于巴西东北部纳塔尔的脑研究所展开，这是一座3层楼高的白色建筑，坐落在巴西一个落后地区的山坡上，景色与阿劳霍在2009年之前的工作地点——繁华的大都市圣保罗有着天壤之别。与此同时，他的患者却从未见过类似脑研究所和附近的奥诺佛·洛佩斯大学医院这样先进的建筑。"我们的许多患者都出身贫寒，"阿劳霍说道，"我们所在的是巴西的贫困地区之一。(何况)巴西本身就是一个不那么富裕的国家。"常见的社会问题之一便是毒品泛滥，有人因贩毒失去家人。他们要么入狱，要么失踪，要么丧命。尽管患者们只需要在这里从周二待到周五，但其中一些人想知道他们能否在这里度过周末。

　　在所有受试者中，让阿劳霍最难忘的是一名63岁的老人，他患有难治性抑郁症，腹部如木头一样僵硬。他告诉阿劳霍，他当了一辈子的渔夫，但是在过去10年，他却鲜少走出家门。他已经好几年没见过大海了。在参与了死藤水试验后，他梦到了这两种截然不同的生活方式。这一切是否因为在海上工作了那么久以后，海洋成了唯一让他感到满足平和的安心之处呢？这是导致他抑郁的根本原因吗？见到大海、闻到独特的咸湿气息能够治愈他吗？"这么说吧，医生，"这个患者对阿劳霍说，"你的原住民茶（死藤水）让我摆脱了多年的痛苦。我清醒过来，一心想着去海边。"离开阿劳霍的实验室后，他径直去了海边，静静地眺望着没有尽头的蓝色，直至远方的地平线。

这名老渔夫之前从未喝过死藤水，他不知道这次体验会给他带来什么样的效果，这对他来说是完全未知的事情。事实上，一直到试验结束，他都没有喝到死藤水，他喝的是安慰剂。"对我来说，这是我在这次试验中见到的最美好的时刻。"阿劳霍说道。一想到这是假死藤水饮料的功劳，他忍不住咯咯笑了起来。

"精神病医生非常不看好安慰剂效应，"阿劳霍说道，"但是通过我们的试验经历可以得知，安慰剂效应是我所见过的最美好的事物。"一些患者抑郁了几十年，治疗处方上列出的药物名称长达2页，还接受了不止一次的电休克治疗。他们中有一些人，比如这名退休渔夫，出现的症状与难治性抑郁症高度重合。但在喝下一杯棕色的柠檬汁一样的饮料后，他们的病情便有了很大的起色。

喝下了假死藤水饮料的一周后，这名渔夫回到了纳塔尔奥诺佛·洛佩斯－丰特斯大学医院。在与一名精神病医生会面时，他掀起了自己的衬衫，露出自己的肚子。他的腹部不再像之前抑郁时那样僵硬了。尽管他从未见过这名医生，但他很高兴地让她看自己的肚子可以随着呼吸一起一伏，就像大海的波浪一般。

无论是以药片的形式吞下迷幻剂，还是直接吃致幻蘑菇，抑或喝茶，迷幻剂都让我们不得不重新思考安慰剂效应。"安慰剂效应是我们对一种新治疗方法的期待，受大脑的认知的影响，"伦敦国王学院言语温和的精神病医生詹姆斯·拉克说道，"迷幻药似乎正是通过这种机制发挥作用的，它溶解了我们的观点结构以及由期望而驱动的现实模型。"无论是死藤水、赛洛西宾、墨斯卡灵、二甲基色胺，还是麦角酸二乙基酰胺迷幻药，都能激发人们的期望。人们带入迷幻之旅中的想法，在经过一些想象的加工之后，在旅途中变成了现实。如果有人说他们能够窥见宏伟的宇宙，他们可能在旅途结束时以超高速飞向星辰，在银河系中沉浮，或者困在黑洞里。如果有人认为这些药能让他们与过去的伤痛更和谐地相处，他们可能会在旅途中遇见之前虐待他们的人，或看到他们自己开心快乐、平静的样子。正如伦敦大学情绪历史研究中心的政策主任朱尔斯·埃文斯（Jules Evans）在《万古杂志》（Aeon Magazine）中写道："死藤水以绚丽的色彩将我的信仰在我眼前呈现，让我觉得它们超乎寻常的真实。"如果有人想治愈抑郁症，也许这种药物能让这个愿望成真。

如果迷幻药早期试验的结果可以重现并得到证实的话，那么如何解释迷幻药的抗抑郁作用呢？尽管细节有些模糊，但这里存在两种主要解释。欧美地区研究赛洛西宾的团队通常支持第一种——迷幻药会减少大脑"走神"的次数。当大脑在没有参与到诸如谈话或体力劳动之类的任务时，大脑通常会展现出一种活动规律，这种规律被称为默认模式网络，这一神经公路连接着大脑中涉及意图、记忆和视觉的部分。当身体静止时，大脑却很活跃，忙于思考未来，审视自我与感受，以及回忆过去。费尔南达·帕尔亚诺 - 丰特斯和她的同事们在2015年提到，这是一种"隐秘发生的现象，它会持续反复出现，但人们往往注意不到"。但是，在过去10年左右的时间里，脑成像技术令这一现象引起了科学家们的关注。举个例子，2012年的一项著名研究发现，那些经验丰富的冥想者，不论他们是修习过禅定、慈心禅，还是无选择觉知，他们都能通过专注于自己的一呼一吸，以关闭大脑中的默认模式网络，让思绪自由地在大脑中流动。

目前为止，所有接受过测试的迷幻药都会产生类似的效果。在服用迷幻药后，大脑中默认模型网络的活跃性降低。例如，2015年，阿劳霍和他的同事就发现，在服用死藤水后，组成默认模式网络的8个大脑区域的活跃度大幅降低。但他不愿根据这项发现对迷幻药的工作原理妄下定论。"关于大众对默认模式网络的炒作，我是存疑的。"他说。实际上，许多研究并未表明默认模式网络被削弱，即使是2012年那场针对冥想的研究也没得出这样的结论。恰恰相反，这些研究重点关注大脑中一两个与该网络有关的区域。但从定义上来看，网络是一连串相互关联的部分，并不能将它们拆开来独立看待。"如果你去看赛洛西宾和冥想的数据，你会发现研究中被称为'默认模式网络'的东西实际上是一个单独的区域，即这些研究只关注了后扣带回皮质这部分。"阿劳霍说道。

那么，最简单的解释便是迷幻剂疗法的奥卡姆剃刀原理。人们长期将死藤水之旅称为"做工"，也许默认模式网络的活跃度降低，并不是因为人们不再胡思乱想，而是因为他们的大脑在努力工作。大脑在进行繁重工作时会自然而然将默认模式网络关闭，在正常意识状态下的任何活动时也是如此。人们如此专注于他们的迷幻之旅，如此专注于其中需要付出的劳动，以至于他们的大脑不会一直处于默认模式之中。

在加利福尼亚西海岸的圣芭芭拉度过了两年公休假后，阿劳霍筛选了他在纳塔尔获得的数据集，发现了另一个不包含默认模式网络，并且更具启发性的理论。确切地说，这一理论与人们对饮用死藤水茶饮后产生幻觉这一现象最原始的描述有关：神迹，预见。在死藤水的影响下，阿劳霍原来的志愿者，也就是在迷幻浪潮中的"冲浪者"，他们的视觉皮质表现出与他们睁眼清醒时相同的活动模式。哪怕他们闭着眼睛，这些相同的活动模式，也就是α波[1]仍然很稳定。（伦敦的研究人员在测试二甲基色胺时得出了同样的结果。）无论死藤水让人看到了什么，大脑都把这些画面解读成了现实中发生的事情，而非梦境中的幻觉。"这种解读指的是当你受到迷幻药的影响时，你失去了闭上眼睛时（会出现）的工作机制，"阿劳霍说道，"换言之，你获得了闭眼'视物'的能力。你看到了什么？我们的假设是你看到了你的想法。"

我们经常能意识到自己的想法，但我们看不见它们。"所以，我们认为这些（迷幻）物质的作用能提高你对这种自发性思维过程的认识。"阿劳霍说道。作为人类，我们相信眼见为实，这也许能解释为什么这些物质治疗抑郁症时如此有效。

老渔夫从服用活性安慰剂后见到的画面是美好的，可有些真正服用了死藤水的患者则为"闭眼视物"理论提供了一个令人心痛的例证。在一个阳光明媚的日子里，一名患者正在绿茵茵的草地上散步，上面长满了美丽的野花，如同一个宁静的天堂。接着，她看到了她故去的姐姐站在她面前。这场交谈如此真实，姐姐告诉她自己一切都好，她应该好好照顾自己，而不是一直牵挂已故去之人。姐姐仿佛是特地复活，现身到她的幻觉中来叮嘱她。结束迷幻之旅后，她感觉刚才的一切真实得不像一个梦，而是死藤水将她姐姐从天堂召唤下来，告诉她自己一切都好。"那场体验一定非常震撼。"阿劳霍说道。另一名患者是一个试图结束自己生命的女性。在她的死藤水之旅中，她躺在棺材里，她的母亲在外面哭得撕心裂肺。在幻象中，她意识清醒，并试着告诉母亲她没事，但她做不到。随着她逐渐清醒，她才知道：如果她不在了，家人会多么想念她。

无论是默认模式网络、安慰剂效应的催化，还是梦境中过于逼真的画面，迷幻药的具体作用机制仍然是一个迷。但从阿司匹林到抗抑郁药等一系列标准处方药品的工作机制同样也是个谜。令迷幻药这一新兴领域更接近临床现实的一步是，已经有一种迷幻药获得了欧盟委员会和美国食品药品监督管理局的批准。

20世纪90年代末，当约翰·克赖恩寻找缩短选择性血清素再摄取抑制剂（即SSRI类抗抑郁药物）滞后生效时间的新方法时，另一种药物进入了公众的视野。这种药物不用等上几周，而是在几小时内就能发挥药效。它并不通过提高血清素水平来发挥作用，而是阻断谷氨酸受体，这是人脑中最常见的神经递质。自1985年以来，这种药一直位列世界卫生组织的《基本药物目录》（Essential Medicines List）之中，全世界的药品栏都有它的身影。这种药是一种被称为氯胺酮的麻醉剂。在动物试验中取得喜人结果后，康涅狄格州纽黑文市的一家小型健康中心的研究人员发现有7名对典型抗抑郁药无效的抑郁症患者在注射这种药物短短4小时后开始好转。只需注射一次氯胺酮溶液，他们的症状改善便持续长达3周。"这些发现标志着过去50年来抑郁症治疗领域取得的最重要进展之一，"两名精神病医生写道，"这是一种快速有效的新型抗抑郁药物，其作用机制与现有药物截然不同。"

　　尽管这项首次针对氯胺酮和抑郁症患者展开的临床试验在2000年才发表，但该药物在迷幻治疗领域并不陌生。1973年，贝蒂·艾斯纳曾读到氯胺酮具备一些她在麦角酸二乙基酰胺中发现颇有疗效的关键特征。"（氯胺酮）让人失去时间观念，与周围的环境剥离开来，"两名在伊朗希拉兹工作的医生于同年写道，"它激活了潜意识和被压抑的记忆，同时将患者暂时带回可怕的童年经历中，激起更强烈的情绪反应来回顾那些创伤事件。一些人会回忆起导致他们生病的事件。"一名患者表示，在注射了氯胺酮后，"一股沉重的罪恶感消失不见了"，另一名患者觉得自己"无忧无虑"。

　　氯胺酮是一种有争议的药物。它俗称"K粉"，简写为"ket"，自20世纪90年代以来一直是狂欢派对的宠儿。长期使用氯胺酮会对膀胱和肾脏造成不可逆的损伤，以及强烈的胃痉挛，俗称"K痉挛"。尽管氯胺酮毫无疑问在短期内会对抑郁症患者产生一些显著疗效，但它是否适用于长期治疗这一点仍值得关注。"目前，只有有限的证据建议我们在治疗难治性抑郁症时可以考虑使用氯胺酮，"2017年2月英国皇家精神科医学院的一份报告表示，"单次氯胺酮治疗的短期疗效已被证实，但对大部分患者来说疗效并不持久，情绪在好转后会迅速消沉下去，还有可能增加患者自杀的风险。"在美国，食品药品监督管理局于2019年3月批准了艾氯胺酮（这种药物的分子构成和氯胺酮如出一辙，具有非常相似的效果）用于治疗难治性抑郁症。"难治性抑郁症长久以来一直需要一种额外的有效治疗，这是一种严重且会危及性命的疾病，"食品药品监督管理局的药物评价和研究中心精神药品审评室的代理主任蒂芙尼·法奇奥尼（Tiffany Farchione）在新闻稿中提到，"出于安全考虑，这种药物只能在有限的分销系统中获得，且必须由经认证的医疗机构管理，这样医疗服务提供者才能监控患者的服药情况。"而对这些至少已经服用了2种及以上足够剂量和时长的抗抑郁药后仍无起色的患者来说，艾氯胺酮让他们燃起了新希望，是不同于血清素类抗抑郁药的转变。对某些患者来说，这可能是他们等待良久的救命稻草。

氯胺酮生产于1962年，在越南战争期间用于治疗美国士兵的神经痛，也在农场动物接受外科手术前用作镇静剂。氯胺酮不像其他迷幻药，它没有积累了几个世纪的历史和文化基础。尽管如此，阿劳霍在氯胺酮的病例中看到了机遇。通过使用起效迅速、作用时间短的迷幻药，如死藤水核心成分之一的二甲基色胺，我们能在门诊中为患者提供强化治疗吗？需要迷幻剂疗法的人无需再去宗教静修所中度过漫漫长夜，而是可以在1小时内完成治疗。"在相信这些物质能够帮助很多人的同时，作为一名科学家，我必须做的一件事便是推进治疗中心的建设，让不同类型的人都能来到这里接受治疗，"阿劳霍表示，"我们已经有了（圣代美）教堂。现在，我觉得我们需要打造治疗中心来推进致幻剂在其他环境（非宗教）的应用，惠及更多人。"

与18世纪的道德治疗一样，宗教仪式的秘密和传统为治疗提供了新的途径。尽管迷幻剂疗法被翻译成了科学和脑成像方面的术语，但随着它愈发普及，它丰富多彩的历史更不应被忽视。阿劳霍从未在科学研究中忽略过迷幻药的文化根源。"我很烦恼的是我的部分科学研究会被解读为'新知识'，"他说道，"但我打心眼儿里知道我们什么都没做。我们只是在小打小闹，我们所做的连肤浅的研究都算不上。"

当全球的科学家深入研究迷幻剂疗法治疗抑郁症的潜力时，他们期望能将精神病学的两个领域更加紧密地联系在一起。无论是一杯死藤水饮料，还是一片赛洛西宾，每一次迷幻之旅都能将心理和生物疗法瞬间结合在一起。人们会使用具有抗抑郁作用的药物，可关键在于，心理治疗可以引导患者们面对内心深处压抑着的想法与记忆。在舒适而具有私密性的病房内，如沙发般柔软的病床带有鲜明的西格蒙德·弗洛伊德印记。医生使用科学的方法，包括大脑扫描、验血以及健康调查问卷，这让人不禁联想到埃米尔·克雷佩林在慕尼黑诊所的实验室。几个小时的治疗，浓缩了精神病学一个世纪的发展成果。

---

1   α波：四种基本脑波之一。我们通常所说的潜意识状态，即人的脑波处于α波时的状态。——译者注

终章　全新生活

2020年3月，在我戒除曲舍林的几天后，我发现我的生活已经悄然进入了一个新阶段——露西怀孕了。怀孕试纸上的两道杠清晰可见。只要接下来的9个月一切顺利，我们就能迎来我们的第一个孩子。我们在手机上下载了一个孕期用的应用程序，这个程序会对处于发育中的胚胎与其他的物体作出奇怪的对比。前一天的时候，应用程序显示胚胎只有瓢虫大小，隔天就成了覆盆子大小。在怀孕第12周的扫描影像中，胎儿的雏形真真切切地出现在我们的手机屏幕上。我霎时间哽咽无言，因为屏幕上就是活生生的婴儿形象，这太震撼了。这是我们血脉的延续。出于防疫考虑，我戴了一个印有小狗图案的口罩，当时口罩里呼出的热气让我的眼镜起了一层雾。我泪流满面，泪水打湿了口罩。第20周去做检查时，正值疫情最严重之时，医院不允许我陪同检查。我只能坐在医院大楼外等待，生怕错过任何消息。大约过了半个小时，露西给我发了条短信，内容是"一切安好"，还补了一句，她觉得宝宝长得很像我。为了补偿疫情防控的限制所带来的不便，医院给那些想知道胎儿性别的夫妻分发了信封。在附近大学开满了野花的花园里，我们打开了这个信封，得知宝宝是一个可爱的女孩。

抑郁症常与新生活撞个满怀。单细胞慢慢发育为人类婴儿的这一过程十分神奇，令人着迷。细想之下，人们甚至会觉得这个过程很不可思议。对许多准妈妈来说，怀孕也可能是一段黑暗的时光。(抑郁症贯穿于我和露西的家庭，她家中许多来往密切的亲戚给予她帮助，向她分享自己的亲身经历。)据估计，每10名怀孕的女性，就有一名患上产前抑郁症，这是一个比日渐隆起的肚子更为沉重的负担。孩子出生以后，产妇患有抑郁症的风险只增不减。有人估计，产后抑郁症困扰着20%的女性。世界上某些国家里，这一比例高达50%，一半的新手妈妈都会得产后抑郁症。"名称叫作产后抑郁症，但实际上许多新手妈妈在怀孕期间就已经抑郁了，"伦敦国王学院女性心理健康教授路易丝·霍华德 (Louise Howard) 说道，"因此，围产期间，医生需要针对产妇采取一些干预措施。"

同时，我很担心孩子会影响到我自己的心理健康。在我最绝望的时候，我和露西说我永远都不会想要孩子，这么说不只是为了防止我的抑郁症遗传给下一代，同时也是为了降低我的抑郁症复发的风险。我担心那些无眠的夜晚和照顾新生儿的压力会加剧我的痛苦。在我设想的最糟糕的场景中，我预见到我的压力将会不断累积，直至我崩溃寻死，给我的家庭留下无法愈合的伤口，而我的孩子被迫接受父亲的缺位。遗传与后天因素结合在一起，恶性循环再次开始。抑郁症在我的家庭中生根发芽。

　　我很后悔我和露西说过这些，不仅是因为我提到过孩子会给生活带来多少痛苦，还因为我的描述是不准确的。一些人患抑郁症的风险的确比其他人高，但抑郁症并不完全取决于基因。虽然养小孩充满压力，但这一过程也可以为生活增添一抹积极的色彩。在面对升级为父亲这一角色的重要转变时，我有点杞人忧天了。我完全有可能成为一名好父亲。毕竟，我很享受看着我的小外甥从牙牙学语的婴儿长成一个在极短的时间内便能独立拼完20块碎片拼图的爱笑的小孩，还能流利说出完整的一句话这个过程。要是能亲眼见证自己孩子成长的过程，那这种成就感肯定能让我更加喜不自胜。如果可以在现实生活中验证这一想法，颠覆我消极的思维模式，那么我会开始在生活里积极思考，而不是仅限于接受治疗的时候。

　　尽管我们已竭尽所能，但抑郁症遗传的风险只能防范，却无法完全根除。想让抑郁症从社会中彻底消失，我们必须消除所有的触发因素，包括所有已知和未知的社会和生物因素。我们杀不死抑郁症，但配合治疗的话，我们能从抑郁症的阴霾之下侥幸生存下来。

　　2020年4月，距离我最后一次服用舍曲林已经过去了1个月，我积极生活的热情开始减退。自杀这个念头非常有诱惑力，我总想着去付诸行动。失败感铺天盖地地裹挟着我，头疼常常让我难以忍受。是这不可预见的疫情封控所产生的生活压力让我暂时产生了轻生的念头吗？还是哪怕我已竭尽全力，却仍没准备好在没有抗抑郁药物支持的情况下生活？我每天都问自己，是不是只有舍曲林才能让我保持对生活的满足感、维持正常生活的动力。我是不是只在吃药期间才会对生活产生热情？我试着给后面这个问题找一个合理的答案：我告诉自己，吃抗抑郁药，并不代表我很脆弱，或者我很失败。我不是一台零件破损的机器。我只是一个有精神疾病遗传家族史的普通人，经历了一些众所周知会引发抑郁症的生活事件，目前我正与一个全球健康危机做斗争，身处我成年以来的第二段全球经济衰退时期。

2020年6月初，停药3个月后，我又重新开始服用舍曲林。几周以来，我的抑郁症愈发严重，我觉得活着越来越没劲，自杀念头愈发占上风。我开始觉得，可能我死之后，我未出世的孩子能过得更好。我一股脑地向露西倾诉了这些想法，并不是为了让她难过，而是为了共同讨论要选择哪种治疗方式。我们都觉得，抗抑郁药依然不可或缺。我申请了一次高强度认知行为疗法的课程，但至少还得等4个月才能轮到我，所以我又恢复了每天睡前吃舍曲林的生活。

我已经忘记了这些药造成的反胃反应多么剧烈。至少在最开始服用的几周里，胃里一直泛起这种恶心感。我舌头两侧总感觉痒痒的，胃仿佛扭成了麻花。我一直在打哈欠，而且经常毫无预兆地腹泻，频繁得令人生厌。我的额头总是持续地隐隐作痛。可是，哪怕服药后的最初几天是如此痛苦，我仍感觉如释重负。最初服用舍曲林造成的头晕和困倦让我的大脑镇定了下来。尽管我感觉不舒服，但是这次难受的方式却很特别，身体上很难受，但是精神上却有所好转。恶心感与困惑感消退之后，我慢慢注意到了自己的转变，就像我在2018年初第一次服用舍曲林时的感觉一样。我不再那么焦虑，心平气和了许多。我拥有了安稳的睡眠，我能静下心来读书写作，这两件事对一个作家来说是很重要的消遣，我不再觉得自己很失败。我得出的结论是，抗抑郁药物能够有效地治疗我的抑郁症，它们的存在让我如释重负。

我在想，如果我们的孩子需要帮助的话，什么样的治疗会对她有效？相比起男性，抑郁症在女性身上更常见，而且我们知道精神疾病会在家族内遗传。我希望一切与我成长起来的20世纪90年代不同，谈话疗法将被人们视为医疗系统自然而然的组成部分，就像人们日常会去看牙医或打疫苗一样。也许在人们眼中，它不像"治疗"一词会让人联想到一些负面感受，而是一种能消除每个人的压力的恢复性活动。无论是在学校还是在医生的私人诊所里开展，我们是否可以称之为"健康促进活动"，而不是"心理治疗"？是否可以根据对患者的心理健康影响最大的那种症状提供有针对性的治疗？治疗中是否需要验血来查看身体炎症程度？医生在制定特定的饮食与锻炼计划时是否会考量患者的抑郁症症状？医生是否能通过脑部扫描图像，或者它们所对应的抑郁症症状来判断生物疗法，或是谈话疗法从第一天开始就能对哪一类患者起作用吗？

我们还会继续用"抑郁症"这个词吗？在过去10年里，精神病学界出现了取消所有诊断的趋势。一种新观点认为，所有精神疾病是相互关联的，如同从同一根树干上长出的树枝一样。无论是双相情感障碍、精神分裂症、焦虑症、抑郁症、自闭症还是多动症，每种精神疾病之间都存在高度相似的部分。它们有相同的症状，大脑活动模式也非常相似。无论是患有重度抑郁症，还是广泛性焦虑症，不论遗传风险因素多复杂，对疾病的影响有多微弱，每种精神疾病的遗传风险因素都可能是相同的。它们的共同之处也一路延伸到了治疗方法上。焦虑症患者吃抗抑郁药会见效，重度抑郁症患者吃抗精神病药物也有所好转。

認知行为疗法能帮人们控制从失眠到精神错乱的几乎所有精神问题。

一个可能将抑郁症和焦虑症与精神疾病联系起来的共同线索便是神经质，这可以衡量一个人对压力的反应。这种性格特质不仅仅有很高的遗传风险，而且有证据表明，神经质也是青少年抑郁症的前兆。童年的影响、性格特质以及缺乏严格诊断：精神病学可能正在与埃米尔·克雷佩林留下的研究成果渐行渐远，并逐渐转向西格蒙德·弗洛伊德的侧重于精神分析的研究。尽管这种认为精神疾病如同相连在一起生长的树的观点仍处于萌芽阶段，它有可能是精神卫生保健史上又一个重大的转折点。

无论未来人们对精神病学的看法和观念会发生什么样的转变，革命总是发生在那些最意想不到的地方。以史为鉴，治疗能诞生于纽约的疗养院、罗马的屠宰场，也能诞生于津巴布韦的老奶奶团队。抑郁症治疗将我们所有人联结在一起，不分性别、年龄、地域。

在结束美国之行6个月后，齐班达穿着运动鞋、时髦的裤子和他最喜欢的皮夹克走进了伦敦市中心的一家华丽的酒店。他与全球心理健康领域的其他11个领头人一起，向联合国秘书长安东尼奥·古特雷斯（Antonio Guterres）介绍了他在津巴布韦的研究。全球心理健康领域的前辈维克拉姆·帕特尔 (Vikram Patel) 介绍了他扩展的与文化相关的精神保健系统的案例。津巴布韦有老奶奶团队，印度有社会福利工作者，美国有像海伦·斯基珀这样的同行工作者。齐班达和帕特尔在金碧辉煌的酒店大堂里等待时，一边看着身着制服的酒店服务员非常忙碌，推着装有到店客人行李与衣物的推车在大堂来来往往，一边觉得这可能就是他们领域的一个转折点。据帕特尔说，与世界健康组织成员开一场会议不同，联合国不仅宣传科普健康问题，在政治和社会危机方面也不遗余力。如果这种政府间组织也参与进来，并资助全球心理健康项目，他们便有可能获得急需的支持。要是没有联合国的支持，全球心理健康领域目前存在的可能仍然是一些独立存在的的小型项目，无法扩大到全球范围。

穿着棕色皮夹克的齐班达此时比以往任何时候都要乐观。"整个全球心理健康社区真的在朝着同一个方向携手共进。这样的成果花费了不同的人多年的时间，而且费了很大的功夫，"他表示，"我想说的是，我们现在有了一股能在全球范围内真正实现变革的关键力量。我真的觉得我们在做一件大事。过去的 5 年是一个很重要的转折点。我观察着我自己 ("友谊之椅" 项目) 和其他人的研究成果的发展。可以说，那个时候我开始意识到这一议题将受大众的关注。"

尽管联合国和其他组织可能需要数年时间才能决定如何支持齐班达的"友谊之椅"和帕特尔在印度果阿开展的健康活动等项目，但全球心理健康的现状仍然相当令人绝望。在许多低收入国家中，90%的精神病患者仍然无法获得任何形式的精神治疗，无论是在社区里还是其他地方都没办法。"形势真的很严峻，"帕特尔表示，"目前的状况可能比其他任何健康领域都更糟糕，不仅是可能，事实就是更糟糕。"

如果全球心理健康领域得不到可观的投资，那么这种悲观的局面只会每况愈下。虽然孤独、痛苦和悲伤是人们面对全球健康危机时的正常反应，但此类情绪也是长期精神疾病扎根、野蛮生长的沃土。无论是在电话治疗、社区卫生工作者还是在改善药物获取方面，心理健康服务都需要得到国际社会的关注，以免这些精神疾病在我们的社会中扎根太深，成为下一个如新冠肺炎一般让世界陷入停滞的无形疾病。

长期流行病学研究很快就将向世人揭示，在这场危机之后，最容易患上抑郁症的人群以及保护他们所需的措施。在疫情期间，玛娜·韦斯曼所开展的抑郁症遗传队列研究也进入了第40个年头，这给了她理解新冠肺炎疫情如何影响人们心理健康的机会。在得出任何强有力的结论之前，还得花上好几年的时间去研究。"各种乱象层出不穷，永远没有定局，但总体传达的信息却不会变——新冠肺炎疫情将对人们的心理健康产生重大影响，"韦斯曼说道，"怎么可能会没影响呢？你失去了自己的工作，没办法照顾自己的孩子，一切都充满了不确定性，人们隔离在家，与社会脱节……在我看来，这场疫情集齐了所有已知的抑郁症和焦虑症诱因。"

然而，在每场危机中人们都能看到希望，一切终将柳暗花明。自疫情开始以来，科学家们很快开始着手研发疫苗。流行病学家与科学作者站在了国际舞台的聚光灯下，为无法预测的未来提供理性、有根据的指导。规律锻炼成了居家隔离期间生活的主旋律。无论在线下、电话中还是网络上，关于心理健康的讨论已逐渐成为常态化的话题。世界各地的精神病学家和心理学家都希望新冠肺炎疫情已经敲响了警钟，让各国政府看到了不作为可能导致的后果。"几十年来都有证据表明，日趋严重的抑郁症已成为世界各地人民苦楚的主要因素，尽管这一痛苦可以被避免，但却似乎并未得到政策制定者的合理关注。"《柳叶刀》的抑郁症委员会指出："新冠肺炎疫情已掀起了一场'巨大的风暴'，需要多层次全方位的应对。它强调了将抑郁症的预防、识别和治疗作为全球当务之急的重要性。这是一个难得一见的机会，不仅能改变世界上已陷入困境的医疗体系，也能改变社会本身。"

如果说全球心理健康拥有光明的未来，那么这一点在狄克逊·齐班达和帮助他项目大获成功的老奶奶团队身上体现得淋漓尽致。自从2016年的临床试验以来，他已经在坦桑尼亚东海岸的桑给巴尔岛、马拉维和加勒比海地区建起了很多"友谊之椅"。他现在计划培训社区工作者，在英国和美国各地设置"友谊之椅"。他曾参加国际会议，近距离接触到了世界领导人。在世界经济论坛上，他坐在新西兰总理杰辛达·阿德恩（Jacinda Ardern）身旁。2018年，在伦敦举行的首届全球部长级心理健康峰会上，剑桥公爵威廉王子坐在了为此次会议特地打造的"友谊之椅"上。在达沃斯，齐班达坐在了全球精神卫生联盟的首席执行官伊莱莎·兰登（Elisha London）身旁。他穿了一条休闲牛仔裤，一件有垫肩的马甲，手腕上绑着叮当作响的铜腕带，面带微笑，小心翼翼地举着一条横幅，上面写着："不论何地，任何人都应当能在寻求心理健康支持时找到可以帮助自己的人。"

致谢

致未来。

术语表

A

α- 干扰素 alpha-interferon
阿尔茨海默病 Alzheimer's disease
阿米替林 amitriptyline
阿片类药物 opioid
阿普唑仑 Xanax
艾司西酞普兰 escitalopram
艾氯胺酮 esketamine
安定 Valium
安非他酮 bupropion

B

β 受体阻滞剂 beta-blockers
巴比妥酸盐 barbiturate
白细胞介素 −6 Interleukin-6, IL6
白细胞介素 −17 Interleukin-17, IL17
百优解 Prozac
败血症 septicaemia
保加利亚乳杆菌 Lactobacillus bulgaricus
悲伤成瘾 lypemania
贝克抑郁量表 Beck Depression Inventory, BDI
苯乙肼 phenelzine / Nardil
比依他普仑 escitalopram
冰锥法 ice-pick method
病毒载量 viral loads, VL
病态肥胖 morbidly obese
布罗德曼 25 区 Brodman's area 25
布罗卡区 Broca's area

C

C- 反应蛋白 C-restive protein, CRP
磁共振成像技术 magnetic resonance imaging, MRI
促炎 pro-inflammatory
产后抑郁症 postnatal depression
产前抑郁症 antenatal depression
产酸菌 lactic-acid-producing bacteria
肠破裂 ruptured intestine
长双歧杆菌 Bifidobacterium longum
抽搐疗法 convulsive therapy

D

大麻 cannabis
大脑皮质功能定位理论 brain localisation theory
单胺氧化酶 monoamine oxidase, MAO
单胺氧化酶抑制剂 monoamine oxidase inhibitor
单相抑郁症 unipolar depression
低温治疗 hypothermia
敌意反转 retroflected hostility
蒂巴因 thebaine
地西泮 diazepam
电惊厥疗法 electroplexy
电休克治疗 electroconvulsive therapy, ECT
电子计算机断层扫描技术 CT-scanning technology
电灼疗法 electric cauterisation
多巴胺 dopamine

E

俄狄浦斯情结 Oedipus complex
额叶白质切除术 frontal lobotomy
额叶皮质局部切除术 topectomy
二甲基色胺 Dimethyltryptami, DMT

F

反苯环丙胺 tranylcypromine/Parnate
反应性抑郁症 reactive depression
非典型抑郁症 atypical depression
肺结核 tuberculosis
分裂性情感障碍 schizoaffective disorder
芬太尼 fentanyl
分子通路 molecular pathway
粪球菌属 Coprococcus

G

高温疗法 hyperthermia
更年期忧郁症 involutional melancholia
攻击性精神分裂症 aggressive schizophrenic
功能固着 functional fixation
功能性磁共振成像技术 functional magnetic resonance imaging, fMRI
孤独症 autism
谷氨酸 glutamate
骨质疏松 osteoporosis

广泛性焦虑症 generalised anxiety disorder

H
海洛因 heroin
亨廷顿舞蹈症 Huntington's chorea
后扣带回皮质 posterior cingulate cortex
琥胆 sux
琥珀酰胆碱 succinylcholine
幻想忧郁病 vapour
患者角色 sick-role

J
肌肉松弛剂 muscle relaxant
畸张症 catatonic
吉兰－巴雷综合征 Guillain-Barré, GBS
级联效应 cascade effect
甲基苯丙胺 methamphetamine
减充血剂 decongestant
箭毒 curare
焦虑性歇斯底里 anxiety-hysteria
焦虑性抑郁症 agitated depression
结核分枝杆菌 Mycobacterium tuberculosis
经颅磁刺激技术 transcranial magnetic stimulation, TMS
精密法 precision method
精神病 psychosis
精神病性抑郁症 psychotic depression
精神分裂症 schizophrenia
精神益生菌 psychobiotics
精神抑郁 mental depression
经眼眶额叶切除术 transorbital lobotomy
经验遗传预测 empirical heredity prognosis
精准医疗 precision medicine
巨噬细胞 macrophages

K
咖啡因 caffeine
卡地阿唑 cardiazol
抗逆转录病毒药物 antiretroviral medication
抗皮质醇 anti-cortisol
抗生素 antibiotic
抗炎 anti-inflammatory

抗组胺 antihistamine
可卡因/古柯碱 cocaine
客体丧失理论 theory of object-loss
克罗恩病 Crohn's disease
口欲期 oral phase
扣带回切开术 cingulotomy
苦艾酒 absinthe
喹啉酸 quinolinic acid

L
来士普 Lexapro
酪胺 tyramine
酪氨酸 tyrosine
雷米封 Rimifon
类风湿性关节炎 rheumatoid arthritis
利血平 reserpine
链霉素 streptomycin
临床治愈 clinical cure
鳞状细胞癌 squamous cell carcinoma
硫酸苯丙胺 Benzedrine sulphate
氯胺酮 ketamine
氯丙嗪 chlorpromazine

M
麻黄碱 ephedrine
马瘾综合症 Equine Addiction Syndrome
麦角酸二乙基酰胺 lysergic acid diethylamide, LSD
米特腊唑 Metrazol
默认模式网络 default mode network, DMN
墨斯卡灵 mescaline

N
纳洛酮 naloxone
脑白质切断器 leucotome
脑部刺激疗法 brain stimulation therapy, BST
脑电波翻转 cerebroversion
脑深部电刺激疗法 deep-brain stimulation
脑瘫 cerebral paralysis
难治性抑郁症 intractable depression
内啡肽 endorphins
内丘脑 thalamus
内源性抑郁症 endogenous depression
尼可沙胺 nikethamide

神经型精神病 psychoneurosis
神经性抑郁症 neurotic depression
神经症 neurotics
神经质 neuroticism
生态屏障 Ecologic Barrier
生物拮抗 biological antagonism
失语症 aphasia
士的宁 Strychnine
视觉皮质 visual cortex
嗜酸乳杆菌 Lactobacillus acidophilus
输精管切除术 vasectory
鼠李糖乳杆菌 Lactobacillus rhamnosus
双相情感障碍 bipolar disorder

T

谈话疗法 talking cure
碳酸锂 lithium carbonate
糖尿病 diabetes
体内稳态 homeostasis
体重指数 body-mass index, BMI
退化性电休克治疗 regressive shock therapy
妥富脑 Tofranil

W

威博隽 Wellburtrin
围产期 perinatal period
文拉法辛 Venlafaxine
问题解决疗法 problem-solving therapy

X

西酞普兰 citalopram
习得性无助 learned helplessness
洗脱期 washout period
细胞因子 cytokine
小杆菌属 dialister
哮喘 asthma
歇斯底里症 hysteria
心力衰竭 heart failure
行为激活疗法 behavioural activation
杏仁核摘除 amydalotomy
序贯治疗研究试验 Sequenced Treatment Alternatives to Relieve Depression, STAR*D
宣泄疗法 cathartic method

学习障碍 learning difficulties
血管收缩剂 vasoconstrictor
血清素 serotonin
血清素综合症 serotonin syndrome

Y

鸦片 opium
亚甲二氧甲基苯丙胺 methylenedioxymethamphetamine, MDMA
盐酸丙咪嗪 imipramine
盐酸氟西汀 fluoxetine hydrochloride
盐酸氯普马嗪 chlorpromazine
依恋理论 attachment theory
疑病症 hypochondriasis
移情性神经症 transference neuroses
遗传易感性 genetic susceptibility
异丙烟肼 iproniazid
异卡波肼 isocarboxazid / Marplan
益生菌 probiotics
异烟肼 isoniazid
抑郁性精神病 depressive psychosis
抑郁症筛查量表 Patient Health Questionnaire-9, PHQ-9
阴茎嫉妒 penisenvy
阴郁症 tristimania
银屑病 psoriasis
引导疗法 directive therapy
婴儿双歧杆菌 Bifidobacteria infantis
英夫利昔单抗 infliximab
忧郁症 melancholia

Z

再摄取 reuptake
早发性痴呆 dementia praecox
躁狂症 mania
躁郁性精神病 manic-depressive insanity
左洛复 Zoloft
阵挛期 clonic phase
正电子发射计算机断层扫描 positron emission tomography, PET
智力缺陷 feeble-mindedness
中枢神经兴奋表现法 central stimulation with patterned response, CSPR
中枢兴奋法 central stimulation, CS
肿瘤坏死因子 α tumour necrosis factor α, TNF-α
重度抑郁症 major depressive disorder, MDD
转换性歇斯底里 conversion-hysteria
椎间盘突出 slipped discs

参考书目

前言

激活免疫系统：Black, D.S. & Slavich, G.M. (2016) '*Ann. N. Y. Acad. Sci.*, 1373: 13–24.

跑步……不逊于……等一线疗法：Dunn, A.L., et al. (2005) *Am. J. Prev. Med.*, 28(1): 1–8.

向相邻的树木输送养分：Klein, T., Siegwolf, R.T.W. & Körner, C. (2016) *Science*, 352(6283): 342–344.

孩子患上抑郁症的风险将会增加3倍：Weissman, M.M., et al. (2016) *JAMA Psychiatry*, 73(9): 970–7.

第一部分：开辟天地

"尽管我们并不知晓……"：Freud, S. (1968) *Introductory Lectures on Psycho-analysis*. George Allen & Unwin Ltd.

"如果长期陷于……"：Hippocrates, *Aphorisms*. Section 6, no. 23.

"不开心的疯子……"：Dix, D. (1848) 'Memorial Soliciting a State Hospital for the Protection and Cure of the Insane', submitted to the General Assembly of North Carolina. House of Commons Document, No. 2.

解剖学家

优雅的英式裙子……就能到达海边：Gandolfi, L. (2010) *Psychoanal. Hist.*, 12(2): 129–51. p. 135.

"叶状器官"……"最近，有个在的里雅斯特的动物学家"：Weiser, M. (2013) *J. Hist. Behav. Sci.*, 49(3): 1–22.

400条鳗鱼的尸体：Triarhou, L.C. & del Cerro, M. (1985) *JAMA Neurol.*, 42: 282–7.

"肉渣与鲜血"：Schroter, L. (2009) *The Little Book of the Sea*. Granta Books. p. 165.

在学业上表现出色：Jones, E. (1967) *The Life and Work of Sigmund Freud*. Penguin Books. p. 72.

名列前茅：Ibid., p. 48.

七门外语……阅读莎士比亚：Ibid., p. 49.

"波形记录仪、眼动仪……"：Lesky, E. (1976) *The Vienna Medical School of the 19th Century*. The Johns Hopkins University Press. p. 237.

污水横流：Ibid., p. 248.

笼罩上一层阴霾：Koller, B. (1974) 'Carl Koller' In *Freud*, S. Cocaine Papers. N.Y. Stonehill Pub.

绝不允许：Jones, E. (1967) *The Life and Work of Sigmund Freud*. Penguin Books. 'sensitive to the slightest hint of anti-Semitism'.

非常向往英国：Ibid., p. 50. 'land of his dreams'.

把他的帽子扔进水沟里：Gay, P. (1995) *Freud: A Life for Our Time*. Papermac. p. 11.

使用的观察工具：Jones, E. (1967). *The Life and Work of Sigmund Freud*. Penguin Books. p. 70.

黄铜与钢铁镜体：http://www.microscopy-uk.org.uk/mag/artoct06/mc-freud.html

埃德蒙·哈特那克：Triarhou, L.C. (2009) *Hell. J. Psychol.*, 6: 1–13.

放大了300~500倍：http://www.microscopy-uk.org.uk/mag/artoct06/mc-freud.html

生产步枪的厂房……马厩：Lesky, E. (1976) *The Vienna Medical School of the 19th Century*. The Johns Hopkins University Press. p. 231.

"脊神经节细胞"：Jones, E. (1967) *The Life and Work of Sigmund Freud*. Penguin Books. p. 66.

"在太空中快速摆动的外星人眼球"："Analyse These". *New York Times*, 25 April 2006.

"按照这个方法"：Freud, S. (1884) *Brain*, 7: 86–8.

"光是发明这个方法"：Freud, E. (1992) *The Letters of Sigmund Freud*. Dover. p. 73: Letter 27.

硝酸银染色法：Solms, M. (2002) 'An introduction to the neuroscientific works of Sigmund Freud'. In van de Vijver, G. & Geerardyn, F. eds. *The Pre-psychoanalytic Writings of Sigmund Freud*. Karnac.

他几乎快要得出：Triarhou, L.C. & del Cerro, M. (1985) *JAMA Neurol.*, 42: 282–7.

卡哈尔引用了弗洛伊德的研究成果：Triarhou, L.C. (2009) *Hell. J. Psychol.*, 6: 1–13.

为生计发愁：Teusch, R.K. (2017) *J. Am. Psychoanal. Assoc.* 65(1): 111–25.

"增强我的自尊心"：Jones, E. (1967) *The Life and Work of Sigmund Freud*. Penguin Books. p. 156.

带有污渍的西装：Freud, E. (1992) *The Letters of Sigmund Freud*. Dover. p. 122: Letter 50.

咸牛肉、奶酪和面包：Jones, E. (1967) *The Life and Work of Sigmund Freud*. Penguin Books. p. 154.

零碎的纸片：Freud, E. (1992) *The Letters of Sigmund Freud*. Dover. p. 126: Letter 54.

"我也将回馈你同等的爱"：Ibid., p. 94: Letter 36.

"我经常陷入自己的情绪中"：Ibid., p. 89: Letter 33.

"现在只有你来到我身边，我才会开心起来"：Ibid., p. 123: Letter 51.

受困于某种错觉：Lewis, A. (1934) *J. Ment. Sci.*, 80: 1–42.

担心天要塌了：Jackson, S.W. (1978) *J. Hist. Med.*, 33(3): 367–76.

艺术天才们：Radden, J. (2000) *The Nature of Melancholy*. Oxford University Press. p. 87.

"忧郁症一词"……"阴郁症"：Berrios, G. (1996) *The History of Mental Symptoms*. Cambridge University Press.

"神经"这一概念正席卷：Shorter, E. (1997) *A History of Psychiatry*. Wiley.

照顾生病的亲属：Bassuk, E.L. (1985) *Poetics Today*, 6: 245–57.

人们更加不可能去精神病院就诊了：Shorter, E. (1997) *A History of Psychiatry*. Wiley. p. 113.

"治疗大脑和神经疾病的私人机构"：Ibid., p. 118.

"我不允许患者们"：Poirier, S. (1983) *Women's Stud.*, 10: 15–40. p. 20.

信件都要经人拆封检验，严格审查：Bassuk, E.L. (1985) *Poetics Today*, 6: 245–57.

甚至遭受鞭刑：https://branchcollective.org/?ps_articles=anne-stiles-the-rest-cure-1873-1925

成打的鸡蛋：Martin, D. (2007) *Am. J. Psychiatry*, 164(5): 737–8.

电流刺激患者全身：Weisenberg, T.H. (1925) *Arch. Clin. Neuropsychol.*, 14(3): 384–9.

定期为他们按摩：Vertinsky, P. (1989) *J. Sport. Hist.*, 16: 5–26. p. 14.

"我人生中最悲惨的8个月"：Woolf, V. (2017) *The Complete Collection*. Century Book. Letter 186.

"一无所知"：https://branchcollective.org/?ps_articles=anne-stiles-the-rest-cure-1873-1925

"人道主义的对待"：Poirier, S. (1983) *Women's Stud.*, 10: 15–40.

"西部疗法"：Stiles, A. (2012) 'Go rest Young Man'. *APA*, 43: 32.

"唯一……窗口"：Kraepelin, E. (1987) *Memoirs*. Springer-Verlag Berlin Heidelberg.

"一整个兔子大脑"：Danek, A., et al. (1989) *Hist. Neurol.*, 46: 1349–53.

爬行类动物的大脑：Hippius, H., et al. (2008) *The University Department of Psychiatry in Munich*. Springer.

"以现有的手段"：Kraepelin, E. (1987) *Memoirs*. Springer-Verlag Berlin Heidelberg. p. 27.

"尽管这里的设备条件简陋"：Ibid.

面色蜡黄：Engstrom, E. (1991) *Hist. Psychiatry*, ii: 111–32.

覆盆子糖浆：Muller, U., et al. (2006) *Psychopharmacol.*, 184: 131–8. p. 135.

饮用量更大的人会更早出现：Ibid., p. 133.

饮用碳酸水的志愿者作为对照组⋯⋯"面临着咖啡中毒的风险"：Ibid., p. 135.

"我们就像是⋯⋯开拓者"：Kraepelin, E. (1920) *Z. Gesamte Neurol. Psychiatr.*, 61: 351–62.

冯特⋯⋯完全没有提到：Muller, U., et al. (2006) *Psychopharmacol.*, 184: 131–8.

复活节假期：Hippius, H., et al. (2008) *The University Department of Psychiatry in Munich*. Springer. Chapter 7.

拿不定主意该写什么内容：Kraepelin, E. (1987) *Memoirs*. Springer-Verlag Berlin Heidelberg.

在这本300多页篇幅的书中：Blashfield, R. (1984) *The Classification of Psychopathology*. Springer US.

缺乏有效的治疗方法⋯⋯"令人困惑的群体"：Hippius, H., et al. (2008) *The University Department of Psychiatry in Munich*. Springer. Chapter 7.

大量的酒精被用作：Kraepelin, E. (1987) *Memoirs*. Springer-Verlag Berlin Heidelberg. p. 11.

越来越厚，知名度也越来越高：Shorter, E. (1997) *A History of Psychiatry*. Wiley. p. 103.

可卡因

"一个德国人⋯⋯试用了这种物质"：Freud, S. (1974) *Cocaine Papers*. N.Y. Stonehill Pub. Chapter 11.

"增强⋯⋯耐力"：Freud, E. (1992) *The Letters of Sigmund Freud*. Dover. p. 107: Letter 43.

"也许还有其他人在研究"：Jones, E. (1967) *The Life and Work of Sigmund Freud*. Penguin Books. p. 90.

"与茶叶中的咖啡因相似"：Freud, S. (1974) *Cocaine Papers*. N.Y. Stonehill Pub. p. 58.

德国的默克制药公司：Jones, E. (1967) *The Life and Work of Sigmund Freud*. Penguin Books. p. 90.

1∶10的比例⋯⋯没有令人不适：Freud, S. (1974) *Cocaine Papers*. N.Y. Stonehill Pub. p. 58.

一股热浪穿过他的头颅：Ibid., p. 59.

"上一次严重陷入抑郁状态的时候"：Ibid., p. 10.

"谱写一曲赞歌"⋯⋯藏书丰富的私人图书馆：Jones, E. (1967) *The Life and Work of Sigmund Freud*. Penguin Books. p. 95.

窗外的瓢泼大雨：Freud, E. (1992) *The Letters of Sigmund Freud*. Dover. p. 119. 1 July 1884.

"这种奇效植物⋯⋯"：Freud, S. (1974) *Cocaine Papers*. N.Y. Stonehill Pub. p. 63.

1860年，一名在哥廷根大学工作的年轻研究生：Albert Niemann.

"几乎涵盖了所有的人体疾病"：Freud, S. (1974) *Cocaine Papers*. N.Y. Stonehill Pub. p. 128.

"郁闷的、沉默寡言的"：Spillane, J. (2002) *Cocaine*. The Johns Hopkins University Press.

"仿佛具有魔法一般"⋯⋯胡须修剪整齐：Freud, S. (1974) *Cocaine Papers*. N.Y. Stonehill Pub. p. 145.

"精神病学不乏抑制过度兴奋的神经活动的药物"：Ibid. Chapter 8.

第一种抗抑郁药：Ibid. 1970 symposium on psychomimetic agents, Dr Larry Stein: 'Cocaine is almost the perfect tricyclic antidepressant ... but we heard that from Freud 80 years ago.'

一幅广为流传的肖像照：Halberstatt, M. (1932) *Sigmund Freud*. Freud Museum London.

第一篇关于精神分析的文章：Freud, S. (1896) *Rev. neurol.* (Paris), 4: 161–9.

进入公众的视野：Makari, G. (2008) *Revolution in Mind*. Harper. p. 299.

靠喝可卡因溶液来缓解：Ibid., p. 71.

重新领略到了什么叫作"完美"：Gay, P. (1995) *Freud: A Life for Our Time*. Papermac. p. 49.

只有女性会患上：Makari, G. (2008) *Revolution in Mind*. Harper. p. 15.

研究儿童脑瘫和失语症：Gay, P. (1995) *Freud: A Life for Our Time*. Papermac. p. 48.

患者"醒了"以后：Makari, G. (2008) *Revolution in Mind*. Harper. p. 18.

"人类强大的意识过程"：Freud, S. (1925) *An Autobiographical Study*. The Hogarth Press.

"人为造成患者的精神错乱"：Jones, E. (1967) *The Life and Work of Sigmund Freud*. Penguin Books.

"从中发现精神病学的基本科学原理"：Shorter, E. (1997) *A History of Psychiatry*. Wiley. p. 77.

这些不幸的人：Lewin, L. (1998) *Phantastica*. Inner Traditions Bear and Company.

"人类的第三种祸害"：Bernfeld, S. (1954) *J. Am. Psychoanal. Assoc.*, 35: 581–613. p. 603.

看见白蛇：Freud, S. (1974) *Cocaine Papers*. N.Y. Stonehill Pub. p. 158.

"天之骄子"：Ibid., p. 158.

他严厉谴责阿尔布雷希特·埃伦迈尔：Bernfeld, S. (1954) *J. Am. Psychoanal. Assoc.*, 35: 581–613.

"人们对这种药物的抵触情绪"……"他的同辈对此甚至都没留下什么印象"：Ibid., p. 604.

"渴望已久的幸福殿堂"：Jones, E. (1967) *The Life and Work of Sigmund Freud*. Penguin Books. 'Chapter 8. Marriage'.

伦勃朗《解剖学课》：Johnstone, W. (1983) *The Austrian Mind*. University of California Press. p. 240.

"可通过化学手段消除"：Bernfeld, S. (1954) *J. Am. Psychoanal. Assoc.*, 35: 581–613 p. 601.

"精神病学界的林奈"

经过艾姆巴赫河：Steinberg, H. & Angermeyer, M.C. (2001) *Hist. Psychiatry*. 12: 297–327.

"像是一场流放"：Kraepelin, E. (1987) *Memoirs*. Springer-Verlag Berlin Heidelberg. p. 57.

"火车不仅车次少"：Ibid., p. 47.

长子汉斯死于脓毒症：Hippius, H., et al. (2008) *The University Department of Psychiatry in Munich*. Springer. Chapter 7.

"袖珍书"：Kraepelin, E. (1987) *Memoirs*. Springer-Verlag Berlin Heidelberg.

3000多页的4卷本的巨著：Blashfield, R. (1984) *The Classification of Psychopathology*. Springer US.

"我和妻子现在生活得很好"：Steinberg, H. & Angermeyer, M.C. (2001) *Hist. Psychiatry*. 12: 297–327.

"去呼吸新鲜空气"：Hippius, H., et al. (2008) *The University Department of Psychiatry in Munich*. Springer. Chapter 7.

野生蜜蜂：2018年10月，笔者前往海德堡进行考察时获得的信息。

"精神病学界的林奈"：Engstrom, E.J. & Kendler, K. (2015) *Hist. Psychiatry*. 172(12): 1190–6.

"乡村天地"：Kahn, E. (1956) *The Emil Kraepelin Memorial Lecture*. New York Meeting.

马焦雷湖：Hippius, H., et al. (2008) *The University Department of Psychiatry in Munich*. Springer. Fig. 7.8.

"翻看上千份的患者档案"：Weber, M.M. & Engstrom, E.J. (1997) *Hist. Psych.*, 8: 375–85.

刚成年时：Kraepelin, E. (1921) *Manic Depressive Insanity and Paranoia*. E. & S. Livingstone.

直到1957年，双相情感障碍才……：Mendelson, M. (1974) *Psychoanalytic Concepts of Depression*.

Spectrum. p. 25:

"一种疾病的过程"：Kahn, E. (1956) *The Emil Kraepelin Memorial Lecture*. New York Meeting.

"遗传缺陷"：Kraepelin, E. (1921) *Manic Depressive Insanity and Paranoia*. E. & S. Livingstone.

"所谓的心理成因"：Shepherd, M. (1995) 'Two Faces of Emil Kraepelin'. *Br. J. Psychiatry*, 167: 174–83.

"可能导致情绪波动的因素"：Kraepelin, E. (1921) *Manic Depressive Insanity and Paranoia*. E. & S. Livingstone.

"始于克雷佩林"：Slater, E. & Roth, M. (1969) *Clinical Psychiatry*. Tindall & Cassell. p. 10.

"标杆性人物，他引领了"：Engstrom, E.J. & Kendler, K. (2015) *Hist. Psychiatry*. 172(12): 1190–6.

"开辟天地"：Hansson, N., et al. (2016) *TRAMES*, 20: 393–401. p. 398.

忧郁的体液

"在浓度和数量方面"：Lloyd, G.E.R., ed. (1983) *Hippocratic Writings*. Penguin Classics. p. 262.

为角斗士疗伤的医生……于公元前200年逝世：Galen, C. (165 ce) 'On the Affected Parts'. In Radden, J. ed. (2000) *The Nature of Melancholy*. Oxford University Press. p. 61.

"肠胃胀气病"……"忧郁的体液"：Galen, C. (165 ce) 'On the Affected Parts'. In Radden, J. ed. (2000) *The Nature of Melancholy*. Oxford University Press. p. 66.

阿布·扎伊德·巴尔希：Badri, M. (2014) *Abu Zayd al-Balkhi's Sustenance of the Soul*. IIIT.

两名传教士：Radden, J. ed. (2000) *The Nature of Melancholy*. Oxford University Press. p. 75.

"由亚当的精液形成的"：Hildegard of Bingen (1151–1158 ce) *Book of Holistic Healing*. In Radden, J. ed. (2000) *The Nature of Melancholy*. Oxford University Press. p. 81.

"最微妙的气雾"：Burton, R. (2001) *The Anatomy of Melancholy*. NYRB. p. 146.

"来自于一种忧郁的体液"：Jackson, S. (1978) *J. Hist. Med.*, 33(3): 367–76.

circulation of blood: Ribatti, D. (2009) *J. Angiogenes*. Res., 1:3.

微小的细胞：Schwann, T. (1839) *Mikroskopische Untersuchungen über die Übereinstimmung in der Struktur und dem Wachsthum der Thiere und Pflanzen*. Sander.

治疗之地

2100万：Jefferies, J. (2005) *Focus on People and Migration*. p. 3

躁狂症与忧郁症：Haslam, J. (1809) *Observations on Madness and Melancholy*. J. Callow. p. 19.

"多年来大家一直原原本本地照做"：Glover, M. (1984) *The Retreat, York*. William Sessions.

"牧场的野兽"：Connolly, J. (1856) *Treatment of the Insane Without Mechanical Restraints*. Dawsons of Pall Mall.

"低落又忧郁"……"我的天都要塌了"：Glover, M. (1984) *The Retreat, York*. William Sessions. p. 36

从100%下调至12%：Ibid.

"集坚韧与柔情于一身"：Ibid.

"绝不束缚和关押患者"：Connolly, J. (1856) *Treatment of the Insane Without Mechanical Restraints*. Dawsons of Pall Mall. p. 166.

"监狱般的风气"：Ibid., p. 82.

"这里不仅能治疗躁狂症"：Ibid., p. 60.

574

"各种娱乐消遣活动"：Ashworth, A.L. (1975) *Stanley Royd Hospital, Wakefield*. Stanley Royd Hospital. p. 51.

打板球：Rutherford, S. (2008) *The Victorian Asylum*. Shire.

"露出一种闲适自得的神情"：Connolly, J. (1856) *Treatment of the Insane Without Mechanical Restraints*. Dawsons of Pall Mall. p. 87.

牛肉汤和竹芋：Digby, A. (1985) 'Moral Treatment at the Retreat 1796–1846'. In Porter, R., Bynum, W.F. & Shepherd, M. eds. *The Anatomy of Madness*, vol. II. Tavistock. p. 66.

就地酿造啤酒：Ashworth, A.L. (1975) *Stanley Royd Hospital, Wakefield*. Stanley Royd Hospital.

将大黄当作纯天然的泻药：Rutherford, S. (2008) *The Victorian Asylum*. Shire.

'mournful prophet': Ikuigu, M.N. & Ciaravino, E.A. (2007) *Psychosocial Conceptual Practice Models in Occupational Therapy*. Elsevier Health Sciences.

多萝西娅·迪克斯：https://socialwelfare.library.vcu.edu/issues/moral-treatment-insane/

在1836年出现了精神衰弱：Ikuigu, M.N. & Ciaravino, E.A. (2007) *Psychosocial Conceptual Practice Models in Occupational Therapy*. Elsevier Health Sciences.

忧郁症是可以自行康复的：Haslam, J. (1809) *Observations on Madness and Melancholy*. J. Callow. p. 257.

10%~15%的抑郁症患者：Gonda, X., et al. (2007) *Ann. Gen. Psychiatry*. 6: 23.

慢性抑郁症：See: Ten Have, M., et al. (2018) *Acta Psychiatr*. Scand., 137(6): 503–15.

"疗效"：Gielen, U.P., et al. eds. (2004) *Handbook of Culture, Therapy, and Healing*. Lawrence Erlbaum Associates Publishers.

"没有床位睡觉"：Shorter, E. (1997) *A History of Psychiatry*. Wiley. p. 47.

15万人：Ibid., p. 34.

"治疗过程很人性化"：Jones, K. (1993) *Asylums and After. A Revised History of the Mental Health Services*. Continuum International Publishing Group Ltd.

"参加一场大型演出"：Digby, A. (1985) 'Moral Treatment at the Retreat 1796–1846'. In Porter, R., Bynum, W.F. & Shepherd, M. eds. *The Anatomy of Madness*, vol. II. Tavistock.

超过500米长的走廊……挂了一串钥匙：Jones, K. (1993) *Asylums and After. A Revised History of the Mental Health Services*. Continuum International Publishing Group Ltd.

"神经和大脑生病了"：Shorter, E. (1997) *A History of Psychiatry*. Wiley.

"人类的最可怕的疾病之一"：Davis, G. (2012) *J. R. Coll*. Physicians Edinb., 42: 266–73.

"我们正在黑暗中摸索"：Savage, G.H. (1884) *Insanity and Allied Neuroses*. Cassell.

谈话疗法

"西格蒙德·弗洛伊德并没有"：Makari, G. (2008) *Revolution in Mind*. Harper. p. 5.

"语法结构混乱"：Ellenberger, H.F. (1972) *J. Hist. Behav. Sci.*, 8: 267–79.

"一个真实的，一个邪恶的"：Makari, G. (2008) *Revolution in Mind*. Harper. Harper. p. 39.

一只纽芬兰犬……"谈话疗法"：Ellenberger, H.F. (1972) *J. Hist. Behav. Sci.*, 8: 267-79. p. 269.

接下来的几年，她还是在精神病院接受治疗：Makari, G. (2008) *Revolution in Mind*. Harper. p. 39.

"然后她的症状就消失了"：Freud, S. (1968) *Introductory Lectures on Psycho-analysis*. George Allen & Unwin Ltd. p. 236.

"这种洞察"：Freud, S. (1976) *The Interpretation of Dreams*. Pelican Books. 'Preface'.

"最爱的一本书"：Börne, L. (1823) *Harvard Review*, 31: 71–76.

"症状的历史意义"：Freud, S. (1968) *Introductory Lectures on Psycho-analysis*. George Allen & Unwin Ltd. p. 230.

他见过的忧郁症患者少之又少：Wallenstein, R. (1995) *The Talking Cures*. Yale University Press.

"鲜少与他人互动"：Shorter, E. (2013) *How Everyone Became Depressed*. Oxford University Press.

过度手淫：Zucker, K.J (1979) *J. AAPDP*, 7(1): 15–32.

351 册：Freud, S. (1976) *The Interpretation of Dreams*. Pelican Books. p. 43.

"那些评论的态度"：Ibid., p. 46.

爱与恨

关于抑郁症的重要精神分析理论：May-Tolzmann, U. (1997) *Luzif Amor*, 10(20): 98–131.

试图拉近他和他的门徒卡尔·荣格的关系：Makari, G. (2008) *Revolution in Mind*. Harper. p. 374.

"抑郁症却没有得到同等的重视"：Shorter, E. (2013) *How Everyone Became Depressed*. Oxford University Press. p. 114.

他的母亲便去世了：May, U. (2001) In. *J. Psychoanal*. 82: 283–305. p. 289.

"矛盾心理"：Makari, G. (2008) *Revolution in Mind*. Harper. p. 209.

我无法爱别人：Abraham, K. (1911) 'Notes on the psycho-analytical investigation and treatment of manic-depressive insanity and allied conditions'. In Abraham, K., & Jones, E. (1927) *Selected Papers on Psychoanalysis*. Hogarth Press.

受虐欲望：Freud, E. (1992) *The Letters of Sigmund Freud*. Dover. Letter 273A.

"反复出现一个主题"……"母亲还在他身边"：Bentinck van Schoonheten, A. (2015) *Karl Abraham*. Routledge. p. 7.

塞甘蒂尼因为传染病去世：May, U. (2001) In. *J. Psychoanal*. 82: 283–305. p. 289.

"他的沉默是合乎情理的"：Bentinck van Schoonheten, A. (2015) *Karl Abraham*. Routledge. 'Chapter 13'.

第一次见面：Ibid. 'Chapter 5'.

"我确实在柏林待了 24 个小时"：Abraham, H. & Freud, E. eds (1965) *A Psycho-Analytical Dialogue*. Hogarth Press. 49F.

"我恳求您"：Ibid., 50A.

"这个信息引起了我的高度关注"：Ibid., 68A.

"这令我欣喜不已"：Ibid., 70A.

"带来丰厚科学红利"：Ibid. 'Foreword'.

位于消防局对面：Bentinck van Schoonheten, A. (2015) *Karl Abraham*. Routledge. 'Chapter 9'.

"一些从未出现过的现象""从未像现在这般轻松愉快"……"明确的治疗建议"：Abraham, K. (1911) 'Notes on the psycho-analytical investigation and treatment of manic depressive insanity and allied conditions'. In Abraham, K., & Jones, E. (1927) *Selected Papers on Psychoanalysis*. Hogarth Press.

"在柏林的推广之路非常艰难"：Abraham, H. & Freud, E. eds (1965) *A Psycho-Analytical Dialogue*. Hogarth Press. 47F.

"弗洛伊德流派"：Decker, H. (2013) *The Making of DSM-III*. Oxford University Press.

"最黑暗的一支派系"：Hippius, H., et al. (2008) *The University Department of Psychiatry in Munich*.

Springer. Chapter 7.

"给不同的强迫症分了那么多类别": Freud, S. (1968) *Introductory Lectures on Psycho-analysis*. George Allen & Unwin Ltd. p. 221.

"给出一个诊断，只是为了自我满足": Ibid., p. 213.

"只是一种谴责，而不是一个解释": Ibid., p. 221.

"伊迪丝·雅可布森": Kronold, E. (1980) *Psychiatr. Q.*, 49: 505–7.

"进退维谷的境地": Jacobson, E. (1954) *J. Am. Psychoanal. Assoc.*, 2(4): 595–606.

"语言一开始就是魔法": Freud, S. (1968) *Introductory Lectures on Psycho-analysis*. George Allen & Unwin Ltd. p. 13.

第一份草稿

马蹄形: Hippius, H., et al. (2008) *The University Department of Psychiatry in Munich*. Springer. Fig 6.4.

实验心理学，……谱系学: Blashfield, R. (1984) *The Classification of Psychopathology*. Springer US.

所有的计数卡: Hippius, H., et al. (2008) *The University Department of Psychiatry in Munich*. Springer. Chapter 7..

"阿尔茨海默病": Ibid.

血糖、代谢水平: Mapother, E., et al. (1926) *Brit. Med. J.*, 2: 872–9.

"任何听过": Passione, R. (2004) *Hist. Psychiatry.*, 15: 83–104.

"这是一种强迫思维": Lewis, A. (1934) *J. Ment. Sci.*, 80: 1–42. p. 24.

"不过是第一份草稿": Blashfield, R. (1984) *The Classification of Psychopathology*. Springer US.

"界限愈发模糊": Engstrom, E.J. & Kendler, K. (2015) *Hist. Psychiatry*. 172(12): 1190–6. p. 1194.

"标志性的一页": Shorter, E. (2015) *Dialogues Clin. Neurosci.*, 17(1): 59–67. p. 59.

在湖光山色的田园风光之中: Abraham, H. & Freud, E. eds (1965) *A Psycho-Analytical Dialogue*. Hogarth Press. 274A.

"治愈忧郁症的方法": Ibid., 272F.

"天才": Abraham, K. (1924) 'A short study of the development of the libido, viewed in light of mental disorders (Abridged)'. In Frankiel, R.V. ed. (1994) *Essential Papers on Object Loss*. New York University Press.

揭开了谜底: Ibid., p. 81.

"敌意反转": 'The Doctor Is In'. *The American Scholar*, 1 September 2009.

"一事无成": Freud, S. (1917) *Mourning and Melancholia*, 14th edition. Vintage.

足足过了一个月才回信: Abraham, H. & Freud, E. eds (1965) *A Psycho-Analytical Dialogue*. Hogarth Press. 272F (from Freud), 18 February 1915. 273A (from Abraham). 31 March 1915.

"我应该提醒您一句": Ibid., 273A.

"我们最应该感谢的人": Bentinck van Schoonheten, A. (2015) *Karl Abraham*. Routledge. Chapter 14.

"生命初期吮吸母亲乳房的满足感"……"亚伯拉罕关于俄狄浦斯前期阶段的母子关系的观点": Ibid., Chapter 8.

"梅兰妮·克莱因是第一名": Mendelson, M. (1974) *Psychoanalytic Concepts of Depression*. Spectrum.

他的头发都白了，身子也日渐消瘦: Bentinck van Schoonheten, A. (2015) *Karl Abraham. Routledge*. Chapter 16.

希腊石：Ibid., Chapter 11.

"名扬天下"：Abraham, H. & Freud, E. eds (1965) *A Psycho-Analytical Dialogue*. Hogarth Press. 'Foreword'.

"被一根鱼刺卡了喉咙"：Ibid. Letter 482A.

维多利亚酒店的帆布折叠椅：Ibid., Letter 488A.

读着自己最喜欢的哲学家：Ibid., Letter 490A.

"一个永不停歇、永不疲倦的工作狂"：Ibid., Letter 484F.

"他在我心中是独一无二的存在"：Ibid., Letter 501F.

"失去的痛苦会伴随我们终生"：Bentinck van Schoonheten, A. (2015) *Karl Abraham. Routledge*. Chapter 16.

"你的名字或许会消逝"：2018年10月，笔者前往海德堡进行考察时获得的信息。

第二部分："生物学手段似乎见效了"

以毒攻毒

3万英镑：Aldridge, P. (1991) 'The foundation of the Maudsley Hospital'. In Berrios, G. & Freeman, H. eds. *150 Years of British Psychiatry, 1841–1991*. Gaskell. p. 87.

从德语改成了英语：Hayward, R. (2010) 'International Relations in Psychiatry'. In Roelcke, V., Weindling, P.J., & Westwood, L. eds (2010) *International Relations in Psychiatry*. Boydell & Brewer.

波特兰石和红砖砌成的：Aldridge, P. (1991) 'The foundation of the Maudsley Hospital'. In Berrios, G. & Freeman, H. eds. *150 Years of British Psychiatry, 1841-1991*. Gaskell. p. 87.

卢斯战役：Jones, E. (2003) *Med. Hist. Suppl.*, 22: 3–38.

描述症状截然相反的两类疾病：Shorter, E. (2013) 'How Everyone Became Depressed'. Oxford University Press.

"他们却感受不到乐趣"……"没有明确的上限和下限"：Mapother, E. (1926) *Br. Med. J.*, 2: 872–9. p. 878.

"对精神治疗的敏感程度"：Ibid., p. 872.

"按摩能够有效替代体育锻炼"……"五花八门的分析疗法"：Ibid., p. 876.

"面对抑郁症患者"：Lehman, H.E. & Kline, N. (1983) 'Chapter 5. Antidepressants'. In Ayd, F.J. & Blackwell, B. eds *Discoveries in Pharmacology*. Elsevier.

以上种种尝试：Lehman, H.E. & Kline, N. (1983) 'Chapter 5. Antidepressants'. In Ayd, F.J. & Blackwell, B. eds *Discoveries in Pharmacology*. Elsevier.

鸦片：Kalinowsky, L. (1970) 'Biological Treatments Preceding Pharmacotherapy'. In Ayd, F.J. & Blackwell, B. eds *Discoveries in Biological Psychiatry*. J.B. Lippincott Company.

拔掉似乎发了炎的牙齿：Bested, A.C., Logan, A.C., & Selhub, E.M. (2013) *Gut Pathog.*, 5:5.

偏神经性的抑郁症患者：Shorter, E. (2013) *How Everyone Became Depressed*. Oxford University Press. Chapter 6.

"女性占了相当大的比重"：Buzzard, E.F., et al. (1930) *Proc. R. Soc. Med.* 23(6): 881–895.

"缓解患者痛苦的办法"：Jones, E. & Rahman, S. (2008) *Soc. Hist. Med.*, 21: 1–18.

预期的发病阶段：Davis, G. (2012) *J. R. Coll. Physicians Edinb.*, 42: 266–73.

"没有救治的希望了"：Brown, E. M. (2000) *Hist. Psychiatry*, 11: 371–82. p. 373.

60%：Ibid, p. 379.

72% 以上：Solomon, H.C. (1923) *Bost. Med. & Surg. J.*, 188(17): 635–9.

"三级疟疾"：Wagner-Jauregg, J. (1946) *Am. J. Psychiatry*, 151: 231–5.

瓦格纳 - 尧雷格：Endler, N. & Persad, E. (1988) *Electroconvulsive Therapy*. Hans Huber Publishers.

"最低限度的专业医护人员数量"：Valenstein, E. (1986) *Great and Desperate Cures*. Basic Books, Inc. p. 34.

"与其承认自己无能为力"：Ibid. p. 44.

灵动的思绪

乱扔自己的粪便：Freeman, F. & Watts, J.W. (1947) *Arch. Neurol. & Psychiatry*, 58(4): 417–25.

性情大变：Jacobsen, C.F. (1936) *Studies of Cerebral Function in Primates*. Williams and Wilkins, Baltimore. Vol 13: 1–60.

仍能保持情绪稳定：Freeman, W. & Watts, J.W. (1950) *Psychosurgery*. Blackwell Scientific Publications.

"快乐的邪教"：Fulton, J.F. (1947) *Acta Medica Scandinavica*, 128: 617–25. p. 621.

脑组织和血液：Harlow, J.M. (1993) *Hist. Psychiatry*, 4: 274–81.

"建议一旦不顺他的意"：O'Driscoll, K. & Leach, J.P. (1998) *Br. Med. J.*, 317: 1673–4.

不再继续雇佣他：Harlow, J.M. (1993). *Hist. Psychiatry*, 4: 274–81.

患者A：Brickner, R. (1939) *AMA Arch. Neurol*. Psychiatry, 41(3): 580–5.

60岁的神经学家：El-Hai, J. (2005) *The Lobotomist*. Wiley. p. 95.

泛着光泽的假发：Valenstein, E. (1986) *Great and Desperate Cures*. Basic Books, Inc. p. 73. Figure 4.4.

询问雅格布森：Kucharski, A. (1984) *Neurosurg.*, 14(6): 765–72.

在阿旺卡延续了 500 年：Tierney, A.J. (2000) *J. Hist. Neurosci*, 9: 22–36.

他遇到了拉蒙 - 卡哈尔：Valenstein, E. (1986) *Great and Desperate Cures*. Basic Books, Inc. p. 67.

首名获此殊荣的葡萄牙科学家：Ibid., p. 63.

第一张脑血管造影照片……发表了 100 多篇文章：Tierney, A.J. (2000). *J. Hist. Neurosci*, 9: 22–36.

一面墙上贴满了他的照片：Valenstein, E. (1986) *Great and Desperate Cures*. Basic Books, Inc. p. 77.

"临床治疗"：Pressman, J. (1998) *Last Resort*. Cambridge University Press. 'Chapter 2. Sufficient Promise'.

严重抑郁症和妄想症：Valenstein, E. (1986) *Great and Desperate Cures*. Basic Books, Inc. p. 103.

痛风发作：Ibid., p. 65.

"额叶屏障"：Kotowicz, Z. (2005) *Gesnerus*, 62: 77–101. p. 81.

"临床治愈"：Valenstein, E. (1986) *Great and Desperate Cures*. Basic Books, Inc. p. 104.

其中9名：Berrios, G. (1997) *Hist. Psychiatry*, 8: 61–81. p. 75, Table 2.

在为第7名患者实施手术以后：Valenstein, E. (1986) *Great and Desperate Cures*. Basic Books, Inc. p. 107.

"钻芯技术"：Ibid., p. 106.

"沿着生物器官方向探索"：Ibid., p. 81.

"固着想法"：Berrios, G. & Freeman, H. eds. (1991) *150 Years of British Psychiatry*, 1841–1991. Gaskell. p. 188.

"确保意识持续运转"：Berrios, G. (1997) *Hist. Psychiatry*, 8: 61–81. p. 74.

乱丢粪便的模样：Jacobsen, C.F. (1936) *Studies of Cerebral Function in Primates*. Williams and Wilkins,

Baltimore. Vol 13: 1–60.

"忽略了其余内容"：Valenstein, E. (1986) *Great and Desperate Cures*. Basic Books, Inc. p. 91

"对大脑的虚幻想法之上"：Ibid., p. 99.

"大脑已不再神圣"

成了娱乐的替代品：El-Hai, J. (2005) *The Lobotomist*. Wiley. p. 92.

双手在黑板上作画：Valenstein, E. (1986) *Great and Desperate Cures*. Basic Books, Inc. p. 132.

担任美国医学会的秘书：Ibid., p. 135.

跃过几排座位主动迎接他：El-Hai, J. (2005) *The Lobotomist*. Wiley. p. 90.

"最漂亮的一双手"：Pressman, J. (1998) *Last Resort*. Cambridge University Press. 'Chapter 2. Sufficient Promise'.

同一家法国供货商：El-Hai, J. (2005) *The Lobotomist*. Wiley. p. 106.

首次怀孕：Ibid., p. 9.

"已经不在意"：Valenstein, E. (1986) *Great and Desperate Cures*. Basic Books, Inc. p. 142.

"得到了缓解"：Ibid. p. 143.

"患上更年期忧郁症的"：Shorter, E. (2013) *How Everyone Became Depressed*. Oxford University Press. Chapter 6.

按部就班的生活：Freeman, W., et al. (1942) *Psychosurgery*. Charles C. Thomas. 'Chapter XIX: Affective Reaction Types'.

"苛刻死板的道德准则"：Henderson, D. & Gillespie, R.D. (1956) *A Text-Book of Psychiatry*. Oxford University Press. p. 279.

"他们满脑子都是追悔莫及的过去"：Ibid., p. 278.

"令他们异常难受"：Kraepelin, E. (1904) *Clinical Psychiatry*. Macmillan. 'Chapter: Involutional Psychoses'.

"他们认为自己罪孽深重"：Ibid.

首选疗法：Wohlfahrt, S. (1947) *Acta Psych*. Scandin., 22: 348–67.

"都对手术治疗反应良好"：Myerson, A. & Myerson, P.G. (1947) *N. Engl. J. Med.*, 237(14): 511–12.

"变得平和自在"：Valenstein, E. (1986) *Great and Desperate Cures*. Basic Books, Inc. p. 143.

"独具个人特色的部分"：Freeman, W. & Watts, J. (1937) *South. Med. J.*, 30: 23–31.

"似乎失去了全部的情感体验"：Hoffman, J.L. (1949) *N. Engl. J. Med.*, 241(6): 233–6. p. 234

"他好像不是原来的那个他了"：Furtado, D., et al. (1949) *Psychiatrie und Neurologie*, 117(2): 65–76. p. 67.

"不知道她的灵魂去了哪里"：Swayze, V. W. (1995) *Am. J. Psychiatry*, 152(4): 505–15.

"精密法"：Freeman, W., et al. (1942) *Psychosurgery*. Charles C. Thomas.

将他们两人的名字刻在了工具的把手上：El-Hai, J. (2005) *The Lobotomist*. Wiley. p. 144.

一系列的标记：Freeman, W., et al. (1942) *Psychosurgery*. Charles C. Thomas.

切断了额叶与作为"情感中心"的内丘脑之间的连接：Freeman, F. & Watts, J.W. (1947) *Psychosurgery*. Charles C. Thomas.

情感冲动就会被削弱得越厉害：Myerson, A. & Myerson, P.G. (1947) *N. Engl. J. Med.* 237(14): 511–12. p. 511.

"最低限度"或"标准程度"：Freeman, W. & Watts, J.W. (1946) Am. J. Med. Sci., 211: 1–8.

"奇迹般消失了"：Rylander, C. (1948) *Assoc. Res. Nerv. Ment. Dis.*, 27(1): 691–705.

"而是致人伤残的酷刑"：Valenstein, E. (1986) *Great and Desperate Cures*. Basic Books, Inc. p. 146.

"展望未来和自我意识的能力"：Freeman, W., et al. (1941) *JAMA*, 117(7): 517–27. p. 517

"交叠于当下这一刻"：Freeman, W. & Watts, J.W. (1950) *Psychosurgery*. Blackwell Scientific Publications. 'Chapter XXV'.

"表现出愉快、爽朗"……"对现状满意"：Freeman, W., et al. (1941) *JAMA*, 117(7): 517–27. p. 519.

35.1万美元：Ibid., p. 520.

可能达到10%，甚至是20%：Swayze, V. W. (1995) *Am. J. Psychiatry*, 152(4): 505–15.

"没有看到过任何一例反应不佳的报告"：Freeman, W., et al. (1941) *JAMA*, 117(7): 517–27. p. 520.

"后果是不可逆的"：Ibid., p. 525.

记者们……大多持乐观态度：Diefenbach, G.J., et al. (1999) *J. Hist. Neurosci.*, 8(1): 60–9.

"大脑已不再神圣"：'Turning the Mind Inside Out'. *Saturday Evening Post*, 24 May 1941.

"行之有效的手术"：Freeman, W., et al. (1942) *Psychosurgery*. Charles C. Thomas.

中了4枪：Ibid. 'Introduction'.

"处于极度抑郁的状态"：Ibid. 'Chapter XIX: Affective Reaction Types'.

"离开手术台时状态好极了"……"我看起来年轻了10岁"：Ibid.

"受到某些神经系统紊乱的刺激"……一名波士顿的医生：Clifford Larson, K. (2016) *Rosemary*. Mariner Books. p. 157.

那儿离罗斯玛丽的学校不远：El-Hai, J. (2005) *The Lobotomist*. Wiley. p. 173.

激越性抑郁症：Clifford Larson, K. (2016). *Rosemary*. Mariner Books. p. 162.

局部麻醉剂：El-Hai, J. (2005) *The Lobotomist*. Wiley. p. 145.

"一种比钻牙还要痛苦的研磨声"：Ibid., p. 146.

"预估切口的深度"：Kessler, R (1996) *The Sins of the Father*. Warner Books. p. 243.

"肯尼迪小屋"：Leamer, L. (1994) *The Kennedy Women*. Villard Books. p. 412.

"终身不再从事护士职业"：Clifford Larson, K. (2016) *Rosemary*. Mariner Books. p. 170.

"其实并不清楚他们看到的是什么"：El-Hai, J. (2005) *The Lobotomist*. Wiley. p. 217.

"我们的方法才是最好的"：Ibid., p. 219.

3000多次手术：McKissock, W. (1959) *Proc. R. Soc. Med.*, 52: 203–10.

"这个手术不需要太久"：McKissock, W. (1951) *Lancet*, 2(6673): 91–4.

"这无疑是最理想的手术"：Kucharski, A. (1984) *Neurosurg.*, 14(6): 765–72.

行驶11000英里：Valenstein, E. (1986) *Great and Desperate Cures*. Basic Books, Inc. p. 229.

"乌黑的眼眶"：Freeman, W. & Watts, J.W. (1950). *Psychosurgery*. Blackwell Scientific Publications. 'Chapter III'.

"独来独往的猫"：Pressman, J. (1998) *Last Resort*. Cambridge University Press. 'Chapter 2. Sufficient Promise'.

"为什么不用霰弹枪呢"：Valenstein, E. (1986) *Great and Desperate Cures*. Basic Books, Inc. p. 205.

1946年实施第一台……手术：El-Hai, J. (2005) *The Lobotomist*. Wiley. p. 187.

"一场大手术"：Freeman, W. & Watts, J.W. (1950) *Psychosurgery*. Blackwell Scientific Publications. 'Chapter III'.

"一项小手术"：El-Hai, J. (2005) *The Lobotomist*. Wiley. p. 192.

"这种手术的巨大价值"：Wohlfahrt, S. (1947) *Acta Psych. Scandin.*, 22: 348–67. p. 358.

"手术效果好极了"：Ibid., p. 355.

拔掉精神疾病的"刺"：Freeman, W., et al. (1942) *Psychosurgery*. Charles C. Thomas. 'Preface'.

"家人也很满意"：Greenblatt M. & Solomon, H.C. (1953) *Frontal Lobes and Schizophrenia*. Springer. p. 29.

"对人道原则的侵犯"：Diefenbach, G.J., et al. (1999) *J. Hist. Neurosci.*, 8(1): 60–9.

几百名患者接受了这种手术：Zajicek, B. (2017) *Bull, Hist. Med.*, 91(1): 22–61.

签署了一项法令：Ibid., p. 59.

"高度重视"：Diefenbach, G.J., et al. (1999) *J. Hist. Neurosci.*, 8(1): 60–9. p. 65.

最强烈的反应

"电屠宰"……人道主义精神……"我突然灵光一闪"：Cerletti, U. (1956) 'Electroshock therapy'. In Sackler, A.M. ed. *The Great Physiodynamic Therapies in Psychiatry*. Hoeber.

除非电流持续超过1分钟：Shorter, E. & Healy, D. (2007) *Shock Therapy*. Rutgers University Press. p. 36.

"一次完整的抽搐反应"：Ibid.

赭色的3层混凝土建筑：Palmer, R.L. ed. (1981) *Electroconvulsive Therapy*. Oxford University Press. p. 7.

市政捕犬员：Endler, N. (1988) *Convulsive Therapy*, 4(1): 5–23.

"天上盘旋的雄鹰"：Accornero, F. (1988) *Convulsive Therapy*, 4(1): 40–9.

切莱蒂和比尼都没有看到：Cerletti, U. & Bini, L. (1940) *Rivista Sperimentale di Freniatria*, 64: 311.

"最强烈的反应"：Cerletti, U. (1956) 'Electroshock therapy'. In Sackler, A.M. ed. *The Great Physiodynamic Therapies in Psychiatry*. Hoeber. p. 95.

"这种痉挛"：Fink, M. (1979) *Convulsive Therapy: Theory and Practice*. Raven Press. p. 5.

"就彻底好了"：Sackler, A.M. ed. (1956) *The Great Physiodynamic Therapies in Psychiatry*. Hoeber.

"恢复了理智"：Palmer, R.L. ed. (1981) *Electroconvulsive Therapy*. Oxford University Press.

"导致神经胶质系统无法正常运转"：Meduna, L.M. (1956) 'The Convulsive Treatment'. In Sackler, A.M. ed. *The Great Physiodynamic Therapies in Psychiatry*. Hoeber.

"生物拮抗"：Fink, M. (1979) *Convulsive Therapy: Theory and Practice*. Raven Press. Chapter 2.

一种疾病可以治疗另一种疾病吗：Meduna, L.M. (1956) 'The Convulsive Treatment'. In Sackler, A.M. ed. *The Great Physiodynamic Therapies in Psychiatry*. Hoeber.

士的宁、蒂巴因……：Fink, M. (1984) *Am. J. Psychiatry*, 141: 1034–41. p. 1035.

"在劫难逃"：Dunne, R.A. & McLoughlin, D. M. (2012) *Core Psychiatry*, 617–27.

按照预期分几个阶段：Fleming, G.W.T.H. & Golla, F.L. (1939) *Lancet*, 234: 1353–55.

排泄尿液、粪便，男性患者有时会排出精液：Cerletti, U. (1956) 'Electroshock therapy'. In Sackler, A.M. ed. *The Great Physiodynamic Therapies in Psychiatry*. Hoeber.

口吐白沫的现象也很常见：Shepley, H. & McGregor, J.S. (1939) *Br. Med. J.*, 2: 1269–71.

摆脱了长期以来的病症：Fink, M. (1979) *Convulsive Therapy: Theory and Practice*. Raven Press. Chapter 2.

"一种新的艺术"：Fink, M. (1984) *Am. J. Psychiatry*, 141: 1034–41. p. 1035.

抽搐疗法训练课：Palmer, R.L. ed (1981) *Electroconvulsive Therapy*. Oxford University Press. p. 21

"任何实际应用"：Cerletti, U. (1956) 'Electroshock therapy'. In Sackler, A.M. ed. *The Great Physiodynamic Therapies in Psychiatry*. Hoeber.

"一棵不会开花结果的树"：Accornero, F. (1988) *Convulsive Therapy*, 4(1): 40–9. p. 44.

只有实验室的技术人员：Endler, N. (1988) *Convulsive Therapy*, 4(1): 5–23.

盯梢：Accornero, F. (1988) *Convulsive Therapy*, 4(1): 40–9. p. 45.

埃米尔·克雷佩林和爱罗斯·阿尔茨海默的学生：Passione, R. (2004) *Hist. Psychiatry*, 15: 83–104.

"大师"：Accornero, F. (1988) *Convulsive Therapy*, 4(1): 40–9. p. 42.

"切莱蒂气氛"……比尼"青春激情"：Endler, N. (1988) *Convulsive Therapy*, 4(1): 5–23.

开始一起数……额头满是汗珠……"我们互相对视了一眼"：Accornero, F. (1988) *Convulsive Therapy*, 4(1): 40–9. p. 47.

第一场治疗的细节：Aruta, A. (2011) *Med. Hist.*, 55: 407–12.

"像往常一样喃喃自语"：Bini, L. (1995) *Convulsive Therapy*, 11: 260–1.

11 场电击治疗：Endler, N. (1988) *Convulsive Therapy*, 4(1): 5–23.

于 1938 年 6 月 17 日获准出院：Cerletti, U. (1956) 'Electroshock therapy'. In Sackler, A.M. ed. *The Great Physiodynamic Therapies in Psychiatry*. Hoeber.

电休克治疗没有这些弊端：Berrios, G. (1997) *Hist. Psychiatry*, viii: 105–19.

"丧失意识"：Metastasio, A. & Dodwell, D. (2013) *Eur. J. Psychiatry*, 27: 231–9. p. 236.

"什么都不记得了"：Ibid., p. 237.

"跑调的小号"：Endler, N. (1988) *Convulsive Therapy*, 4(1): 5–23.

"不愿指明这种新疗法具体对哪种精神疾病有效"：'Insanity Treated By Electric Shock'. *NY Times*, 6 July 1940.

"尤其是抑郁症的治疗效果"：Cerletti, U. (1940) *Rivista Sperimentale di Freniatri*, 64.

只需要接受 4 次治疗：Fink, M. (1979) *Convulsive Therapy: Theory and Practice*. Raven Press. Chapter 2.

"很多彻底康复的案例"：Cerletti, U. (1940) *Rivista Sperimentale di Freniatri*, 64.

"苍白如纸"：Tondo, L. (1990) *Clin. Neuropsychiatry*, 8: 303–18. p. 305.

患者会不由自主地发出尖叫：Shorter, E. & Healy, D. (2007) *Shock Therapy*. Rutgers University Press. p. 127.

1000 场电击治疗：Kalinowsky, L. & Barrera, S.E. (1940) *Psychiatr. Q.*, 14: 719–30. p. 727.

"严重程度、患病时间各异的抑郁症患者"：Kalinowsky, L.B. (1949) *Bull. N.Y. Acad. Med.*, 25: 541–53.

抛弃全部家产：Abrams, R. (1988) *Convulsive Therapy*, 4: 25–39. p. 31.

电击器械的结构图：Tondo, L. (1990) *Clin. Neuropsychiatry*, 8: 303-18. p. 305.

将比尼的设计图向巴黎和阿姆斯特丹的精神病院院长展示：Endler, N. (1988) *Convulsive Therapy*, 4(1): 5–23.

奥布里·刘易斯……态度就非常冷漠：Rzesnitzek, L. (2015) *Hist. Psychiatry*, 26(4): 433–51. p. 439

其中一小部分：Kalinowsky, L., et al. (1941) *Psychiatric Quarterly*, 15: 450–9. p. 451.

美国各地的精神科医生也纷纷慕名前来：Shorter, E. & Healy, D. (2007) *Shock Therapy*. Rutgers University Press. p. 79.

"撒播希望种子的约翰尼"：Shorter, E. (1997) *A History of Psychiatry*. Wiley, Inc. p. 221

"典型美国式的热情接纳"：Endler, N. (1988) *Convulsive Therapy*, 4(1): 5–23.

几乎可以 100% 治愈他们：Bennett, A.E. (1945) *Psychiatr. Q*, 19: 465–477.

"终止抑郁性精神病"：Ibid., p. 470.

"居然都能重获新生"：Shorter, E. & Healy, D. (2007) *Shock Therapy*. Rutgers University Press. p. 79.

几乎没什么用：Consensus Conference (1985) *JAMA*, 254: 2103–8.

争论不休：Mendelson, M. (1974) *Psychoanalytic Concepts of Depression*. Spectrum.

"这种疗法的效果就越好"：Kalinowsky, L. (1944) *Bull. N.Y. Acad. Med.*, 20(9): 485–94. p. 488.

精神分析学家们一直坚信：Mendelson, M. (1974) *Psychoanalytic Concepts of Depression*. Spectrum.

"住院医生往往倾向于尽量采取心理疗法"：Shorter, E. & Healy, D. (2007) *Shock Therapy*. Rutgers University Press. p. 92.

"如果他们的母亲得了抑郁症"：Ibid., p. 85.

遗传

"只要烧掉我的书，他们就满意了"：Hergenhahn, B.R. (1980) *An Introduction to the History of Psychology*. Engage Learning. p. 509

亲友们在伦敦的维多利亚火车站迎接：Jones, E. (1967) *The Life and Work of Sigmund Freud*. Penguin Books. p. 643.

同样向往远方的英格兰：Ibid., p. 50.

他不希望有生之年看到纳粹统治欧洲的那一天：Ibid., p. 633.

"一座痛苦的孤岛"：Ibid., p. 653.

0.03 克的吗啡：Gay, P. (1995) *Freud: A Life for Our Time*. Parpermac. p. 651.

5 个妹妹中，4 个都惨遭纳粹杀害：Freud, E. (1992) *The Letters of Sigmund Freud*. Dover. p. 455.

"不会过度歪曲外界现实"：American Psychiatric Association (1952) *Diagnostic and Statistical Manual of Mental Disorders*. Washington, DC.

"患者的亲属很可能患上同一种病"：Kraepelin, E. (1921) *Manic Depressive Insanity and Paranoia*. E. & S. Livingstone.

"经验遗传预测"：Kösters, G., et al. (2017) *PLoS Genetics*, 11(11): 1–14.

"鲁丁计算的遗传概率"：Ibid., p. 8.

"只有健康的人才可以生孩子"：Lifton, R.J. (2000) *Nazi Doctors*. Basic Books. p. 22.

"只不过是自然生物学再人类社会的应用"：Ibid., p. 31.

逾 41 万名……被迫实施了绝育手术：Ibid., p. 25.

全部埋在万人坑中：Ibid., p. 78.

有 7 万人惨遭杀害：Gazdag, G., et al. (2017) *Hist. Psychiatry*, 28(4): 482–8.

"自文艺复兴时期遗留下来的最壮观、最具代表性的城堡之一"：Loistl, S., & Schwanninger, F. (2017) *Int. J. Hist. Achaeol.*, 22(3): 614–38. p. 614.

屠戮了 18000 人：Ibid., p. 616.

举行宗教仪式：2018 年 10 月，笔者前往哈特海姆城堡进行考察时获得的信息。

"不配活着的生命"：Lifton, R.J. (2000) *Nazi Doctors*. Basic Books. p. 46.

"放任式安乐死"：Czech, H. (2016) *Documentation Centre of Austrian Resistance (DÖW)*. p. 18.

杀害了 300 名精神病患者：Rzesnitzek, L. & Lang, S. (2017) *Med. Hist.*, 61: 66–88. p. 86.

手腕和脚腕……不到 10 分钟，患者就会死亡：Gazdag, G., et al. (2017) *Hist. Psychiatry*, 28(4): 482–8.

专门惩罚……"卧床不起"：Jacoby, M.G. (1958) *Br. Med. J.*, 1: 282.

"对于重度、长期性、症状强烈的患者"：Smith, L.H., et al. (1942) *Am. J. Psychiatry*, 98(4): 558–61.

80%~90% 的患者：Bennett, A.E. (1945) *Psychiatr. Q.*, 19: 465–477. 另见：Smith, L.H., et al. (1942) *Am. J. Psychiatry*, 98(4): 558–61.

"如果没有电休克治疗"：Post, F. (1978) *Br. J. Psychiatry*, 133: 83–6.

1 万份电休克治疗……"似乎没有任何负面影响"：Kalinowsky, L. & Barrera, S.E. (1940) *Psychiatr. Q.*, 14: 719–30. p. 727.

"一种相对温和的方式"：Myerson, A. (1942) *N. Engl. J. Med.*, 227(11): 403–7.

切莱蒂的怪物

"可能会对一些神经官能症患者造成伤害"：Kalinowsky, L.B. (1949) *Bull. N.Y. Acad. Med.*, 25: 541-53. p. 552.

更激进、见效更快的治疗：Mettler, F.A. ed. (1949) *Selective Partial Ablation of the Frontal Cortex*. Paul B. Hoeber.

愿意尝试任何……治疗：Valenstein, E. (1986) *Great and Desperate Cures*. Basic Books, Inc. p. 229.

"最后一根救命稻草"：Ibid., p. 198.

"减少不必要的伤害"：Mettler, F.A. ed. (1949) *Selective Partial Ablation of the Frontal Cortex*. Paul B. Hoeber.

来自英国 44 家神经外科中心的调查：Baraclough, B.M. & Mitchell-Heggs, N.A. (1978) *Br. Med. J.*, 2: 1591–3.

"精神外科这一新兴领域"：El-Hai, J. (2005) *The Lobotomist*. Wiley. p. 311.

约 23% 的患者……骨折：Lingley, J.R. & Robbins, L.L. (1947) *Radiology*, 48: 124–8.

43%：Shorter, E. & Healy, D. (2007) *Shock Therapy*. Rutgers University Press. p. 65.

"如果想让电休克治疗流传下去"：Bennett, A.E. (1940) *JAMA*, 114(4): 322–4. p. 322.

不必再忍受抑郁症的煎熬：Katzenelbogen, S., et al. (1944) *AMA Arch. Neurol. Psychiatry*, 52(4): 323–6.

都没有在术后出现脊柱损伤现象：Kalinowsky, L., et al. (1941) *Psychiatric Quarterly*, 15: 450–9.

从军生涯都可能会被遗忘：2019 年 1 月 24 日，笔者在格洛斯普采访波尔·维德贝克时获得的信息。

仿佛患者只是忘记自己生病了：Smith, L.H., et al. (1942) *Am. J. Psychiatry*, 98(4): 558–61.

"忽略不计"：Maclay, W.S. (1952) *Proc. R. Soc. Med.*, 46: 13–20.

心力衰竭：Pacella (1944) *Bull. N.Y. Acad. Med.*, 20(11): 575–587.

"找不到任何其他可能致死的原因"……"有责任将这一点牢记在心"：Maclay, W.S. (1952) *Proc. R. Soc. Med.*, 46: 13–20.

治疗精神疾病的主要手段：Shorter, E. & Healy, D. (2007) *Shock Therapy*. Rutgers University Press. p. 51.

"然而，我们的证据"：Tillotson, K.J. & Sulzbach, W. (1945) *Am. J. Psychiatry*, 101(4): 455–9.

"很难取得应有的治疗效果"：Passione, R. (2004) *Hist. Psychiatry*, 15: 83–104.

"必须停止使用电休克治疗"：Cerletti, U. (1956) 'Electroshock therapy'. In Sackler, A.M. ed. *The Great Physiodynamic Therapies in Psychiatry*. Hoeber. p. 106.

"背叛了这些患者"：Cerletti, U. (1956) 'Electroshock therapy'. In Sackler, A.M. ed. *The Great Physiodynamic Therapies in Psychiatry*. Hoeber.

"生物化学家手中"：Ibid., p.115.

他的化学成绩不及格：Passione, R. (2004) *Hist. Psychiatry*, 15: 83–104.

"极度刺激生成物"……"高活力物质"：Cerletti, U. (1956) 'Electroshock therapy'. In Sackler, A.M. ed. *The Great Physiodynamic Therapies in Psychiatry*. Hoeber.

肮脏、黏糊糊的几毫升黄色液体：2018年10月，笔者前往罗马医药史博物馆旅行时获得的信息。

"对即将到来的死亡的恐惧"：Miller, E. (1967) *Br. J. Psychiatry*, 113: 301–11.

"突破了患者的孤独症"：Weigert, E.V. (1940) *Psychiatry*, 3(2): 189–209.

"无论人们如何质疑"：Selenski, H. (1943) *Bull N.Y. Acad Med.*, 19: 245–52.

"没有充分的理论"：Kalinowsky, L.B. (1949) *Bull. N.Y. Acad. Med.*, 25: 541–53.

"存在一定风险也是合理的"：Kalinowsky, L.B. & Hoch, P. (1961) *Somatic Treatments in Psychiatry*. Grune & Stratton. p. 173.

致死剂量的十分之一：Bennett, A.E. (1940) *JAMA*, 114(4): 322–4. p. 322.

15~20分钟：Bennett, A.E. (1940) *Convulsive Therapy*, 13(2): 93–107.

"职业生涯中第一次，也是唯一一次死亡事件"：Abrams, R. (1988) *Convulsive Therapy*, 4: 25–39. p. 36.

"比起可预期的并发症，箭毒要危险得多"：Kalinowsky, L.B. (1949) *Bull. N.Y. Acad. Med.*, 25: 541–53.

只有一步之遥……"短程箭毒"：Cozanitis, D.A. (2016) *Wien. Med. Wochenschr. Suppl.*, 166: 487–99.

加剧了癌症的发病率和致死率：Batty, G.D., et al. (2017) *Br. Med. J.*, 356: 1–11.

糖尿病：Zhang, X., et al. (2005) *Am. J. Epidemiol.*, 161(7): 652–60.

死于心脏并发症：Barth, J. (2004) *Psychosom. Med.*, 66: 802–13.

呈有序化反应的中枢刺激法：Spiro, H. (1992) 'Chapter 17. The Stigma of Electroconvulsive Therapy: A Workshop'. In Fink, P.J. & Tansman, A. eds. *Stigma and Mental Illness*. American Psychiatric Press, Inc.

"记忆似乎悄无声息地消逝了"：Shorter, E. & Healy, D. (2007) *Shock Therapy*. Rutgers University Press. p. 161.

精神活化剂

让它充满活力：Chessin, M., et al. (1956) *J. Pharmacol. Exp. Ther.*, 119: 453–60.

"眼里闪着好奇的光芒"：Ayd, F. (1996) *Discovery of Antidepressants*. In Healy, D. *The Psychopharmacologists*. Chapman & Hall.

查尔斯·斯科特的实验室：Kline, N.S. (1970) 'MAOIs: An Unfinished Picaresque Tale'. In Ayd, F.J. & Blackwell, B. eds *Discoveries in Biological Psychiatry*. J.B. Lippincott Company.

蛇根草……可以治疗多种疾病：Monachino, J. (1954) *Econ Bot.*, 8: 349–65.

"进入内省与冥想的状态"：Meyers, M. (2007) *Happy Accidents*. Arcade Publishing Inc. p. 274.

为医院镶玻璃的装修工人：Healy, D. (1997) *The Antidepressant Era*. Harvard University Press. p. 55.

不会产生嗜睡的副作用：Kline, N. (1954) *Ann. N.Y. Acad. Sci.*, 59(1): 107–32.

"我终于可以睡个好觉了"：2018年3月20日，笔者采访托马斯·班时获得的信息。

"最激动的几段时光之一"：Platt, M. (2012) *Storming the Gates of Bedlam*. Depew Publishing. p. 31.

身材敦实、头发有些稀疏：Ayd, F. (1996) 'Discovery of Antidepressants'. In Healy, D. *The Psychopharmacologists*. Chapman & Hall.

"催化情绪的波动"：Lehmann, H.E. & Kline, N.S. (1980) 'Clinical discoveries with antidepressant drugs'. In Parnham, M.J. & Bruinvels, J. eds *Discoveries in Pharmacology*, Vol 1. 209–21

收购了剩余的库存：Sandler, M. (1990) *J. Psychopharmacol.*, 4(3): 136–9. p. 136.

1951年……异烟肼: Aronson, J.D., et al. (1952) *Proc. Soc. Exp. Biol. Med.* 80(2): 259–62.

消灭结核分枝杆菌: Fox, H. (1952) *Science*, 116: 129–34.

"治愈肺结核的特效药": Cited in 'Medicine: TB – and Hope'. *Time magazine*, 3 March 1952.

15分钟的广播内容: Ryan, F. (1992) *Tuberculosis*. Swift Publishers. p. 360.

耗资400万美元落成的建筑群……"大型高端医院": Norman, G.A., et al. (1985) *Designation Report*. p. 18.

"撕心裂肺的咳嗽声": López-Muñoz, F. & Alamo, C. (2009) *Curr. Pharm. Des.*, 15: 1563–86. p. 1566.

"在大厅跳舞": Bullmore, E. (2018) *The Inflamed Mind*. Short Books. p. 93. Figure 7.

"再无患者卧床": Crane, G. (1956) *Am. J. Psychiatry*. 112: 494–501. p. 494.

利血平降低了兔子和老鼠脑内的血清素含量: Shore, P.A., et al. (1957) *Ann. N.Y. Acad. Sci.*, 66(3): 609–15.

异丙烟肼却提高了血清素含量: Shore, P.A., et al. (1957) *Science*, 126: 1063–4.

贝蒂·托洛格首次……找到……证据: Twarog, B.M. & Page, I.H. (1953) *Am. J. Phsyiol.*, 175: 157–61.

和肠道中: Whitaker-Azmitia, P.M. (1999) *Neuropsychopharmacology*, 21(5): 2S–8S.

90%的血清素来源于此: Hata, T., et al. (2017) *PLoS ONE*. 12(7): e0180745.

研究血清素: Page, I.H. (1976) *Perspect. Biol. Med.*, 20: 1–8.

"安静、沉默寡言"……70%: Loomer, et al. (1957) *Psychiatr. Res. Rep.*, 8: 129–41. p. 136.

黑色软顶雀鸟: Platt, M. (2012) *Storming the Gates of Bedlam*. Depew Publishing. p. 93.

"现代艺术博物馆的转移基地": 2018年11月，笔者前往奥兰治堡内森·克莱恩研究所进行考察时获得的信息。

4名护士和3名精神科医生: Ibid.

超过三分之二的就诊者……"折磨一词太过温和": Kline, N.S. (1969) *Depression*. S Karger.

"听我说，医生": Kline, N.S., et al. (1957) 'Iproniazid in Depressed and Regressed Patients'. In Rinkel, M. & Denber, C.B. eds. *Proceedings of the Symposium on Chemical Concepts of Psychosis*, 1957. Peter Owen.

30个人的症状"完全消失了": Ibid.

"精神病学掀起了一场革命": Platt, M. (2012) *Storming the Gates of Bedlam*. Depew Publishing. p. 37.

"该理论假定，抑郁症的起源之一是": Kline, N.S. (1974) *From Sad to Glad*. Ballantine Books. p. 50.

"我这是在犯傻": Kline, N.S. (1974). *From Sad to Glad*. Ballantine Books. p. 67.

"没有一个头脑清醒的人": 'Drug for Treating Schizophrenia Identified'. *PBS*, 1998. Heinz Lehmann.

"才华横溢，衣着华丽": 'Boss "Nucky" Johnson is dead at 85 – Unconscious 25 Hours Before "Time Took Him"'. *Atlantic City Press*, 10 December 1968.

"威士忌、葡萄酒、女人": 'Prohibition-Era Ruler of Atlantic City, 85, Dies'. *NY Times*, 10 December 1968.

"我一直以为每个人都过着这样的生活": Platt, M. (2012) *Storming the Gates of Bedlam*. Depew Publishing. p. 59.

总裁……共进午餐: López-Muñoz, F. & Alamo, C. (2009). *Curr. Pharm. Des.*, 15: 1563–86.

情场浪子: Platt, M. (2012) *Storming the Gates of Bedlam*. Depew Publishing. p. 129.

与同行针锋相对: Ayd, F. (1996) 'Discovery of Antidepressants'. In Healy, D. *The Psychopharmacologists*. Chapman & Hall.

百优解是不二之选

减充血剂：Rasmussen, N. (2006) *J. Hist. Med. Allied Sci.*, 61(3): 288–323.

"更愿意与人交谈"……"现在是一个会快乐的人了"：Peoples, S.A. & Guttmann, E. (1936) *Lancet*, 227: 1107–9. p. 1109.

"充满活力与自信"：Guttmann, G. (1936) *J. Ment. States*, 82(340): 618–25.

"我刚咽下"：Wilbur, D.W., MacClean, A.R., & Allen, E.V. (1937) *JAMA*, 109(8): 549–54. p. 552.

"硫酸苯丙胺是一种兴奋剂"：Davies, I.J. et al. (1938) *Proc. R. Soc. Med.*, 32: 385–98. p. 391.

德国纳粹更喜欢柏飞丁：Rasmussen, N. (2008) *Am J. Public Health*, 98(6) 974–85.

学生……出现了昏厥、死亡的情况：'Pep-Pill Poisoning'. *Time magazine*, 10 May 1937.

"灵丹妙药"：Rasmussen, N. (2008) *Am J. Public Health*, 98(6) 974–85. p. 975.

无论如何都不可能彻底治愈抑郁症：Myerson, A. (1936) *Arch. Neuropsych.*, 36(4): 816–22. p. 822.

"相互纠正"：Legge, D. & Steinberg, H. (1962) *Br. J. Pharmacol.*, 18: 490–500.

800吨：Rasmussen, N. (2008) *Am J. Public Health*, 98(6) 974–85. p. 977.

"不二之选"：Rasmussen, N. (2006) *J. Hist. Med. Allied Sci.*, 61(3): 288–323.

"可能会造成死亡"：Kraai, E.P. & Seifert, S.A. (2014) *J. Med. Toxicol.*, 11: 232–6.

美国的成年人群……7.2%：Luo, Y., et al. (2020) *Front. Psychiatry*, 11(35).

16.6%的英国人：Marsden J., et al. (2019) *Lancet Psychiat.*, 6(11): 935–50.

在澳大利亚……15%：OECD (2017) 'Antidepressant drugs consumption, 2000 and 2015 (or nearest year)'. OECD Publishing, Paris.

重度抑郁症患者：Arrol, B., et al. (2009) *Cochrane Database of Systematic Review*, Issue 3, No. CD007954.

以及：Fournier, J.C., et al. (2010) *JAMA*, 303(1): 47–53.

褒贬不一：Jakobsen, J.C., et al. (2019) *BMJ Evid. Based Med.*, Epub: doi:10.1136/bmjebm-2019-111238.

21种抗抑郁药：Cipriani, A., et al. (2018) *Lancet*, 391: 1357–66.

"更加便捷地推广至"：Lewis, G., et al. (2019) *Lancet Psychiat.*, 6: 903–14.

G22355

"掀起一阵热潮"：Rinkel, M. & Denber, C.B. eds (1960) *Proceedings of the Symposium on Chemical Concepts of Psychosis*, 1957. Peter Owen.

测试她的反应：Platt, M. (2012) *Storming the Gates of Bedlam*. Depew Publishing. p. 42.

狡猾的裂殖球菌！……"众所周知"：Rinkel, M. & Denber, C.B. eds (1960) *Proceedings of the Symposium on Chemical Concepts of Psychosis*, 1957. Peter Owen.

说话声音柔和：Shorter, E. (2009) *Before Prozac*. Oxford University Press. p. 60.

克莱恩甚至都不知道库恩是谁：Kline, N.S. (1974) *From Sad to Glad*. Ballantine Books. p. 107.

光热驱散雾气：2018年9月，笔者前往明斯特林根考察时获得的信息。

三座高楼建筑：Ammann, J. (1990) *150 Jahre Münsterlingen*. p. 115.

一个硫原子：Lehmann, H.E., et al. (1958) *Can. J. Psych.* 3(4): 155–64. p. 156.

"已经判若两人"：'The First Patient Treated with Imipramine'. Photocopy from medical history #21502 of the 'Kantonal Treatment and Care Clinic in Munsterlingen' concerning female patient Paula F.J., born 30 April 1907.

40名患者的情绪……变得高涨了：Brown, W.A. & Rosdolsky, M. (2015) *Am. J. Psychiatry*, 172: 426–9.

"抑郁症……服药之后"：López-Muñoz, F. & Alamo, C. (2009). *Curr. Pharm. Des.*, 15: 1563–86. p. 1569.

会场一片沉寂：Healy, D. (1997). *The Antidepressant Era*. Harvard University Press. p. 52.

十来个人：López-Muñoz, F. & Alamo, C. (2009). *Curr. Pharm. Des.*, 15: 1563–86. p. 1569.

没有赶上库恩的这场演讲：Ban, T. (1999) 'Heinz Lehmann and Psychopharmacology'. INHN.

注意到了这名瑞士精神科医生的研究：Lehmann, H.E. & Kline, N.S. (1980). 'Clinical discoveries with antidepressant drugs'. In Parnham, M.J. & Bruinvels, J. eds *Discoveries in Pharmacology*, Volume 1. 209–21

滑雪度假：Paris, J. (1999) *Can. J. Psychiatry*, 44: 441–2.

60%……完全康复：Lehmann, H.E., et al. (1958). *Can. J. Psych.* 3(4): 155–64. p. 163.

"药物的效果……非常显著"：Kuhn, R. (1958) *Am. J. Psychiatry*, 115(5): 459–64.

"具有特殊意义"：Freyhan, F. (1960) *Am. J. Psychiatry*, 116: 1057–64. p. 1061.

"远不如电休克治疗"：Lehmann, H.E., et al. (1958) *Can. J. Psych.* 3(4): 155–64. p. 161.

"治疗抑郁症的最佳手段"：McDonald, I.M., et al. (1966) *Am. J. Psychiatry*, 122(12): 1427–31.

两项大规模研究：Greenblatt, M., et al. (1964) *Am. J. Psychiatry*, 120(10): 935–43. 以及：The Northwick Park ECT Trial (1965) *Br. Med. J.*, 1: 881–6.

自杀率更高：Gournellis, R., et al. (2018) *Ann. Gen. Psychiatry*, 17: 39.

"22名患者属于有妄想症状的类型"：Clinical Research Centre (1984) *Br. J. Psychiatry*, 144: 227–37. p. 235.

"电休克治疗相较于药物疗法"：Payne, N.A. & Prudic, J. (2009) *J. Psychiatr. Pract.*, 15(5): 346–68.

有报告记录的首例患者服用过量丙咪嗪事件：Lancaster, N.P. & Foster, A.R. (1959) *Br. Med. J.*, 2(5164): 1458.

低至25%：West, E.D. & Dally, P.J. (1959) *Br. Med. J.*, 1(5136): 1491–4.

双相情感障碍……1959年：Mendelson, M. (1974). *Psychoanalytic Concepts of Depression*. Spectrum. p. 25.

"最难对付、治愈可能性最低的类型"：Sargant, W. (1960) *Psychosomatics*, 1: 14–17. p. 16.

5到8天后：Davidson, J.T., et al. (1982) *Arch. Gen. Psychiatry*, 39: 527–34. p. 532.

单胺氧化酶抑制剂的典型特征：Sargant, W. (1960). *Psychosomatics*, 1: 14–17. p. 16.

4周，甚至更久：Davidson, J.T., et al. (1982) *Arch. Gen. Psychiatry*, 39: 527–34. p. 532.

避免对此类患者施用电休克治疗：Ibid., p. 533.

"可能是最有意义的"：West, E.D. & Dally, P.J. (1959). *Br. Med. J.*, 1(5136): 1491–4.

每500名患者当中就有1名患者：Sargant, W. (1960). *Psychosomatics*, 1: 14–17. p. 15.

"有些人滑雪时出了事故"：Kline, N.S. (1974) *From Sad to Glad*. Ballantine Books. p. 103.

将异丙烟肼移出了药箱：López-Muñoz, F. & Alamo, C. (2009). *Curr. Pharm. Des.*, 15: 1563–86. p. 1572.

"'钻石宝地'事件"：Lehmann, H.E. & Kline, N.S. (1980).'Clinical discoveries with antidepressant drugs'. In Parnham, M.J. & Bruinvels, J. eds *Discoveries in Pharmacology*, Volume 1. 209–21

认为反苯环丙胺最安全：Atkinson, R.M. & Ditman, K.S. (1965) *Clin. Pharmacol. Ther.*, 6: 631–55. p. 632.

致命头痛的神秘案例

27岁的男子：McClure, J.L (1962) *Lancet*, i, 1351.

"钻心刺骨的头痛"：Blackwell, B. (1963) *Lancet*, 282: 849–851.

不以为意……打橄榄球：Blackwell, B. (2012) *Bits and Pieces of a Psychiatrist's Life*. XLIBRIS.

"和患者接触的经历改变了我"：Ibid.

一排排的吊灯……咖啡的香气：2017年12月，笔者前往贝特莱姆心灵博物馆考察时获得的信息。

"她吃反苯环丙胺了吗"：Blackwell, B. (2012). *Bits and Pieces of a Psychiatrist's Life*. XLIBRIS.

一篇简短的文章：Blackwell, B. (1963) *Lancet*, 281(7273): 167–8.

一名在诺丁汉工作的药剂师：Blackwell, B. (1970) 'The Process of Discovery'. In Ayd, F.J. & Blackwell, B. eds *Discoveries in Biological Psychiatry*. J.B. Lippincott Company.

"黄油或牛奶没有造成头痛"：'Adumbration: A History Lesson'. INHN, 18 December 2014.

知道她是素食主义者……奶酪早餐：Blackwell, B. (1970). 'The Process of Discovery'. In Ayd, F.J. & Blackwell, B. eds *Discoveries in Biological Psychiatry*. J.B. Lippincott Company.

类似抑郁症的症状：Achor, R.W.P., Hanson, N.O., & Gifford, R.W. (1955) *JAMA*, 159: 841–5.

"过度简单化"：Schildkraut, J.J. (1965) *Am. J. Psychiatry*, 122(5): 509-22. p. 517.

1978年首次对老鼠大脑做测试：Carlsson, A. & Lindqvist, M. (1978) *J. Neural. Transm.*, 43: 73–91.

1983年被禁用：Fagius, J., et al. (1985) *J. Neurol. Neurosurg. Psychiatry*, 48: 65–9.

尽管它们并未在疗效方面有所提升：Ban, T.A. (2001) *J. Neural Trans.*, 108: 707–16.

15年后……获批进入市场：López-Muñoz, F. & Alamo, C. (2009) *Curr. Pharm. Des.*, 15: 1563–86. p. 1576.

服用另一种后却可以彻底摆脱抑郁症：Rush, A.J., et al. (2006) *N. Engl. J. Med.*, 354(12): 1231–42.

偷偷地在周末兼职：Blackwell, B. (2012). *Bits and Pieces of a Psychiatrist's Life*. XLIBRIS.

她头痛得厉害……匆忙穿过走廊：Blackwell, B. (1970) 'The Process of Discovery'. In Ayd, F.J. & Blackwell, B. eds *Discoveries in Biological Psychiatry*. J.B. Lippincott Company.

8名患者确凿无疑吃了奶酪：Blackwell, B. (1963) *Lancet*, 282: 849–851.

"一种日常食物"：Blackwell, B. (1970) 'The Process of Discovery'. In Ayd, F.J. & Blackwell, B. eds *Discoveries in Biological Psychiatry*. J.B. Lippincott Company.

"不科学，也不成熟"：Blackwell, B. (2012) *Bits and Pieces of a Psychiatrist's Life*. XLIBRIS.

读到了这篇关于奶酪反应的令人担忧的报告：2018年10月，笔者前往奥兰治堡内森·克莱恩研究所进行考察时获得的信息。

40人死于脑出血：Atkinson, R.M. & Ditman, K.S. (1965) *Clin. Pharmacol. Ther.*, 6: 631–55. p. 640.

忌口食物的清单越来越长：Marley, E. & Blackwell, B. (1971) *Adv. Pharmacol.*, 8: 185–239.

真正从单胺氧化酶抑制剂中受益的患者：2018.2018年11月，笔者在爱尔兰考克采访泰德·迪南时获得的信息。

20世纪80年代和90年代的几项临床实验：Quitkin, F.M., et al. (1988) Am. J. Psychiatry, 145: 306–11. Review: Thase, M.E., Trivedi, M.H., & Rush, A.J. (1995) *Neuropsychopharmacology*, 12(3): 185–219.

"就像施了魔法一般"：2018年11月，笔者在爱尔兰考克采访泰德·迪南时获得的信息。

美国有40万人：López-Muñoz, F. & Alamo, C. (2009) *Curr. Pharm. Des.*, 15: 1563–86. p. 1567.

1956年1月……临床试验：Kuhn, R. (1970) 'The Imipramine Story'. In Ayd, F.J. & Blackwell, B. eds *Discoveries in Biological Psychiatry*. J.B. Lippincott Company.

登上美国《财富》杂志封面：Healy, D. (1997). *The Antidepressant Era*. Harvard University Press. p. 68.

"这项捐款涉及的数额太大"：Ibid., p. 66.

《牛津英语词典》：Blackwell, B. (2018) 'Pioneers and Controversies in Psychopharmacology'. 'Chapter

8: Nathan ('Nate') Kline and the Monoamine Oxidase Inhibitors'. *INHN*, eBook.

"投机取巧式的傲慢与自大"……"敢为人先"：Goldberg, J. (1989) *Anatomy of A Scientific Discovery*. Bantam.

主要归功于……弗朗西斯·凯思琳：'The Thalidomide Tragedy'. *Helix*, 28 July 2009.

"太喜欢站在聚光灯下了"：Goldberg, J. (1989) *Anatomy of A Scientific Discovery*. Bantam. p. 137

"有点像查尔顿·赫斯顿笔下的摩西"：Ibid., p. 121.

"毫无意义"：Ibid., p. 137.

"接受凌迟"：Ibid., p. 202.

"任何学术研究性质的新药开发"：'Psychiatrist Barred from Administering Experimental Drug'. *NY Times*, 25 May 1982.

从工作了30年之久的罗克兰州研究所退休：'Nathan Kline, Developer of Antidepressants, Dies.' *NY Times*, 14 February 1983.

"不幸的遭遇已经过去"：'Psychiatrist Barred from Administering Experimental Drug'. *NY Times*, 25 May 1982.

存放在……废弃房间里：2018年10月，笔者前往奥兰治堡内森·克莱恩研究所进行考察时获得的信息。

第三部分：接受治疗

"我们生活在一个世俗的、流动的社会里"：Klerman, G.L., et al. (1984) *Interpersonal Psychotherapy of Depression*. Basic Books. p. 50.

"与手术不同，人们不能期望"：Neki, J.S. (1975) *Am. J. Psychother.*, 29(1): 92–100.

"我们应该鼓励"：Kline, N.S. (1974) *From Sad to Glad*. Ballantine Books.

你就做梦吧，弗洛伊德

"他不会死的！"……死亡率高达90%：Weishaar, M.E. (1993) *Aaron T. Beck*. Sage Publications. p. 9.

"如果我掉进一个坑里，我会从坑里爬上来"：Ibid., p. 10.

有人曾对他说，身为一个犹太人：Ibid., p. 12.

"任何迹象"……"内心深处无形的黑暗力量"：Ibid., p. 15.

寻常的场景：'The Doctor Is In'. *The American Scholar*, 1 September 2009.

一种卡牌游戏：'A Psychiatrist Who Wouldn't Take No for an Answer'. *NY Times*, 11 August 1981.

"一名才华横溢的院士"……"放大自己的失败"：Beck, A.T. (1963) *Arch. Gen Psychiatry*, 9: 324–33. p. 326.

"这种思维模式，究其本质"：Ibid., p. 328.

鸽子啄杠杆：Dember, W.N. (1974) *Am. Psychol.*, 29(3): 161–8.

中等体型的杂种狗：Seligman, M.E.P. & Maier, S.F. (1967) *J. Exp. Psychol.*, 74(1): 1–9.

"剧烈、有规律"……50秒：Seligman, M.E.P (1972) *Annu. Rev. Med.*, 23: 407–12. p. 408.

"开始行动"：Ibid., p. 410.

去甲肾上腺素水平也降低了：Ibid., p. 408.

"缺失的积极行为"：Ferster, C.B. (1973) *Am. Psychol.*, 28(10): 857–70.

超过80%：Wolpe, J. (1981) *Am. Psychol.*, 36: 159–64. p. 161.

拒绝接受精神疾病的条件反射理论：Wolpe, J. (1989) *J. Behav. Ther. Exp. Psychiatry*, 20(1): 3–15.

"行为疗法之下的一个子类型"：Wolpe, J. (1976) *J. Behav. Ther. Exp. Psychiatry*, 7: 109–16. p. 114.

"改变'人们的心灵和想法'"：Skinner, B.F. (1977) *Behaviourism*, 5(2): 1–10.

"我们感觉只能靠自己"：Weishaar, M.E. (1993) *Aaron T. Beck*. Sage Publications. p. 23.

"不被看好的时候"：Ibid., p. 27.

"促进认知变化"：Ibid., p. 90.

治好了他妈妈的抑郁症：Ibid., p. 9.

"贝克抑郁量表"：Beck, A.T., et al. (1961) *Arch. Gen. Psychiatry*, 4: 53–63.

着重关注自我认知对现实的扭曲现象：'The Doctor Is In'. *The American Scholar*, 1 September 2009.

打网球、午睡……电影：Rosner, R. (2014) *Isis*, 105(4): 734–58. p. 751.

"线圈笔记本"：Ibid., p. 755.

"她是我对照现实的帮手"：'Scientist at Work: Aaron T. Beck'. *NY Times*, 11 January 2000.

在特殊场合系上鲜红色的领结：Rosner, R. (2014) *Isis*, 105(4): 734–58. p. 751.

蓝色眼睛明亮清澈：'Scientist at Work: Aaron T. Beck'. *NY Times*, 11 January 2000.

破旧的办公室：'The Doctor Is In'. *The American Scholar*, 1 September 2009.

"更有效"：'A Psychiatrist Who Wouldn't Take No for an Answer'. *NY Times*, 11 August 1981.

不只一种心理治疗

三环类抗抑郁药物的专家：Klerman, G.L. & Cole, J.O. (1965) *Pharmacol. Rev.*, 17(2): 101–41.

"负相关"：Eysenck, H.J. (1952) *J. Consult. Clin. Psychol.*, 16: 319–24.

装裱过的亚伦·贝克的照片……"我们是朋友"……伟大的存在：2018年11月，笔者在纽约州精神病研究所采访玛娜·韦斯曼时获得的信息。

"人类这个物种的标志"：Bowlby, J. (1958) *Int. J Psychoanal.*, 39: 350–73.

"与社会脱节"：Paykel, E.S., et al. (1969) *Arch. Gen. Psychiatry*, 21: 753–60.

"失去和失落"：Brown, G.W. & Harris, T. (1978) *Social Origins of Depression*. Tavistock Publications. p. 105.

"了解他们生活中发生了什么"：2018年11月，笔者在纽约州精神病研究所采访玛娜·韦斯曼时获得的信息。

"患者角色"：Weissman, M.M. & Markowitz, J.C. (1994) *Arch. Gen. Psychiatry*, 51: 599-606.

79%：Rush, A.J., et al. (1977) *Cognit. Ther. Res.*, 1: 17–37.

"掌控感"：'New Theories of Depression Hold Promise of Simpler Remedy'. *NY Times*, 2 June 1981.

亚伦·贝克抱怨称这还不够：Weishaar, M.E. (1993) *Aaron T. Beck*. Sage Publications. p. 38.

试验中的治疗师就像是要实施精密心脏外科手术的实习医生：Ibid., p. 38.

"培训计划的直接目的"：Elkin, I., et al. (1985) *Arch. Gen. Psychiatry*, 42: 305–16. p. 308.

"'这项结果并不会那么尽如人意'"：Weishaar, M.E. (1993) *Aaron T. Beck*. Sage Publications. p. 39.

"培训项目强度最大"：Elkin, I., et al. (1985) *Arch. Gen. Psychiatry*, 42: 305–16. p. 309.

接受了认知疗法的患者当中：Shea, M.T., et al. (1992) *Arch. Gen. Psychiatry*, 49: 782–7. p. 786:

"主要的贡献"：Weishaar, M.E. (1993) *Aaron T. Beck*. Sage Publications. p. 41.

"认知行为疗法是最有效的"：2018年8月，笔者采访海伦·克里斯滕森时获得的信息。

针对英格兰东北部400人的研究：Ali, S., et al. (2017) *Behav. Res. Ther.*, 94: 1–8.

12~18次认知行为疗法的疗效：Wiles, N.J. (2016) *Lancet Psychiatry*, 3: 137–44.

"但在提高生命质量上却投入甚少"：Layard, R. & Clark, D.M. (2014) *Thrive*. Allen Lane. p. 89.

"妈妈不开心，全家都糟心"

"不应该只有一种形式"：2018年11月，笔者在纽约州精神病研究所采访玛娜·韦斯曼时获得的信息。

"一个'耶鲁人'在公众眼中的典型形象"：Weissman, M.M. (2009) *Ann. Epidemiol.*, 19(4): 264–7.

她的第一份调查：Weissman, M.M. & Myers, J.K. (1978) *Arch. Gen. Psychiatry*, 35: 1304–11.

更年期女性……手写草稿：Weissman, M.M. (2009) *Ann. Epidemiol.*, 19(4): 264–7. p. 265.

心理健康流行病学流域研究项目：Reiger, D.A., et al. (1984) *Arch. Gen. Psychiatry*, 41: 934–41.

将近5%的美国人：Weissman, M.M., et al. (1988) *Psychol. Med.*, 18: 141–53.

比新西兰和法国低很多：Weissman, M.M., et al. (1996) *JAMA*, 276(4): 293–4.

离婚和分居的人患上抑郁症的风险比其他人高出2~4倍：Ibid.

"就被耽误的生产效率来说，这可能是一个天文数字"：Glass, R.M. & Freedman, D.X. (1985) *JAMA*, 254(16): 2280–3. p. 2282.

人际关系疗法可以提升患者的自尊水平：DiMascio, A., et al. (1979) *Arch. Gen. Psychiatry*, 36: 1450–6.

"叠加作用"：'Yale Researchers'. *NY Times*, 6 August 1978.

大约半数：Elkin, I., et al. (1989) *Arch. Gen. Psychiatry*, 46: 971–83. p. 977. Figure 2. 另见：Cuijpers, P., et al. (2011) *Am. J. Psychiatry*, 168(6): 581–92. p. 8.

妈妈们的抑郁症：Swartz, H.A., et al. (2008) *Am. J. Psychiatry*, 165(9): 1155–62.

"医学界失去了"：Keller, M.B. (1992) *J. Clin. Psychopharmacol.*, 12(6): 379–81.

"无心再做（人际关系疗法的）研究"：2018年11月，笔者在纽约州精神病研究所采访玛娜·韦斯曼时获得的信息。

"异常悲伤反应"：Klerman, G.L., et al. (1984) *Interpersonal Psychotherapy of Depression*. Basic Books. p. 96.

"这不像造火箭一样错综复杂"：2018年11月，笔者在纽约州精神病研究所采访玛娜·韦斯曼时获得的信息。

调查结束10年后：Weissman, M.M., et al. (1997) *Arch. Gen. Psychiatry*, 54: 932–40.

是其他孩子的3倍：Weissman, M.M., et al. (2016) *JAMA Psychiatry*, 73(9): 970–7.

"改变这一风险因素"：2018年11月，笔者在纽约州精神病研究所采访玛娜·韦斯曼时获得的信息。

关键在于缓解：Weissman, M.M., et al. (2006) *JAMA*, 295(12): 1389–1398.

"妈妈不开心，全家都糟心"：2018年11月，笔者在纽约州精神病研究所采访玛娜·韦斯曼时获得的信息。

"所以我们进行了另一项研究"：2018年11月，笔者在纽约州精神病研究所采访玛娜·韦斯曼时获得的信息。

2015年发表：Weismann, M.M., et al. (2015) *Am. J. Psychiatry*, 172(5): 450–9.

"那么孩子们也会好起来"：2018年11月，笔者在纽约州精神病研究所采访玛娜·韦斯曼时获得的信息。

再现了她的抑郁症序贯治疗研究试验的结果：Swartz, H.A., et al. (2008) *Am. J. Psychiatry*, 165(9): 1155–62.

"你不知道谁会得抑郁症"：2018年8月，笔者采访海伦·克里斯滕森时获得的信息。

智利……试验：Araya, R., et al. (2013) *JAMA Pediatr.*, 167(11): 1004–10.

英国……试验：Stallard, P., et al. (2012) *Br. Med. J.*, 345: e6058.

"普遍预防抑郁症仍然困难重重"：Whittaker, R., et al. (2017) *J. Child Psychol. Psychiatry*, 58(9): 1014–22.

朱迪·嘉伯和她的同事们：Garber, J., et al. (2009) *JAMA*, 301(21): 2215–24.

"调节效应"：2019年9月，笔者采访朱迪·加伯时获得的信息。

"比我们欧洲人更快乐"

"几乎不吃东西、不活动"……"入行早期"：2018年2月，笔者采访梅拉妮·阿巴斯时获得的信息。

"人类记忆中最严重的旱灾"：Maphosa, B. (1994) *Nord. J. Afr. Stud.*, 3(1): 53–8.

87名：https://data.unicef.org/country/zwe/ (86.6 per 1,000 live births.)

11倍：https://data.unicef.org/country/gbr/ (7.4 per 1,000 live births.)

艾滋病毒感染了这个国家四分之一的人口：Mugurungi, O., et al. (2007) 'HIV in Zimbabwe 1985–2003'. In Caraël, M., Glynn, J.R. eds. *HIV, Resurgent Infections and Population Change in Africa*. International Studies in Population, Vol 6. Springer.

每4000名到门诊部就诊的患者中只有不到一人……"在乡村诊所中"：Broadhead, J. & Abas, M. (1994) *Trop. Doct.*, 24: 27–30. p. 27.xuanshu

9%的女性：Abas, M. & Broadhead, J. (1997) Psychol. Med., 27: 59–71.

"没有什么比原始时代的人类更温柔的存在了"：Rousseau, J-J. (1987) 'Discourse on the Origin of Inequality.' In D.A. Cress (ed., trans.), *Basic Political Writings*. Hackett Publishing, 25–82.

"比我们欧洲人更快乐"："'They are all dead': for indigenous people, Cook's voyage of "discovery" was a ghostly visitation'. *The Conversation*, 28 April 2020.

"物种衰退的不归路"：Rousseau, J-J. (1987) 'Discourse on the Origin of Inequality.' In D.A. Cress (ed., trans.), *Basic Political Writings*. Hackett Publishing, 25–82.

"整个村子都被洗劫一空"：'Human zoos: When real people were exhibits'. *BBC News*, 27 December 2011.

"典型抑郁症状似乎在这里很少见"：Carothers, J. (1953) . WHO Monograph Series, no. 17.

"生活将无比美好"：Ben-Tovim, D. (1987) 'Mental Health and Primary Health Care in Botswana'. In Rutter, M. ed. *Development Psychiatry*. American Psychiatric Press.

葡萄牙探险家：Hall, M. & Stefoff, R. (2006) *Great Zimbabwe*. Oxford University Press. p. 10.

贸易往来：Pwiti, G. (1991) *Zambezia*, 18(2): 119–29.

达到了1~1.8万：Chirikure, S., et al. (2017) *PLoS ONE*, 12(6): e0178335.

神话中希巴女王：Randall-MacIver, D. (1906) *Geogr. J.*, 27(4): 325–36.

"额尔西亚"人：Carroll, S.T. (1988) *Int. J. Afr. Hist. Stud.*, 21(2): 233–47.

中东阿拉伯人：Mullan, J.E. (1969) *The Arab Builders of Zimbabwe*. Salisbury.

"对旅游指南……的审查"：Garlake, P. (1974) *The Ruins of Zimbabwe*. The Historical Association of Zambia.

"几乎不具备"……"抑郁症患者就是很罕见"：Carothers, J. (1953) *The African Mind in Health and Disease*. World Health Organisation Monograph Series, no. 17.

"伪科学小说"：Prince, R.H. (1996) *Transcult. Psychiatric Res. Rev.*, 33: 226–40. p. 231.

"发散能量与存在感的力场"：'Remembering Thomas Adeoye Lambo and the Mysteries of the African Mind'. *The News Nigeria*, 9 January 2018.

"这些研究无法再被审慎地视为有科学价值的观察结果"：Prince, R.H. (1996) *Transcult*. Res. Rev., 33: 226–40. p. 231.

抑郁症发病率一路飙升：Price, R.H. (1967) *Can. J. Afr. Stud.*, 1(2): 177–92.

两个丘陵和农田连绵的静谧村庄：Orley, J. & Wing, J. (1979) *Arch. Gen. Psychiatry*, 36: 513–20.

约鲁巴部落：Leighton, A.H., et al. (1963) *Psychiatric Disorder Among the Yoruba*. Cornell University Press.

"从本土文化中成长起来"：Rao, V. (1984) *Indian J. Psychiatry*, 26(4): 301–11.

想太多

200 户家庭：Abas, M. & Broadhead, J. (1997) *Psychol. Med.*, 27: 59–71.

"想太多"：Abas, M., et al. (1994) *Br. J. Psychiatry*, 164: 293–6.

"非常典型的抑郁症"：2018 年 2 月，笔者采访梅拉妮·阿巴斯时获得的信息。

每 5 人中便有 1 人：Abas, M. & Broadhead, J. (1997) *Psychol. Med.*, 27: 59–71.

乔治·布朗……的研究方法：Brown, G.W. & Harris, T. (1978) *Social Origins of Depression*. Tavistock Publications.

呈现出了一个明显的规律：Broadhead, J.C. & Abas, M. (1998) *Psychol. Med.*, 28: 29–38.

"只不过在津巴布韦能引发抑郁症的生活事件要多得多"：2018 年 2 月，笔者采访梅拉妮·阿巴斯时获得的信息。

患抑郁症的可能性是未被感染人群的 2 倍：Chibanda, D., et al. (2016) *Journal Affect*. Disord., 198: 50–5.

引发抑郁症的元凶：Lund, C. (2011) *Lancet*, 378: 1502–14.

20 世纪 90 年代，据说全世界有 100 多万人：Liu, Q., et al. (2020) *J Psychiatric Res.*, 126: 134–40.

90%：Chisholm, D., et al. (2016) *Lancet Psychiatry*, 3: 415–24. Table 1.

"我们都是发展中国家"：Mohammadi, D. (2017) *Lancet Psychiatry*, 4(5): 359.

"试着与患者分享悲伤"：Abas, M., et al. (1994) *Br. J. Psychiatry*, 164: 293–6. p. 294.

10 名精神科医生：Ibid., p. 296.

想太多会让人生病：Ibid., p. 295.

一两个：2018 年 4 月，笔者在哈拉雷采访狄克逊·齐班达时获得的信息。

"伤残调整寿命年"：'World Development Report: Investing in Health'. The World Bank, 1993.

"失去'健康生命'的一年"：'Metrics: Disability-Adjusted Life Year (DALY)'. World Health Organisation.

8%……"尽管这些问题至关重要"：Desjarlais, R., et al. (1995) *World Mental Health*. Oxford University Press. p. 4.

"艾滋病运动的兴起将我们的抑郁症治疗从议程中挤了下来"：2018.2018 年 5 月，笔者在哈佛大学采访阿瑟·克莱曼时获得的信息。

"这是唯一的出路"：Presentation by Vikram Patel at the Harvard Center for Global Health Delivery in Dubai.

"奇迹会发生在21世纪吗?": 2018年5月, 笔者在哈佛大学采访阿瑟·克莱曼时获得的信息。

询问患者亲属: 笔者在采访海伦娜·威尔德利时获得的信息。

"辅助性专业人员在临床上取得的治疗效果": Durlak, J.A. (1979) *Psychol. Bull.*, 86(1): 80–92.

21%的人口符合重度抑郁症的标准: Verdeli, H., et al. (2003) *World Psychiatry*, 2(2): 114–20. p. 114.

无能为力: Ibid., p. 115.

"Yo'kwekyawa"和"okwekubazida": Bolton, P., et al. (2003) *JAMA*, 289(23): 3117–24. p. 3119.

存在细微差别: Verdeli, H., et al. (2003) *World Psychiatry*, 2(2): 114–20. p. 115.

"深深嵌入一个人对社会世界的感知当中"……"从不使用'抑郁症'这个词": 2018年3月, 笔者在采访维克拉姆·帕特尔时获得的信息。

在中国, 抑郁症通常被称为神经衰弱症: Kleinman, A. (1977) *Soc. Sci. Med.*, 11: 3–10.

"紧张": Roberts, T., et al. (2020) *Soc. Sci. Med.*, 246: ePub: 112741.

最常见的描述: Kidia, et al. (2015) *Trop. Med. Int. Health*, 20(7): 903–13.

"家庭或社区的一分子": Verdeli, H., et al. (2003) *World Psychiatry*, 2(2): 114–120. p. 115.

"已故者的亡魂和我们同在": Ibid., p. 117.

减轻程度是前者的3倍: Bolton, P., et al. (2003) *JAMA*, 289(23): 3117–24.

智利圣地亚哥: Araya, R., et al. (2003) *Lancet*, 361: 995–1000.

印度果阿: Patel, V., et al. (2003) *Lancet*, 361: 33–9.

社区的照顾

"我有许多患者都选择了自杀": 2018年4月, 笔者在哈拉雷采访狄克逊·齐班达时获得的信息。

"如果你来哈拉雷": 2018年4月, 笔者与阿雷奇葡萄牙烤肉店的服务员聊天时获得的信息。

"清除垃圾行动"……70万: Tibaijuka, A. (2005) 'Report of the Fact Finding Mission to Zimbabwe to Assess the Scope and Impact of Operation Murambatsvina by the UN Special Envoy on Human Settlements Issues in Zimbabwe'.

大部分人……临床上诊断抑郁症的门槛: 2018年4月, 笔者在哈拉雷采访狄克逊·齐班达时获得的信息。

"没人知道我们具体能做些什么": Ibid.

14名年长的女性: 'Dixon Chibanda: Grandmothers Help to Scale up Mental Health Care'. *Bulletin of the World Health Organisation*, June 2018.

"健康的守护者": 2018年4月, 笔者在麦拜尔诊所采访奈杰尔·詹姆斯时获得的信息。

"一群老太太能成什么事": 2018年4月, 笔者在哈拉雷采访狄克逊·齐班达时获得的信息。

用日常语言来解释医学术语: Abas, M., et al. (2016) *Int. J. Ment. Health Syst.*, 10: 39.

当地木匠打造的: Chibanda, D., et al. (2011) *BMC Public Health*, 11: 828. p. 4.

"友谊之椅": Abas, M., et al. (2016) *Int. J. Ment. Health Syst.*, 10: 39.

"科学知识往往更容易从发达国家传播到发展中国家": Araya, R., et al. (2006) *Am. J. Psychiatry*, 163: 1379–87. p. 1385.

"你不认识我": 2018年2月, 笔者采访梅拉妮·阿巴斯时获得的信息。

绍纳症状问卷: Patel, V., et al. (1997) *Acta Psychiatr. Scand.*, 95: 469–75.

抑郁症状显著减轻：Chibanda, D., et al. (2011) *BMC Public Health*, 11: 828. p. 6. Figure 2.

"家庭暴力在哈拉雷就像传染病一样到处都是"：2018年4月，笔者在哈拉雷采访狄克逊·齐班达时获得的信息。

"我们再也不会因为钱而吵架了"：2018年4月，笔者在麦拜尔诊所采访老奶奶们时获得的信息。口译：奈杰尔·詹姆斯。

必须杀了自己：Tanya speaking at a Circle Kubatana Tose meeting in Harare, 2018. Interpreter: Ropalloyd Dzapasi.

多中心临床试验：Chibanda, D., et al. (2016) *JAMA*, 316(24): 2618–26.

"她们就是耀眼的明星"：2018年4月，笔者在哈拉雷采访塔里萨伊·贝雷时获得的信息。

"我将'同行者'角色融入生命之中"

课外消遣：2018年4月，笔者在东哈莱姆采访海伦·斯基珀时获得的信息。

更容易对快克可卡因上瘾：Palomar, J.J., et al. (2015) *Drug Alcohol Depend.*, 149: 108–16.

"与吸食快克可卡因相关的亚文化行为"：Dunlap, E., et al. (2006) *J. Sociol. Soc. Welf.*, 33(1): 115–39. p. 121.

"从来不会想着去看医生"……"如果你在那个地区乞讨"……"他们不能那样对我"……"我有一个善良的治疗师"……"我饱经风霜"：2018年4月，笔者在东哈莱姆采访海伦·斯基珀时获得的信息。

看上去像是由巨大的乐高积木搭成的：2018年4月，笔者前往纽约做报告时获得的信息。

过量服药死亡率位列全美第一：'The Bronx Continues to See Highest Number of Opioid Overdose Deaths'. *Spectrum News NY1*, 23 November 2019.

"简直是一片魔窟"：2018年，笔者在纽约采访贝丝·罗德里格斯时获得的信息。

10%：Livingstone, J.D. (2016) *Psychiatr. Serv.*, 67: 850–7. p. 852.

1995年的558922张：Pepper, B., et al. (1981) *Hosp. Comm. Psychiatry*, 32: 463–9. p. 463.

"只有14%的人"：Lamb, H.R. & Grant, R. (1983) *Arch. Gen. Psychiatry*, 40: 363–8.

"阻止它继续发展"：2018年4月，笔者在东哈莱姆采访海伦·斯基珀时获得的信息。

"友谊之椅"项目的人数（超过4万人）：'Friendship Benches. Program Overview: July – December'. Printed document.

"同行者服务部门负责人"：2020年9月，笔者与海伦·斯基珀通过电子邮件交流时获得的信息。

第四部分：内在宇宙

"抑郁症是没有前因后果的情绪苦楚"：'Post-Prozac Nation'. *NY Times*, 19 April, 2012.

"体内发酵的毒素"：Leonard, B.E. (1975) *Int. Rev. Neurobiol*, 18: 357–387.

"要么麦角酸二乙基酰胺是精神病治疗史上疗效最显著的药物"：Novak, S.J. (1997) *Isis*, 88: 87–110.

这感觉就像万物复苏的春天

一根煮熟的意大利面条：2018年10月，笔者在纽约采访海伦·梅伯格时获得的信息。

有几千例成功的案例：Hamani, C., Neimat, J., & Lozano, A.M. (2006) 'Deep Brain Stimulation for the Treatment of Parkinson's Disease'. In Riederer, P., et al. eds. *Parkinson's Disease and Related Disorders*. Springer.

5毫安的轻微电流：Mayberg, H.S., et al. (2005) *Neuron*, 45: 651–60.

"你们做了什么？"：2018年10月，笔者在纽约采访海伦·梅伯格时获得的信息。

对电休克治疗都没有反应：Mayberg, H.S., et al. (2005) *Neuron*, 45: 651–60. p. 653. Table 1.

"这些人病情很严重"：2018年10月，笔者在纽约采访海伦·梅伯格时获得的信息。

帕金森症、亨廷顿舞蹈症和中风：Mayberg, H.S. (1994) *J. Neuropsychiatry Clin. Neurosci.*, 6: 428–42.

"更多的变量"：2018年10月，笔者在纽约采访海伦·梅伯格时获得的信息。

约有40%……"精神错乱的倾向"：Mayberg, H.S. (1994) *J. Neuropsychiatry Clin. Neurosci.*, 6: 428–42.

"自然衰老过程中的必然或正常现象"：2018年8月，笔者采访查尔兹·雷诺兹时获得的信息。

前边缘额叶和颞叶皮质：Mayberg, H.S. (1994) *J. Neuropsychiatry Clin. Neurosci.*, 6: 428–42.

原发性抑郁症患者的大脑：Ibid.

"忧郁"的字面体现：'Parkinson's, depression and the switch that might turn them off'. TEDx Caltech, January 2013.

一项著名研究：Mayberg, H.S., et al. (1999) *Am. J. Psychiatry*, 156(5): 675–82.

"我确实话很多"：2018年10月，笔者在纽约采访海伦·梅伯格时获得的信息。

25区则陷沉寂：Mayberg, H.S., et al. (1999) *Am. J. Psychiatry*, 156(5): 675–82. p. 678. Figure 1.

"对心理治疗有反应"：Dunlop, B.W. & Mayberg, H.S. (2014) *Dialogues Clin. Neurosci.*, 16: 479–90.

所有治疗手段中最安全的一种：Fink, M. (1979) *Convulsive Therapy*. Raven Press. Chapter 4: 0.03 per cent death rate.

新生

"电休克治疗。"爱丽丝说道：2018年10月，笔者拜访纽约电休克治疗诊所时获得的信息。

细胞容易受损：Holmberg, G. (1953) *Am. J. Psychiatry*, 110(2): 115–18.

"我有责任让病人保持呼吸"：2018年10月，笔者与麻醉师交谈时获得的信息。

生长诱导分子：Jorgensen, A., et al. (2016) *Acta Psychiatr. Scand.*, 133: 154–64.

削弱大脑纤弱的回路：Warner-Schmidt, J.L. & Duman, R.S. (2006) *Hippocampus*, 16: 239–49.

开始明显地萎缩：Videbech, P. & Ravnkilde, B. (2004) *Am. J. Psychiatry*, 161: 1957–66.

棘手的患者：2019年1月，笔者采访患者时获得的信息。

已经实施了35000次电休克治疗：2018年10月，笔者在纽约布鲁林采访查尔斯·凯尔纳时获得的信息。

写了一本书：Kellner, C.H. (2018) *Handbook of ECT: A Guide to Electroconvulsive Therapy for Practitioners*. Cambridge University Press.

1978年……第一次电休克治疗：2018年10月，笔者在纽约上东区采访查尔斯·凯尔纳时获得的信息。

没有自动电脉冲装置：'ECT in Britain: A Shameful State of Affairs'. *Lancet*, 28 November 1981.

"如果有一天电休克治疗被立法禁止或是废弃"：Ibid.

"治疗对口的疾病时"：2018年10月，笔者在纽约上东区采访查尔斯·凯尔纳时获得的信息。

近20%的人：Ohayon, M.M. & Schatzberg, A.F. (2002) *Am. J. Psychiatry*. 159: 1855–61.

半数：Gournellis, R., & Lykouras, L. (2006) *Curr. Psychiatry Rev.*, 2: 235–44.

"我感觉自己终于可以过上普通人的生活"……"我们真的会失忆"：2019年1月，笔者采访患者时获得的信息。

花费就在300~1000美元不等：Ross, E.L. Zivin, K., & Maixner, D.F. (2018) *JAMA* Psychiatry, 75(7): 713–22.

预防自杀：Avery, D. & Winokur, G. (1978) *Arch. Gen. Psychiatry*, 35(6): 749–53. 以及：Prudic, J. & Sackheim, H.A. (1999) *J. Clin. Psychiatry*, 60(2): 104–10.

"疾病依然拖了好多年"：2018年10月，笔者在纽约上东区采访查尔斯·凯尔纳时获得的信息。

抑郁症治疗的困难程度：Monroe, S.M., & Harkness, K.L (2011) *Psychol. Rev.*, 118(4): 655–74.

对82%的患者见效：Kroessler D. (1985) *Convulsive Therapy*, 1(3): 173–82. 以及：Parker, G., et al. (1992) *J. Affect. Disord.*, 24: 17–24.

在两种药物治疗严重抑郁症失败后：Ross, E.L. Zivin, K., & Maixner, D.F. (2018) *JAMA* Psychiatry, 75(7): 713–22.

"经过大量的反复试错才肯罢休"：2018年10月，笔者在纽约上东区采访查尔斯·凯尔纳时获得的信息。

70%~95%的精神病性抑郁症患者：Flint, A.J. & Gagnon, N. (2002) *Can. J. Psychiatry*, 47: 734–41.

每10000名患者当中只有0.2~0.4人：Ibid. 另见：Fink, M. (1981) *Ann. Rev. Med.*, 32: 405–12.

医学史上最安全、最有效的疗法之一：Bolwig, T. (2014) *Acta Psychiatr. Scand.*, 129: 415–16.

"是我要求他们这么做的"：Manning, M. (1995) *Undercurrents*. Harper San Francisco.

"能够感觉这么舒服"：Dukakis, K. & Tye, L. Shock. Avery. p. 120

"恐惧都自行消失了"：Keller, C.H. (2013) *Prog. Brain Res*, Volume 206. p. 225.

"'受害者'"……"说出自己的真实姓名"：'ECT and Me'. *Upside Down and Inside Out*, 14 November 2018.

几乎完全禁用了这种疗法：Buccelli, C., et al. (2016) *J. ECT*, 32: 207–11.

切莱蒂和比尼都没有公开反对……"不合情理地滥用"：Ibid., p. 207.

德国鲜少使用电休克治疗：Rzesnitzek, L. & Lang, S. (2017) *Med. Hist.*, 61: 66–88. p. 81.

"重新适应工作"：Ibid., p. 85.

"精神病学变得越来越多余"：Ibid., p. 78

德国很少实施电休克治疗：Loh, N., et al. (2013) *World J. Biol. Psychiatry*, 14(6): 432–40.

电休克治疗在开明的斯堪的纳维亚半岛国家：Bjørnshauge, D., et al. (2019) *J. ECT*, 35(4): 258–63.

"丹麦这个小国"：2018年10月，笔者在纽约上东区采访查尔斯·凯尔纳时获得的信息。

"这就是一派胡言"：2019年1月，笔者在哥本哈根采访马丁·约根森时获得的信息。

显著降低：Osler, M., et al. (2018) *Lancet Psychiatry*, 5(4): 348–56.

"患上痴呆的风险会增加"：2019年1月24日，笔者在格洛斯楚普采访波尔·维德贝克时获得的信息。

额叶皮质：Gbyl, K., et al. (2019) *Acta Psychiatric. Scand.*, 140(3): 205–16.

无论是在脑部扫描、动物实验，还是在血液检测中：2019年1月24日，笔者在格洛斯楚普采访波尔·维德贝克时获得的信息。

"起码我们能知道他有脑子"：2019年1月24日，笔者在格洛斯楚普采访波尔·维德贝克时获得的信息。

电休克治疗的使用率：'Electroconvulsive therapy on the rise again in England'. *The Guardian*, 16 April 2017.

"回归到医学领域"：2018年10月，笔者在纽约上东区采访查尔斯·凯尔纳时获得的信息。

"对我来说意义重大"：2019年1月，笔者采访患者时获得的信息。

绝望的缩影

在她的演讲中："Tuning Depressions Circuits Using DBS'. *Stockholm Psychiatry Lecture*, 19 April 2012.

"得了抑郁症后"：Styron, W. (1991) *Darkness Visible*. Random House Inc.

多家实验室：Holtzheimer, P.E., et al. (2012) *Arch. Gen. Psychiatry*, 69(2): 150–8. 以及：Puigdemont, D., et al. (2012) *Int. J, Neuropsychopharmacol.*, 15(1): 121–33. 以及：Pizzagalli, D.A., et al. (2018) *JAMA Psychiatr.*, 75(6): 547–54.

基本的评估：2018年10月，笔者在纽约采访海伦·梅伯格时获得的信息。

脑深部电刺激疗法：Crowell, A.L., et al. (2019) *Am. J. Psychiatry*, 176(11): 949–56.

帮助患者勉强度日："Tuning Depressions Circuits Using DBS'. *Stockholm Psychiatry Lecture*, 19 April 2012.

"这段旅途"：2018年10月，笔者在纽约采访海伦·梅伯格时获得的信息。

红肿发炎的大脑

旧谷仓：2019年2月，笔者在伦纳德家中做客时获得的信息。

1999年……伦纳德退休了："Lifetime Achievement Award 2008: Professor Brian Leonard'. *Br. Assoc. Psychopharmacol.*

建于1849年："Our History and Heritage'. https://www.nuigalway.ie/about-us/

伦纳德是精神病学边缘理论的杰出人物：2018年6月，笔者采访迈克尔·伯克时获得的信息。

服用传统抗抑郁药无效：Eller, T., et al. (2008) *Prog. Neuro-Psychopharmacol. Biol. Psychiatry*, 32: 445–50. 以及：Lanquillon, S., et al. (2000) *Neuropsychopharmacol.*, 22: 370–9.

一项随机对照试验：Raison, C.L., et al. (2013) *JAMA Psychiatry*, 70(1): 31–41.

预示着12年后会出现抑郁症状：Gimeno, D., et al. (2009) *Psychologic. Med.*, 39: 413–23.

"现在大家都相信精神疾病与炎症有关"：2018年6月，笔者采访迈克尔·伯克时获得的信息。

"小屋"：2019年2月，笔者在高威采访布赖恩·伦纳德时获得的信息。

40名博士生："Lifetime Achievement Award 2008: Professor Brian Leonard'. *Br. Assoc. Psychopharmacol.*

"缺乏科学的认知"：Smith, R.S. (1991) *Med. Hypotheses*, 35: 298–306.

"将免疫系统放回它所属的身体环境中"：Marx, J.L. (1985) *Science*, 227: 1190–2.

几家实验室：Kronfol, Z. & House, J.D. (1989) *Acta Psychiatric. Scand.*, 80: 142–7.

宋采发现了类似的规律：Song, C., et al. (1994) *J. Affect. Disord.*, 30: 283–8.

促炎信号分子：Capuron, L. & Miller, A.H. (2011) *Pharmacol. & Ther.*, 130(2): 226–38.

"这和我们所说的炎症有所区别"：2019年2月，笔者在高威采访布赖恩·伦纳德时获得的信息。

动脉阻塞：Malhotra, A., et al. (2017) *Br. J. Sports Med.*, 51: 1111–12.

"对吃饭和其他日常活动不再上心"：Niiranen, A., et al. (1988) *Acta Psychiatric. Scand.*, 78: 622–6.

"表现出其中5种症状的患者"：Smith, R.S. (1991) *Med. Hypotheses*, 35: 298–306. p. 300.

"她的疾病没有任何心理语境"：2020年3月，笔者在采访安德鲁·米勒时获得的信息。

他们的抑郁症状会在两周内消失：Niiranen, A., et al. (1988) *Acta Psychiatric. Scand.*, 78: 622–6. p. 624.

"疾病行为"：Hart, B.L. (1988) *Neurosci & Biobehav. Rev.*, 12: 123–37.

"每年的自杀率"：Norman, T.R. & Leonard, B.E. (1994) *CNS Drugs*, 2(2): 120–31.

β受体阻滞剂和抗焦虑醇：Cryan, J.F., et al. (1998) *Eur. J. Pharmacol.*, 352 (1): 23–8

没有取得任何突破……"昧着良心挣钱"：2017年9月，笔者在采访约翰·克赖恩时获得的信息。

成本约为9.85亿美元：Wouters, O.J., et al. (2020) *JAMA*, 323(9): 844–53.

肠道：Mahony, O., et al. (2008) *Biol. Psychiatry*, 65(3): 263–7.

微生物学是科克大学的强势学科：APC Microbiome Ireland: https://apc.ucc.ie/about-2/introduction/

自主饲养无菌小鼠：Yi, P. & Li, L.-J., (2012) *Vet. Microbiol.*, 157: 1–7.

每天消耗色氨酸总量的95%……喹啉酸……富有神经毒性：Cervenka, I., et al. (2017) Science, 357: eaaf9794. p. 2.

"抑郁症的神经元退化理论"：Myint, A.M. & Kim, Y.K. (2003) *Med. Hypotheses*, 61: 519–25.

"这非常复杂"：2019年2月，笔者在高威采访布赖恩·伦纳德时获得的信息。

"第一名指出这一点的人"：Lapin, I.P. (1972) *Psychopharmacol.*, 26: 237–47.

俄罗斯老式知识分子：Oxenkrug, G. & Riederer, P. (2012) *J. Neur. Trans.*, 119: 1465–6.

"调动了无数会场的气氛"：'Lifetime Achievement Award 2008: Professor Brian Leonard'. Br. Assoc. Psychopharmacol.

"身体内的器官不是分开运行的"：2019年2月，笔者在高威采访布赖恩·伦纳德时获得的信息。

"为了生命"

因……莱德伯格而进入了公众的视野：Ome Sweet 'Omics'. *The Scientist Magazine*, 2 April 2001.

"无害菌群"：Metchnikoff, E. & Williams, H.S. (1912) 'Why Not Live Forever?' *Cosmopolitan*, 53: 436–46.

两年就完成了四年制的学位：Vikhanski, L. (2016) *Immunity*. Chicago Review Press. p. 24.

"雷雨过后东倒西歪的麦田"：Ibid., p. 143.

"梅契尼科夫的伟大发现"……"促进身心健康"：Bested, A.C., et al. (2013) *Gut Pathog.*, 5: 5.

用嗜酸乳杆菌取代了保加利亚乳杆菌……"成千上万的医生和服用者证明"：Ibid.

克尔斯滕·蒂利施和她的同事：Tillisch, K., et al. (2013) *Gastroenterology*, 144: 1394-1401.

"为了生命"：Desbonnet, L., et al. (2008) *J. Psychiatr. Res.*, 43: 164–74. p. 165.

"人类宿主健康"：Ibid., p. 164.

"精神益生菌"：Dinan, T.G., et al. (2013) *Biol. Psychiatry*, 74: 720–6.

发明于20世纪70年代末期：Porsolt, R.D, et al. (1977) *Nature*, 266: 730–2.

先由小鼠服用：'Depression Researchers Rethink Popular Mouse Swim Tests'. *Nature News*, 18 July 2019.

90%的微生物都是婴儿双歧杆菌……游泳时间没有变化：Desbonnet, L., et al. (2008) *J. Psychiatr. Res.*, 43: 164–74.

克尔斯滕·蒂利施……强迫游泳实验中大获成功：Bravo, J.A., et al. (2011) *PNAS*, 108: 16050–5.

"以及天底下任何一种具备对抗性的事物"：2018年11月，笔者在爱尔兰考克采访泰德·迪南时获得的信息。

"这篇论文中失败的数据多得不能再多了"：'The Second Genome'. *BBC Radio 4*, 24 April 2018.

"无法用言语转述"：Kelly, J.R., et al. (2017) *Brain Behav. Immun.*, 61: 50–9.

"多年来有很多失败的研究"：2018年11月，笔者在爱尔兰考克采访泰德·迪南时获得的信息。

第一项随机对照实验：Kazemi, A., et al. (2019) *J. Funct. Foods*, 52: 596–602.

"对轻度至中度抑郁症患者"：Xiang, Q., et al. (2017) *J. Affect. Disord.*, 228: 13–19.

听到了一档播客……"他们有了起色"：2019年1月，笔者在"头脑、情绪与微生物"会议上采访斯考特·贝时获得的信息。

"我们真的到达了想要的高度了吗"：Closing Remarks by John Cryan at Mind Mood Microbes, January 2019.

微生物"指纹"：Valles-Colomer, M., et al. (2019) *Nat. Microbiol.*, 4: 623–32.

"一种循环"：2019年6月，笔者采访米雷娅·瓦勒斯–科洛梅尔和萨拉·维埃拉–席尔瓦时获得的信息。

"益生元比益生菌的作用更大"：Ibid.

饮食结构的调整需要长期坚持：Voreades, N., et al. (2014) *Front. Microbiol.*, 5: 494. p. 4.

地中海式饮食：Jacka, F.N., et al. (2017) *BMC Med.*, 15: 23.

独立的研究小组：Parletta, N., et al. (2017) *Nutr. Neurosci.*, 22(7): 474-87.

海洋藻类：Winwood, R.J. (2013) 'Algal Oil As a Source of Omega-3 Fatty Acids'. In Jacobsen, C., et al. eds. *Food Enrichment with Omega-3 Fatty Acids*. Woodhead Publishing.

5.6%：Jacka, F.N., et al. (2017) *BMC Med.*, 15: 23. p. 12.

19%：'Food Poverty: Agony of Hunger the Norm for Many Children in the UK'. *The Conversation*, 30 April 2019.

13%的成年人和18%的儿童：'Obesity and Overweight'. World Health Organisation, 1 April 2020.

2018年的超过40%：Hales, C.M., et al. (2020) *NCHS Data Brief*, 360.

是体重指数低于21的人的28倍……"流行病"：Kopelman, P.G. (2000) *Nature*, 404: 635–43.

超过50种基因：Choquet, H. & Meyre, D. (2011) *Curr. Genomics*, 12(3): 169–79.

"传统食物"：Hawley, N.L. & McGarvey, S.T. (2015) *Curr. Diab. Rep.*, 15: 29.

有体重增加的遗传倾向：Minster, R.L., et al. (2016) *Nat. Genet.*, 48(9): 1049–54.

仅有少数几个例外……增加50%以上：Berk, M., et al. (2013) *BMC Med.*, 11: 200.

"非典型"抑郁症的特征：Milaneschi, Y., et al. (2019) *Mol. Psychiatry*, 24: 18–33.

取得高分的学童数量：'Healthy School Meals and Educational Outcomes'. *ISER*, January 2009.

"让我吃得更好"的请愿书：'TV chef welcomes £280m meals plan'. *BBC News*, 30 March 2005.

"我认为他所做的一切非常重要"：2018年6月，笔者采访迈克尔·伯克时获得的信息。

10多个临床试验：Blumenthal, J.A., et al. (2007) *Psychosom. Med.*, 69(7): 587–96.

与……一线疗法的效果相同：Dunn, A.L., et al. (2005) *Am. J. Prev. Med.*, 28(1): 1–8.

2014年开展的一项大型临床试验：Uher, R., et al. (2014) *Am. J. Psychiatry*, 171: 1278–86.

类似的研究：Jha, M.K., et al. (2017) *Brain Behav. Immun.*, 66: 103–10.

激活犬尿氨酸通路：Strasser, B., et al. (2016) *PLoS ONE*, 11(4): e0153617.

开端

"激活自身的免疫反应"：2020年3月，笔者采访格拉姆·坎达克时获得的信息。

超过10万名：Gimeno, D., et al. (2009) *Psychol. Med.*, 39: 413–23. 以及：Wium Andersen, M.K., et al. (2013) *JAMA Psychiatry*, 70(2): 176–84. 以 及：Khandaker, G., et al. (2014) *JAMA Psychiatry*, 71(10): 1121–8.

遗传倾向：Khandaker, G.M., et al. (2018) *Brain, Behav., Immun.*, 69: 264–72.

改善这些患者的抑郁症状：Kappelman, N., et al. (2018) *Mol. Psychiatry*, 23: 335–43.

"令人振奋的是"：2020年3月，笔者采访格拉姆·坎达克时获得的信息。

"洞察研究"：Khandaker, G.M., et al. (2018) *BMJ Open*, 8(9): e025333.

干扰大脑功能：Raison, C.L. & Miller, A.H. (2013) *Cerebrum*, August 2013.

"仍处于起步阶段"：2020年3月，笔者采访格拉姆·坎达克时获得的信息。

"具备长远发展的潜力"：Halaris, A. & Leonard, B. eds (2013) *Inflammation and Psychiatry*. Karger. 'Preface'.

在大脑扫描仪中冲浪

自20世纪30年代以来："The History of a Doctrine'. https://santodaime.com/en/ doctrine/history/

"神迹"：de Araujo, D.B., et al. (2011) *Hum. Brain Mapp.*, 33(11): 2550–60.

二甲基色胺……天然存在于绿九节丛中：Palhano-Fontes, F., et al. (2015) *PLoS ONE*, 10(2): e0118143. p. 2.

血清素受体：Nichols, D.E. (2004) *Pharmacol. Therap.*, 101: 131–81.

通灵藤：Palhano-Fontes, F., et al. (2015) *PLoS ONE*, 10(2): e0118143. p. 2.

4小时甚至更长的时间：de Araujo, D.B., et al. (2011) *Hum. Brain Mapp.*, 33(11): 2550–60.

"劳动"：Palhano-Fontes, F., et al. (2015) *PLoS ONE*, 10(2): e0118143. p. 8.

"太奇妙了"：2017年11月，笔者采访德劳里奥·巴罗斯·德·阿劳霍时获得的信息。

"这种级别的体验"：2017年11月，笔者采访德劳里奥·巴罗斯·德·阿劳霍时获得的信息。

10名……志愿者：de Araujo, D.B., et al. (2011) Hum. Brain Mapp., 33(11): 2550–60.

"嗜酒之人或抑郁症患者"：2017年11月，笔者采访德劳里奥·巴罗斯·德·阿劳霍时获得的信息。

"敞开意识，融入周遭，脱离现实"

原住民文化几千年来一直沿用此方法：Miller, M.J., et al. (2019) *PNAS*, 116(23): 11207–12.

从西伯利亚到撒哈拉大沙漠：Akers, B.P., et al. (2011) *Econ. Bot.*, 65(2): 121–8.

"只需一品脱迷幻剂便可知悉"：Tanne, J.H. (2004) *Br. Med. J.*, 20: 328.

1938年，人们首次合成了麦角酸二乙基酰胺：Hofmann, A. (1970) 'The Discovery of LSD and Subsequent Investigations on Naturally Occurring Hallucinogens'. In Ayd, F.J. & Blackwell, B. eds. *Discoveries in Biological Psychiatry*. J.B. Lippincott Company.

"麦角酸二乙基酰胺便能取得"：Eisner, B. (2002) *Remembrances of LSD Therapy Past*. Unpublished memoir. p. 129.

"宇宙在她的头顶坍塌": Ibid., p. 16.

等同于接受4年精神分析治疗: Ibid., p. 20.

"治疗师的作用": Ibid., p. 55.

"肖邦的第一首钢琴协奏曲": Ibid., p. 31.

阳痿和同性恋: Sandison, R.A. & Whitelaw, J.D.A. (1957) *J. Ment. Sci.*, 103(431): 332–43.

"社会病态人格障碍": Drescher, J. (2015) *Behav. Sci.*, 5(4): 565–75.

"沉默而非自信": Savage, C. (1952). *Am. J. Psychiatry*, 108: 896–900. p. 900.

天生就知道怎么让人们心情好起来: Eisner, B. (2002) *Remembrances of LSD Therapy Past*. Unpublished memoir.

"我注意到的一点是": Ibid., p. 24.

"如熊熊烈火、虚空、龙和漩涡": Ibid., p. 53.

人类与上帝沟通的媒介: Ibid., p. 25.

并没有一名治疗师在场引导: Ibid., p. 83.

"将迷幻药可能导致的各种后果考虑在内": Ibid., p. 84.

霍夫曼……分离出了活性分子赛洛西宾: Hofmann, A. (1970) 'The Discovery of LSD and Subsequent Investigations on Naturally Occurring Hallucinogens'. In Ayd, F.J. & Blackwell, B. eds. *Discoveries in Biological Psychiatry*. J.B. Lippincott Company.

向一小部分观众……"我感觉自己是一名真正的开拓者"……"一次奇妙旅行的完美结局": Ibid., 89.

"沮丧": Ibid., p. 188.

44人回复了他……"与麦角酸二乙基酰胺直接相关的原因": Novak, S.J. (1997) *Hist. Sci. Soc.*, 88: 87–110.

"棘手事件": Cohen, S. & Ditman, K. (1962) *JAMA*, 181(2): 161–82. p. 181.

"危险且有毒的物质": 'LSD – A Dangerous Drug'. *N. Engl. J. Med.*, 2 December 1965.

发表在《家政》上的一篇文章: 'Ageless Cary Grant'. *Good Housekeeping*, September 1960. p. 64.

将麦角酸二乙基酰胺的应用推向主流: Meyers, M. (2007) *Happy Accidents*. Arcade Publishing Inc.

一名10岁的小男孩: Cohen, S. & Ditman, K.S. (1962) *JAMA*, 181(2): 161–2.

将客户名单从200人缩减到了70人: Novak, S.J. (1997) *Hist. Sci. Soc.*, 88: 87–110. p. 108.

"这一狭窄角度": Ibid., p. 108.

"被社会放弃，迷失了自我": 'When Bobby Kennedy Defended LSD'. *MAPS*, 11 July 2012.

精神病杀手: 'A Slaying Suspect Tells of LSD Spree'. *NY Times*, 12 April 1966.

"如果使用得当": 'When Bobby Kennedy Defended LSD'. *MAPS*, 11 July 2012.

1968年10月……违禁药物: Public Law 90–639, 24 October 1968.

帮助集中营幸存者: 'The LSD Therapy Career of Jan Bastiaans, M.D.'. *MAPS*, Spring 1998. pp. 18–20.

打造新系统

比骑马安全：Nutt, D.J. (2009) *J. Psychopharmacol.*, 23: 3.

"最糟糕的研究审查制度"：2017 年 12 月，笔者在伦敦皇家学院采访大卫·纳特时获得的信息。

2011 年开展的第一次……研究：Carhart-Harris, R.L., et al. (2011) *J. Psychopharmacol.*, 25(11): 1562–7.

"梅伯格中心"：2017 年 12 月，笔者在伦敦皇家学院采访大卫·纳特时获得的信息。

"迷幻药大多数情况下能打断这一过程"：Ibid.

一间病房……"我哭了很多次"：2018 年 1 月，笔者采访患者时获得的信息。

"让这种治疗惠及所有遭受痛苦的患者"：2017 年 8 月，笔者采访阿曼达·菲尔丁时获得的信息。

"能否作为一种治疗独立存在"：2018 年 11 月，笔者在伦敦采访詹姆斯·拉克时获得的信息。

效果明显不如……艾司西酞普兰：Cipriani, A., et al. (2018) *Lancet*, 391: 1357–66. Figure 4. Head-to-head comparison between 'Esci' and 'Fluo' = 1.34 (1.11–1.61), in favour of escitalopram.

"在我们家族的血脉代代轮回"：2018 年 11 月，笔者在伦敦采访詹姆斯·拉克时获得的信息。

11 个城市里的 216 名患者：'COMPASS Pathways Granted Patent Covering Use of its Psilocybin Formulation in Addressing Treatment-Resistant Depression'. *COMPASS News*, 15 January 2020.

"我们这么做并不是为了支持迷幻药合法化"：'Two parents' fight to set up the largest ever magic mushroom trial for depression is nearly over'. *International Business Times*, 15 September 2017.

"非常严格的条条框框"：2018 年 11 月，笔者在伦敦采访詹姆斯·拉克时获得的信息。

《新科学家》等杂志的封面上：'Psychedelic Medicine'. *New Scientist*, 21 November 2017.

早期试验结果表明，赛洛西宾：Griffiths, R.R., et al. (2016) *J. Psychopharmacol.*, 30(12): 1181–97.

"信任，放手，敞开心扉"：2017 年 10 月，笔者采访罗斯·瓦茨时获得的信息。

闭眼视物

随机安慰剂对照实验：Palhano-Fontes, F., et al. (2018) *Psychol. Med.*, 49: 655–63.

water, yeast, citric acid: Ibid., p. 656.

一座 3 层楼高的白色建筑：Photo by 'Kulinai'. Wikimedia Commons, 2 May 2019.

"出身贫寒"：2017 年 11 月，笔者采访德劳里奥·巴罗斯·德·阿劳霍时获得的信息。

"这么说吧，医生"：2017 年 11 月，笔者采访德劳里奥·巴罗斯·德·阿劳霍时获得的信息。

接受了不止一次的电休克治疗：Palhano-Fontes, F., et al. (2018) *Psychol. Med.*, 49: 655–63. p. 658.

"安慰剂效应"：2018 年 11 月，笔者在伦敦采访詹姆斯·拉克时获得的信息。

"死藤水以绚丽的色彩"：'Caves All the Way Down'. *Aeon Magazine*, 17 July 2018.

"走神"……"往往注意不到"：Palhano-Fontes, F., et al. (2015) *PLoS ONE*, 10(2): e0118143. p. 2.

2012 年的一项著名研究：Brewer, J.A., et al. (2012) *PNAS*, 108(50): 20254–9.

8 个大脑区域：Palhano-Fontes, F., et al. (2015) *PLoS ONE*, 10(2): e0118143. Table 1.

"关于大众对默认模式网络的炒作"：2019 年 12 月，笔者采访德劳里奥·巴罗斯·德·阿劳霍时获得的信息。

α 波仍然很稳定：Tófoli, L.F. & de Araujo, D.B. (2016) *Int. Rev. Neurobiol.*, 129: 157–85.

伦敦的研究人员：Timmermann, C., et al. (2019) *Sci. Rep.*, 9: 2045–2322.

"那场体验一定非常震撼"：2019 年 12 月，笔者采访德劳里奥·巴罗斯·德·阿劳霍时获得的信息。

获得了欧盟委员会……的批准：'Esketamine Is Approved in Europe for Treating Resistant Major Depressive Disorder'. *Br. Med. J.*, 20 December 2019.

and the FDA: 'FDA approves new nasal spray medication for treatment-resistant depression'. *US FDA*, 5 March 2019.

短短 4 小时：Berman, R.M., et al. (2000) *Biol. Psychiatry*, 47: 351–4.

"取得的最重要进展之一"：Duman, R.S. & Li, N. (2012) *Phil. Trans. Royal Soc. B.*, 367: 2475–2484. p. 2478

"让人失去时间观念"：Khorramzadeh, E. & Lofty, A.O. (1973) *Psychosomatics*, 14: 344–6.

狂欢派对的宠儿：Morgan, C.J.A. & Curran, H.V. (2011) *Addiction*, 107: 27–38. p. 28.

对膀胱和肾脏造成不可逆的损伤：Ibid., p. 31.

临床试验在 2000 年才发表：Murrough, J.W., et al. (2013) *Am. J. Psychiatry*, 170: 1134–42.

"只有有限的证据"：'Statement on Ketamine to Treat Depression'. *RCPsych*, February 2017.

生产于 1962 年：'Fact File on Ketamine'. World Health Organisation, March 2016.

越南战争期间：Morgan, C.J.A. & Curran, H.V. (2011) *Addiction*, 107: 27–38. p. 27.

"我必须做的一件事"：2019 年 11 月，笔者采访德劳里奥·巴罗斯·德·阿劳霍时获得的信息。

"连肤浅的研究都算不上"：2017 年 11 月，笔者采访德劳里奥·巴罗斯·德·阿劳霍时获得的信息。

图书在版编目（ＣＩＰ）数据

治愈黑暗 ／（英）亚历克斯·莱利著 ；龙东丽译

. -- 上海 ：上海文艺出版社，2024

ISBN 978-7-5321-9021-8

Ⅰ．①治… Ⅱ．①亚… ②龙… Ⅲ．①抑郁症－精神

疗法 Ⅳ．①R749.405

中国国家版本馆CIP数据核字(2024)第086149号

A Cure for Darkness：The Story of Depression and How We Treat It

Alex Riley

Copyright©Alex Riley, 2021

This edition arranged with Felicity Bryan Associates Ltd.

through Andrew Nurnberg Associates International Limited

著作权合同登记图字: 09-2024-0156

发 行 人：毕　胜

总 策 划：李　娟　　　　　　特约编辑：王思杰　狄　佳

责任编辑：肖海鸥　叶梦瑶　　　装帧设计：潘振宇

书　　　名：治愈黑暗

作　　　者：[英] 亚历克斯·莱利

译　　　者：龙东丽

出　　　版：上海世纪出版集团　　上海文艺出版社

地　　　址：上海市闵行区号景路159弄A座2楼 201101

发　　　行：上海文艺出版社发行中心

　　　　　　上海市闵行区号景路159弄A座2楼206室 201101 www.ewen.co

印　　　刷：苏州市越洋印刷有限公司

开　　　本：1240×890 1/32

印　　　张：19

插　　　页：4

字　　　数：289,000

印　　　次：2024年9月第1版 2024年9月第1次印刷

Ｉ Ｓ Ｂ Ｎ：978-7-5321-9021-8/B.104

定　　　价：108.00元

告 读 者：如发现本书有质量问题请与印刷厂质量科联系　T:0512-68180628

人啊，认识你自己！

倾情推荐

韩启德 中国科学院院士、中国科学技术协会名誉主席
樊登 帆书APP创始人、首席内容官
李欣频 作家、创意人
王学富 直面心理学创始人

　　《治愈黑暗》以人类认识抑郁症的历史故事和亲身经历，生动与深入浅出地向读者揭示了抑郁症的种种表现、科学原理以及应对办法。如果您没有生物医学背景而又想了解抑郁症，特别是如果您或亲友中有（或怀疑有）抑郁症，那么读一读这本书定会有所裨益。

——韩启德

　　这是一本关于抑郁症治疗史的书。作者亚历克斯在书中一边讲述他本人治愈黑暗的真实过程，一边从希波克拉底时代人们对精神疾病的态度谈起，一直讲到当代抑郁症治疗的方法，带读者纵观人类治疗抑郁症的全貌。
　　"治疗能诞生于纽约的疗养院、罗马的屠宰场，也能诞生于津巴布韦的老奶奶团队"，作者的这些看见，将我们所有人联结在一起面对抑郁症，不分性别、年龄、地域。读完之后，令人深受启发！

——樊登

　　《治愈黑暗》的作者亚历克斯是一个抑郁症患者，他用"黑暗"来形容抑郁症，描述自己怎样经历各种治疗，最终走出人生的至暗时刻，甚至成了这个领域知识广博的学者。这个过程如同手擎一炬火把在黑暗中探索，沿路照见了抑郁症的幽深与漆黑，照见了西方人治疗抑郁症的历史，其中充满了筚路蓝缕的艰难求索和洞幽烛微的真知灼见。这本书既是抑郁症患者在黑暗中看到的一束引路之光，也为中国心理治疗界提供了一个系统而详尽的基于科学实验的西方药物治疗、生物治疗与心理治疗（精神分析、认知行为、人际关系治疗）的模式。即使我对其中的某些描述（如电休克疗法）持有个人倾向的疑虑（担心它被滥用），也惊叹于作者的在这个领域具备的博大精深的知识和真切的个人体验与观察。

——王学富

上架建议：心理自助

ISBN 978-7-5321-9021-8

9 787532 190218 >

世纪出版

猴面包树公号

定价：108.00元